T0015315

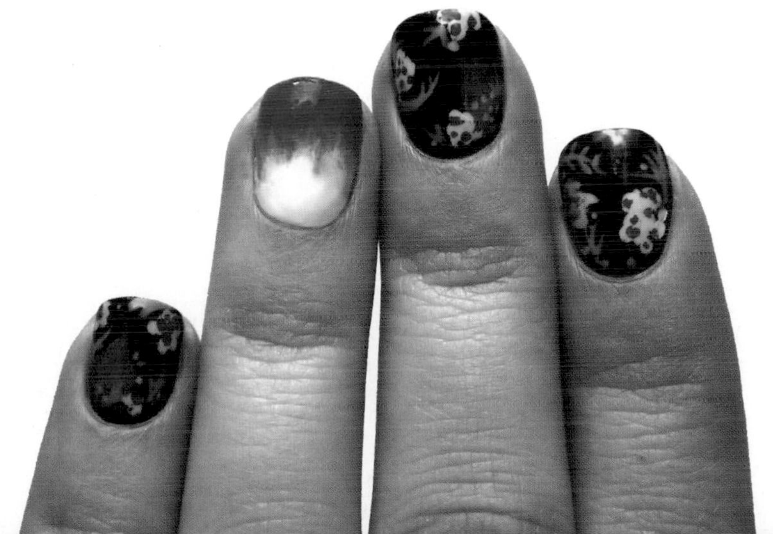

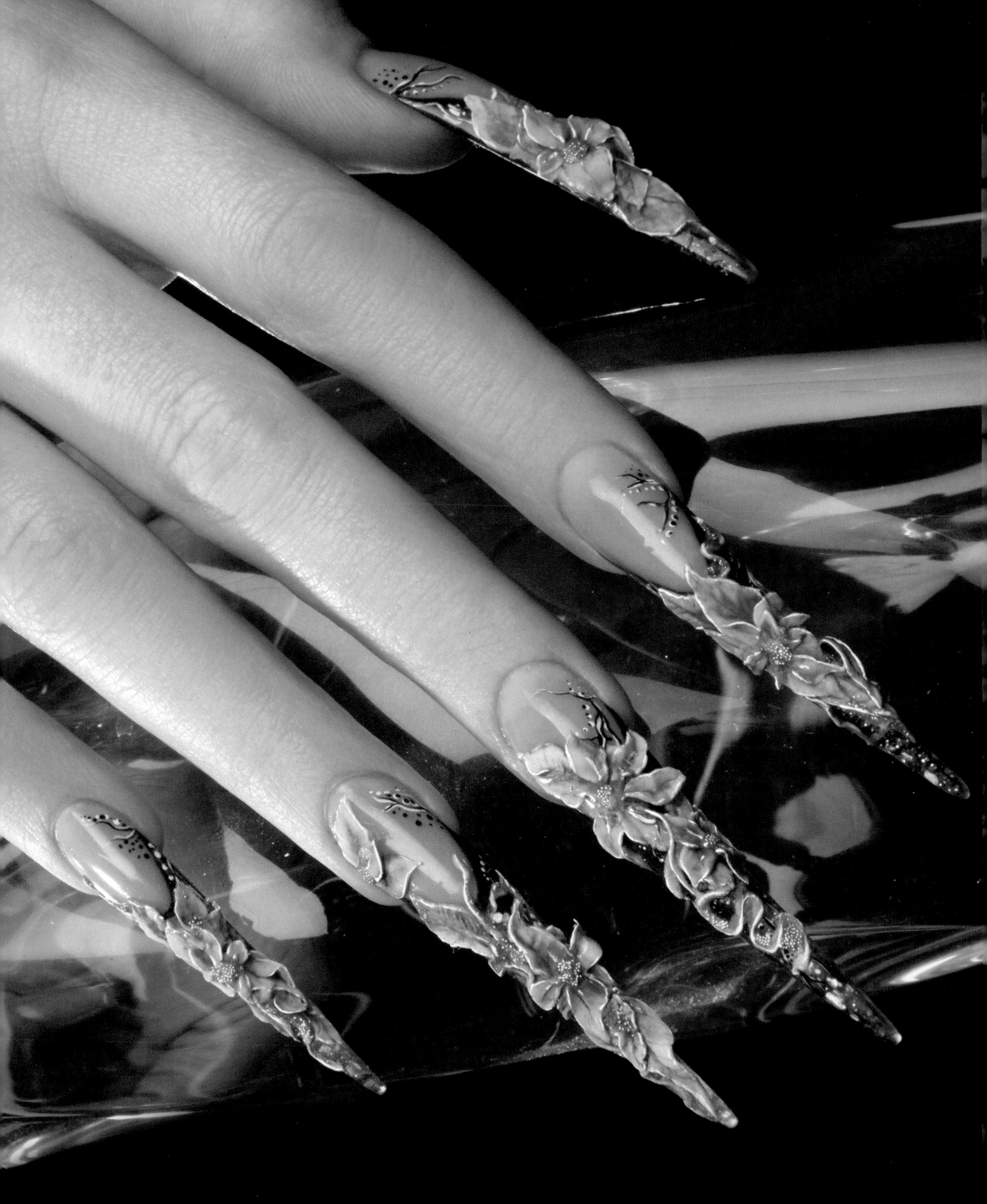

NAIL ART

Diseños inspiradores de manicura hechos por los mejores expertos del mundo

Helena Biggs

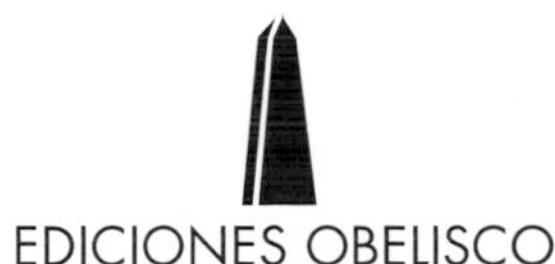

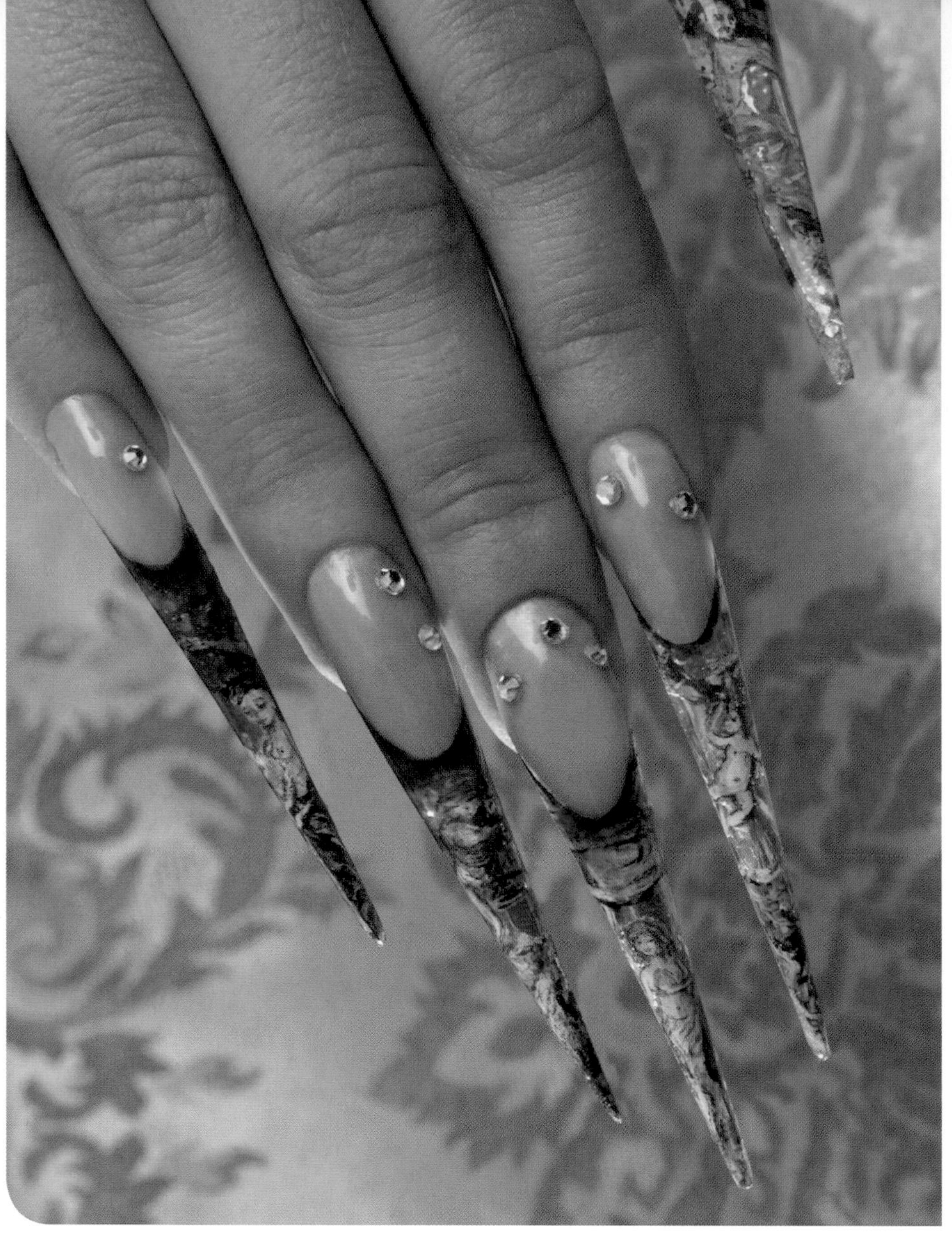

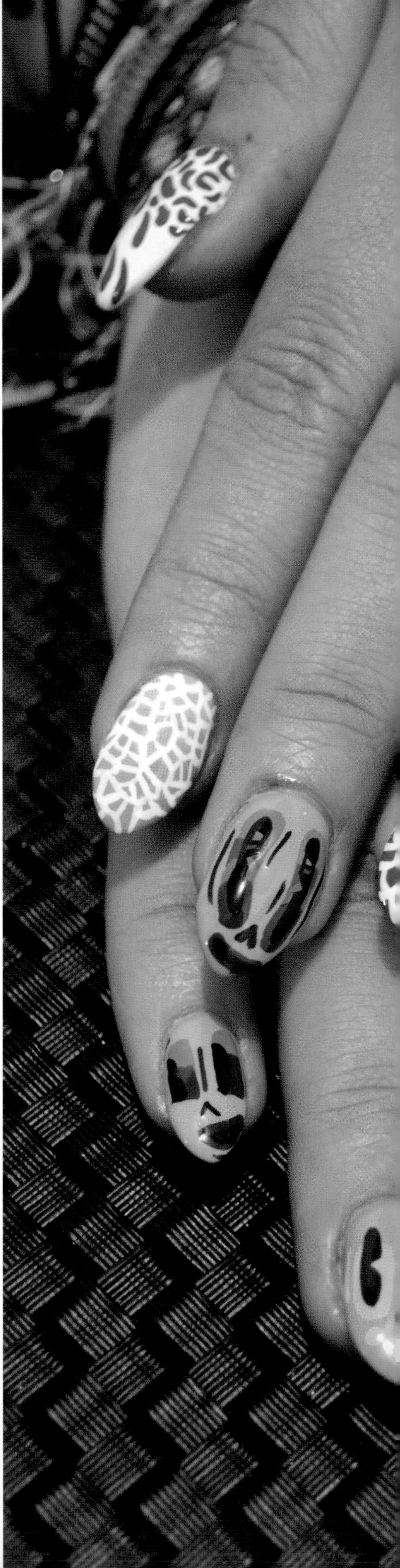

Colección Libros Singulares
NAIL ART
Helena Biggs

Título original: *Nail Art*

1.ª edición: noviembre de 2023

Traducción: *Júlia Gumà*
Maquetación: *Isabel Also*
Corrección: *M.ª Jesús Rodríguez*

Edita: Ediciones Obelisco, S. L.
Collita, 23-25. Pol. Ind. Molí de la Bastida
08191 Rubí - Barcelona - España
Tel. 93 309 85 25
E-mail: info@edicionesobelisco.com

ISBN: 978-84-1172-061-8
DL B 13.214-2023

Printed in China

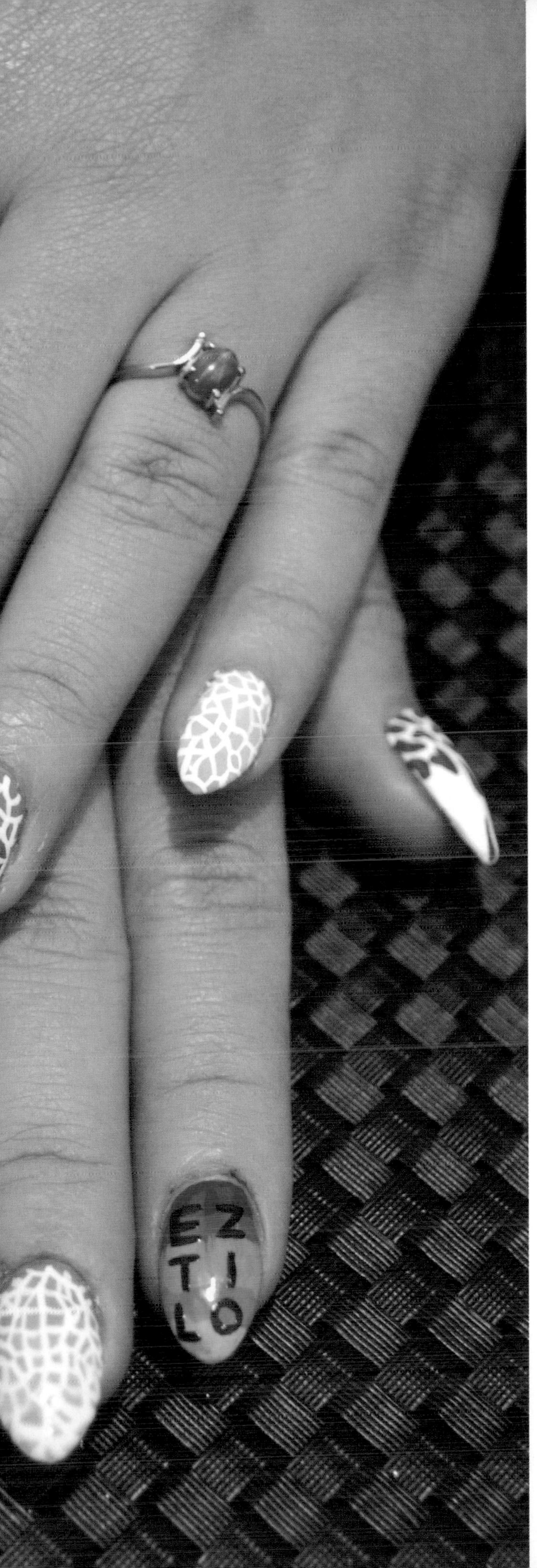

Índice

Introducción

En una época en la que se celebra más el individualismo que el conformismo, el adorno de uñas es una de las muchas expresiones de la creatividad que han tenido libertad para evolucionar. Se ha impuesto una explosión de color y diseño en el *nail art*, con expertos cualificados a la cabeza de la revolución, especialmente en el mundo occidental.

El color en las uñas ha estado presente durante más de 5000 años, originalmente en forma de «laca» hecha con cera de abeja y flores por los chinos y de henna utilizada por los egipcios para marcar un orden social. Sin embargo, no fue hasta principios del siglo xx cuando el esmalte de uñas aplicado en varios estilos pasó a formar parte del *look* de una mujer bien vestida. Inspirada por el esmalte de alto brillo utilizado para pintar coches, la maquilladora Michelle Ménard adaptó su uso al color de uñas en 1920, antes de colaborar con los hermanos Charles y Martin Revson y el químico Charles Lachman para crear un esmalte de uñas resistente en los años siguientes. En 1932 lanzaron el primer color de uñas opaco, diseñado para evitar manchas en el lecho ungueal, bajo la marca Revlon. Las estrellas de Hollywood y otras *pin-up girls* lideraron la moda de las uñas rojas y brillantes cuando la MGM contrató a la manicurista Beatrice Kaye para que se ocupara de las uñas de las actrices del estudio. Pintó sólo el centro de las uñas, introduciendo la manicura de medialuna con la «luna» de la uña desnuda. También fue muy popular la manicura francesa, que se asemejaba a la uña natural.

Podría decirse que la evolución del *nail art* tiene su origen en la manicura francesa y la de medialuna, que alteraron la forma monocolor de la uña. Con el lanzamiento de otros colores, apliques de pegamento y uñas postizas, se empezó a experimentar con el color y se podía elegir el color de uñas que combinara mejor con los tonos de pintalabios. La tendencia de las uñas ovaladas se impuso a mediados del siglo xx, en gran parte por influencia de las estrellas de cine y los iconos de la moda, y la afición por las extensiones de uñas esculpidas con acrílico comenzó tras la invención accidental de este uso del acrílico por el dentista Frederick Slack en 1957.

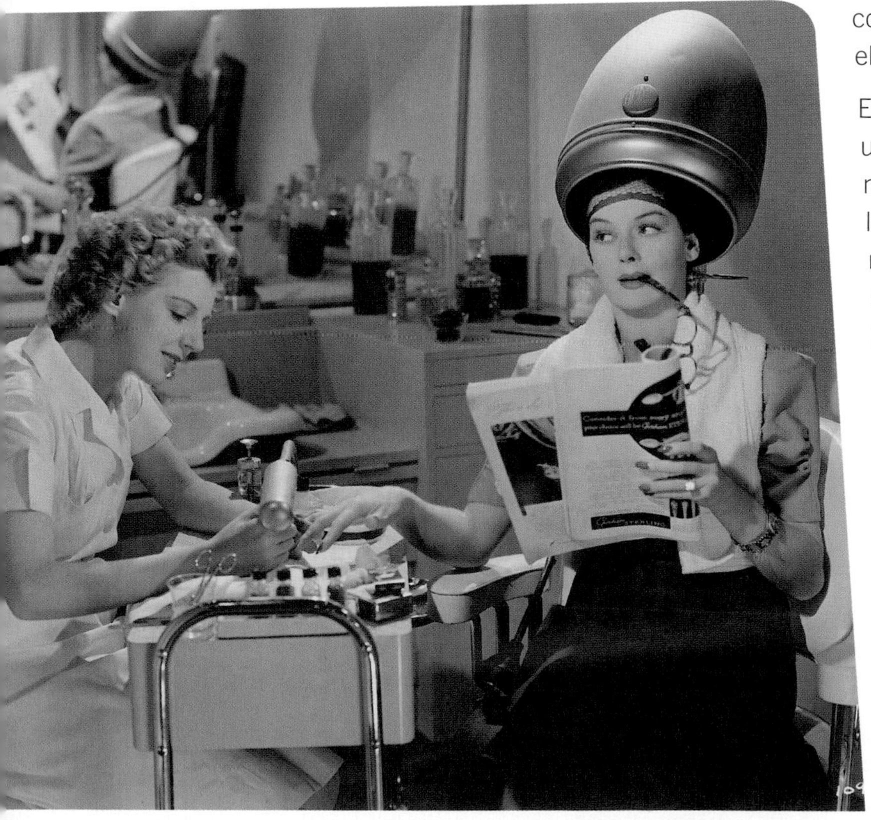

Abajo. *Disfrutando de una manicura relajante, Rosalind Russel en* The Women, 1939.

En los años sesenta, las londinenses preocupadas por la moda utilizaban pinturas al óleo para decorar sus uñas con flores, mientras que en los setenta, empezó la locura por las uñas largas y postizas, un complemento caro que sólo llevaban las más adineradas. El pegamento utilizado no era resistente al agua, por lo que su duración era escasa, pero el estilo propició la expansión de los salones de belleza, ya que la aplicación profesional se hizo necesaria. Jeff Pink, de Orly, creó el primer kit de manicura francesa, diseñado para que las uñas combinaran con todos los atuendos y hacer que el estilo de manicura francesa fuera fácil de lograr. Con el aumento de productos para uñas, de profesionales formados y un creciente interés mundial por ellas, comenzaron a aparecer las primeras competiciones de manicura.

En los años ochenta y noventa surgieron empresarias preocupadas por su imagen que consideraban que unas uñas cuidadas formaban parte de su aspecto profesional. Esto provocó un rápido crecimiento de los tratamientos y productos para las uñas y, a medida que aumentaban las expectativas, también lo hacían la formación y los conocimientos necesarios para convertirse en profesional de las uñas. La manicura de medialuna volvió a ser el centro de atención con un toque moderno, utilizando un tono de esmalte de uñas a juego con un atuendo con un color de contraste.

Los adhesivos para uñas evolucionaron como una forma fácil de decorar las uñas de color, y las innovaciones en los sistemas acrílicos llevaron a aventurarse con la forma de las uñas, como estiletes, bordes, escuálidos e incluso extravagantes diseños de fantasía logrados mediante técnicas de esculpido.

Los estilos de manicura francesa siguieron siendo populares entre las casas de moda, considerados como el estilo que se adapta a toda la ropa, pero los tonos *nude* se lucían cada vez más con este fin. Fuera de este mundo elitista, el manicurista, siempre considerado como un elemento secundario por detrás de los peluqueros y maquilladores, empezó a ganar importancia a medida que las uñas cuidadas y sus diseños se convertían en elementos fundamentales del *look* general, y la creciente concienciación sobre la salud y la seguridad hacía más deseable acudir a un profesional.

Arriba. *Una manicura colorida hecha por Leah Light, usando láminas para uñas de Minx.*

HACIA EL SIGLO XXI

La experimentación con materiales, adhesivos y adornos se hizo más atrevida, y hacia finales de siglo la cultura de los famosos desempeñó un papel clave en la creatividad. Las supermanicuristas se labraron un nombre en el mundo de la moda, mientras que la cultura *hip-hop* vio cómo los diseños acrílicos y las uñas brillantes se abrían paso en la corriente dominante. Cada vez son más las mujeres que prefieren las uñas de diseño a las de la manicura francesa. Aunque los acrílicos cuadrados de la manicura francesa, los efectos de aerografía y las uñas largas y con gancho no fueron bien recibidos al principio, el trabajo de los mejores expertos empezó a cambiar su opinión. El boom del *nail art* llegó en la primera década del 2000 como reacción a la recesión. Los expertos podían adaptar un servicio a todas las necesidades, de modo que lo que antes era un lujo se convirtió en un accesorio imprescindible, y las ventas de esmaltes de uñas pasaron de 68 millones de libras en 2005 a 152 millones en 2012.

El color y el estilo de las uñas se aceptan cada vez más en muchos entornos de trabajo como un guiño sutil, a los instintos creativos y, dado que las mujeres de negocios tienen poco tiempo y las sesiones de fotos para revistas exigen servicios rápidos, las uñas predecoradas y el sistema de esmaltado en gel han tomado protagonismo. Las uñas de las famosas y nuevos avances en productos del *nail art*, sobre todo las láminas Minx, permiten conseguir efectos instantáneos y cada vez se exige más que los expertos creen uñas imaginativas nunca antes vistas, tanto para el mercado de consumo como para el mundo de la moda. El *nail art* se ha convertido en sinónimo de arte y destreza, y la profesión ha visto nacer a nuevos talentos.

Hoy en día, las artistas de uñas gozan de tal estima que su trabajo mereció la primera exposición de uñas de la historia, *Nailphilia*, celebrada en Londres en 2011. Un exitoso programa de telerrealidad estadounidense, The «Painted Nail» (La uña pintada), basado en un salón de manicura y sus técnicos, puso aún más de relieve este oficio. Un documental, *Nailgasm*, exploró el arte de las uñas en todo el mundo, mientras que las frecuentes innovaciones en productos para uñas siguen despertando la imaginación de las artistas.

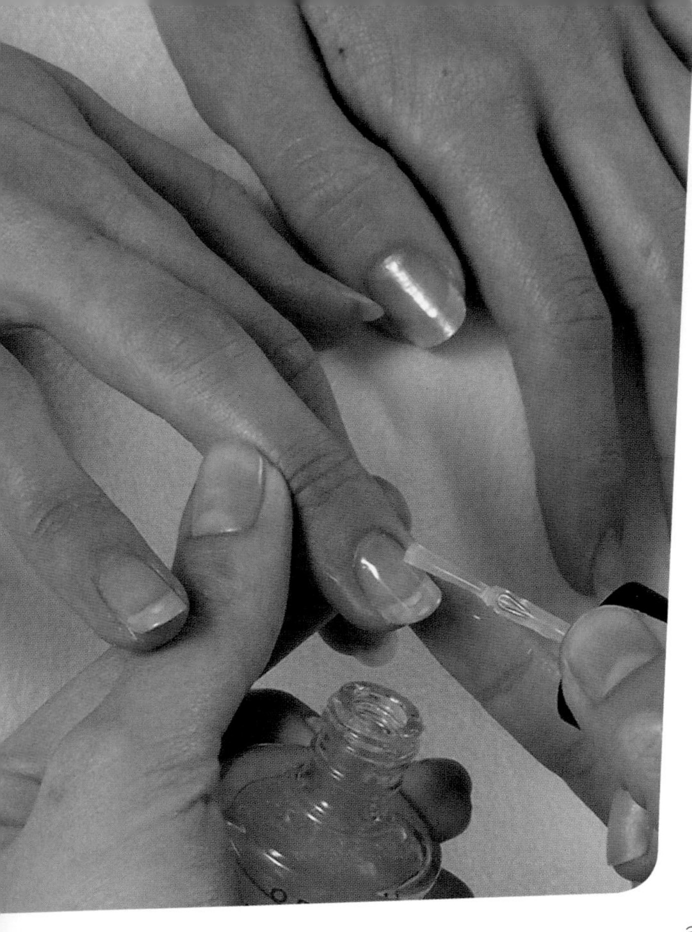

Empezando

Antes de empezar la aplicación de cualquier producto en las uñas, es importante prepararlas. Una buena preparación mantiene la salud de la uña natural y asegura que va a ser un lienzo suave y bien formado en el que trabajar. Si nos saltamos la preparación, los productos no se adhieren tan bien a las uñas y dejan un resultado final pobre. Esto es tan importante que, aun si los expertos tienen poco tiempo para hacer su trabajo, siempre van a aplicar una preparación básica en las uñas.

Una capa de base es vital antes de aplicar cualquier color de esmalte a la uña, ya que evita que ésta se manche y contribuye a la longevidad del diseño. Como regla práctica general, debemos aplicar una capa fina de base sobre la uña natural y dejar que se seque antes de aplicar una capa fina de color. Cuando esta primera capa de color esté pegajosa o casi seca, se aplica una segunda capa fina. Dos capas finas se secan más rápido y duran más que una capa gruesa de esmalte, que simplemente se despega.

Una vez terminado el diseño de la uña, debemos aplicar una capa fina de *acabado* siempre que sea posible y sellarla en el borde de la uña para evitar que ésta se astille.

PREPARACIÓN

Antes de empezar a decorar la uña, asegúrate de que todos los materiales que necesitas están a mano y que tienes el tiempo suficiente para completar tu diseño.

Kit recomendado

- Capa base
- Lima pulidora
- Discos de algodón
- Empujador de cutículas
- Desinfectante de manos
- Lima de uñas
- Quitaesmalte
- Toallitas de papel

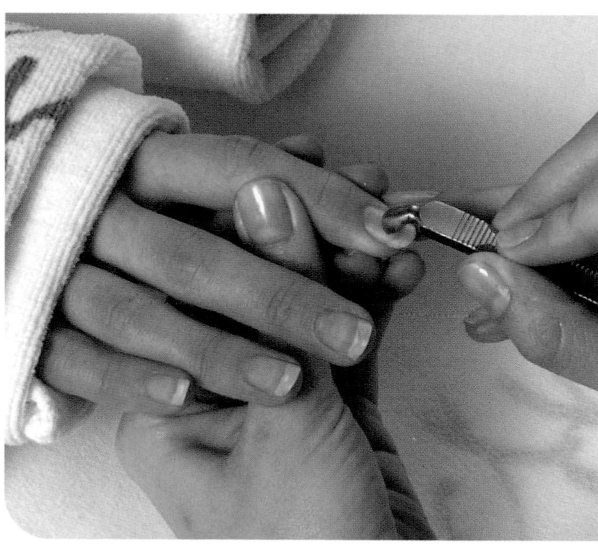

1 Limpia el área de la cutícula empujando las cutículas lejos de la base y de los laterales de la uña, usando el empujador.

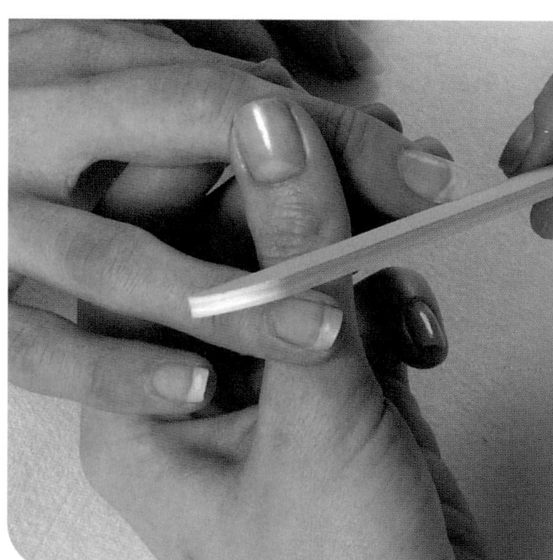

2 Lima y da forma a tus uñas (Para consejos y guías de las formas de las uñas, *véase* p.14)

GLOSARIO SOBRE LAS UÑAS

Cutícula: Capa de piel muerta e incolora que se adhiere a la lámina ungueal e impide la entrada de bacterias bajo la piel viva. Gran parte de ella se elimina con seguridad durante una manicura.

Borde libre: El final de la uña que se extiende pasadas las puntas de los dedos.

Lecho ungueal: Células que sostienen la lámina ungueal.

Lámina ungueal: Parte principal de la uña. Parece que sea una sola pieza, pero está formada por capas que se adhieren a la piel en la punta del dedo.

Paroniquio: Piel situada a ambos lados de la lámina ungueal. Las paredes laterales actúan como barrera contra las bacterias y los virus. El término también se refiere a la zona de uña libre del lecho ungueal, que se extiende más allá de las de la piel.

Hiponiquio: Punto de la uña donde termina el lecho ungueal y empieza el borde libre. Es un semicírculo que se asemeja a una sonrisa y que puede ser creado artificialmente por un experto de uñas.

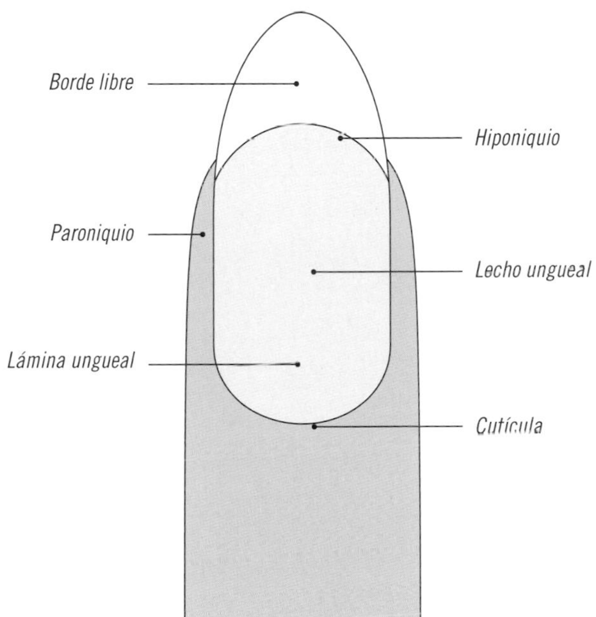

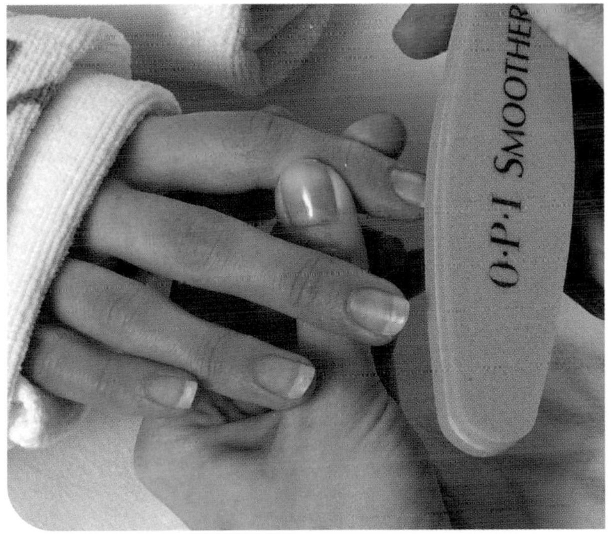

3 Para un mejor resultado, puedes pulir ligeramente la superficie de la uña.

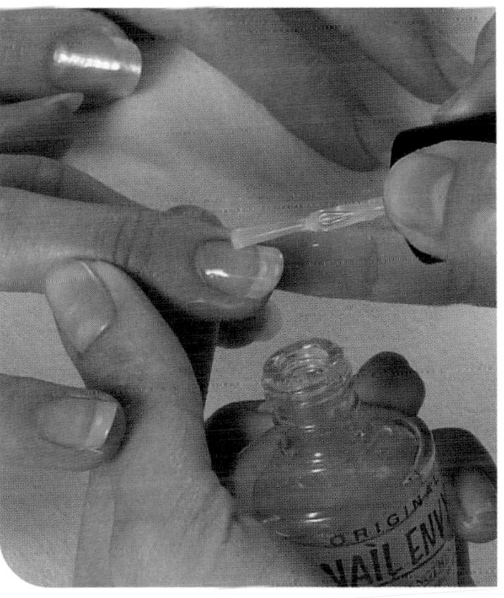

4 Aplica una capa delgada de base, dejando una distancia de 1 mm entre el borde y la uña, y espera a que se seque.

Consejo

Si tienes uñas débiles, usa fortalecedor de uñas como capa base.

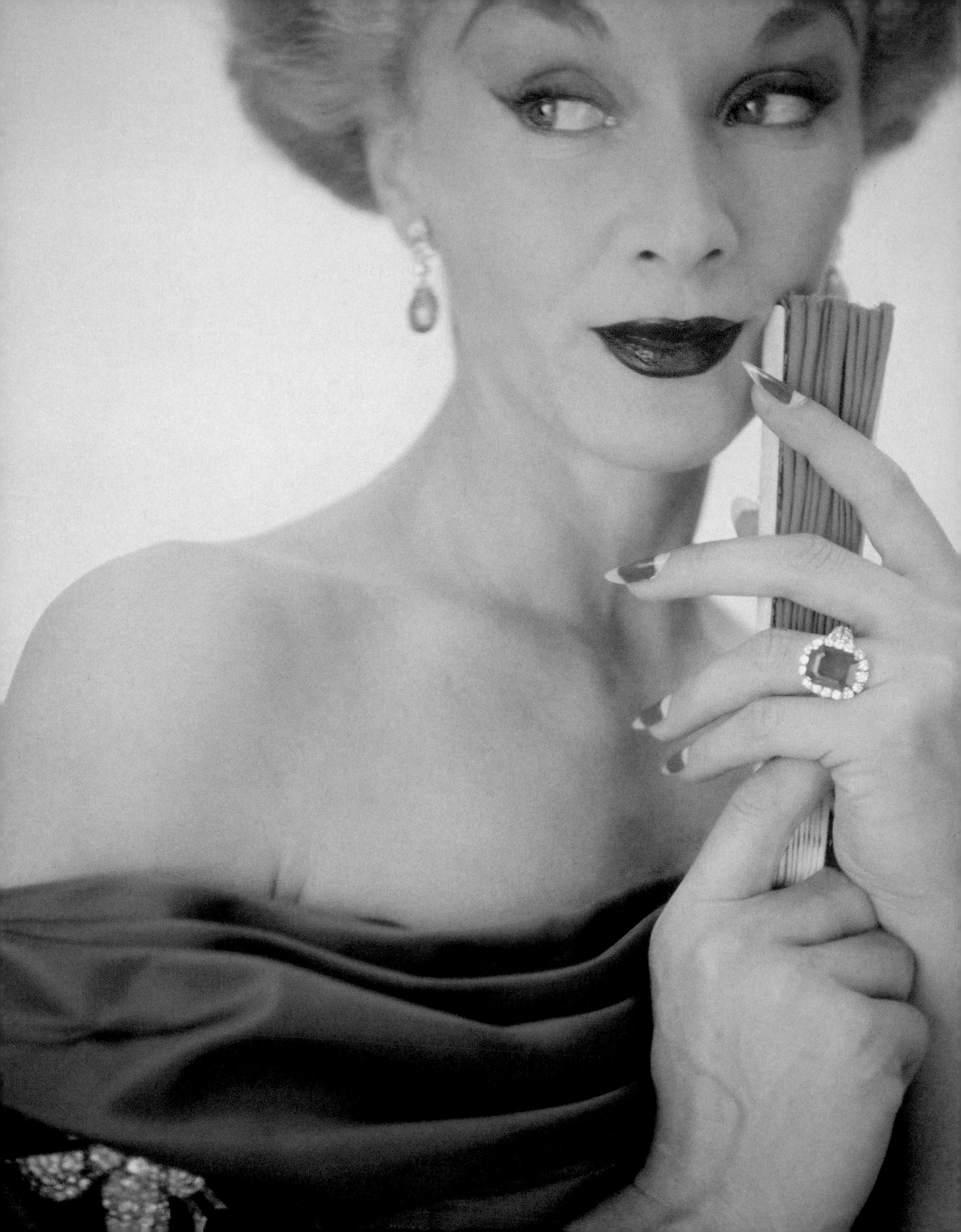

CAPÍTULO UNO:

ROZANDO LA SUPERFICIE

El *nail art* en su forma más básica puede ofrecer un atractivo chic y elegante, sin esfuerzo, adecuado para el entorno de trabajo o para el día a día. La manicura francesa clásica, una uña pálida con una punta blanca que realza el color natural de la uña, ha sido objeto de sutiles cambios desde su creación, y los estilos más recientes son adecuados para quienes desean hacer una declaración de intenciones con sus uñas sin llegar a ser demasiado aventureros.

Las variaciones de la clásica curva suave de la punta blanca incluyen una pulida o aerografiada forma de galón, o un grueso hiponiquio, que es habitual si las uñas las hacen profesionales usando uñas acrílicas o de gel con una punta artificial. Siempre que se tenga buen ojo para el color, una mano firme y suficiente práctica con los productos y herramientas para uñas, se pueden conseguir resultados asombrosos.

La adición de purpurina, gemas y adhesivos es muy popular entre quienes no quieren embarcarse en un arte extravagante y, en este caso, pueden conseguirse bellos resultados con una incorporación de color o una ligera alteración de la forma.

Izquierda. *En un anuncio de 1951, Lisa Fonssagrives luce una manicura de luna llena, en la que la punta y la base de la uña están pintadas de un color que contrasta con el centro de la uña.*

Kit de herramientas

¿Qué necesitas?

1 Un tono de uñas natural de color rosa pálido o melocotón para combinar con tu tono de piel.

2 Un esmalte de uñas blanco nítido o lechoso para crear la punta de la uña blanca o de aspecto natural.

3 Un esmalte brillante para un acabado de uñas de alto brillo.

4 Una capa de base en un tono claro o pálido.

5 Un pincel de artista, como Leighton Denny Precision Brush, para eliminar manchas de esmalte y estilizar las formas suaves.

6 Un tono llamativo que se adapte a tu tono de piel.

7 Quitaesmalte para eliminar el esmalte existente y las manchas mientras trabajas. También puedes usarlo con un pincel para diseñar.

1

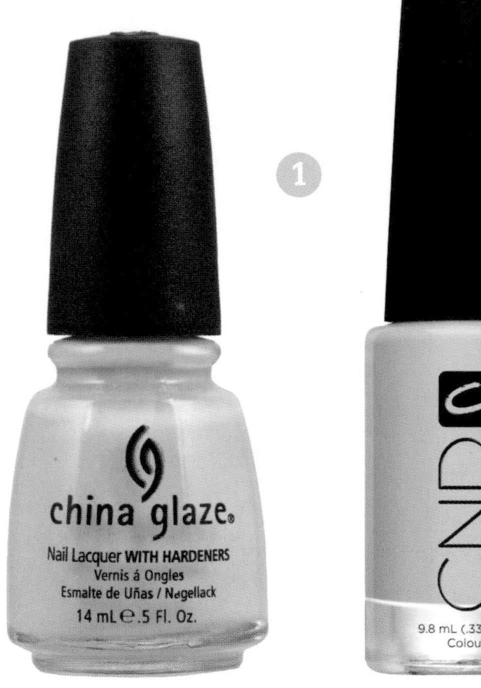

China Glaze Innocence

CND Creamy Cameo

2

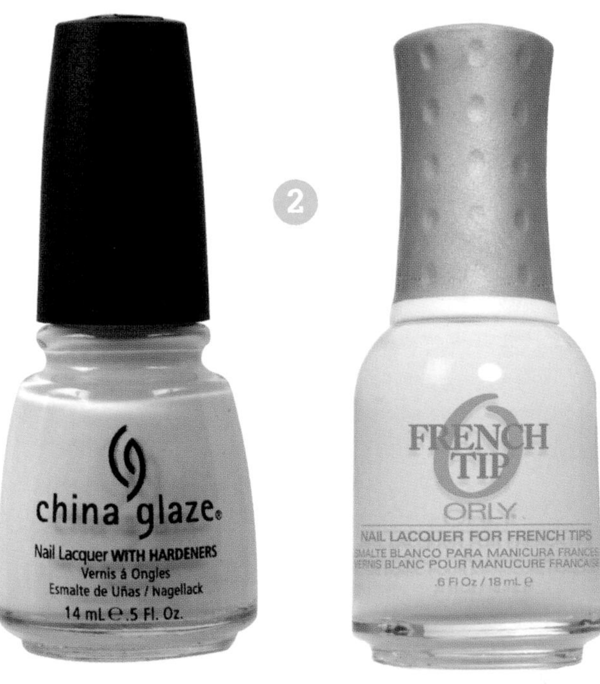

China Glaze White on White

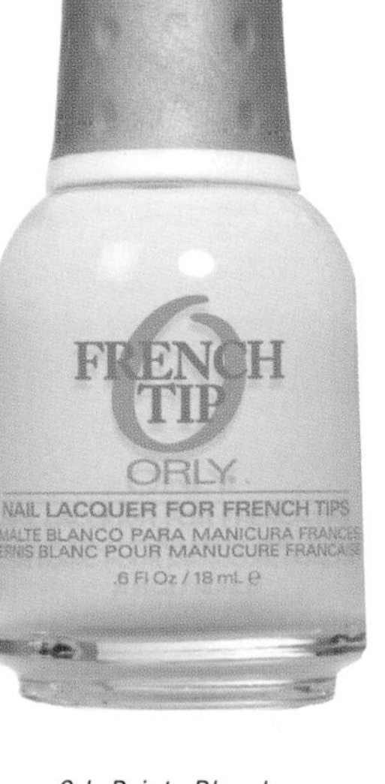

Orly Pointe Blanche

3

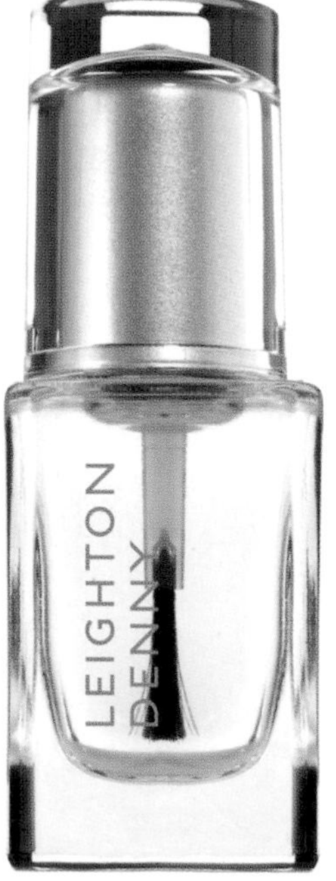

Leighton Denny Crystal Finish

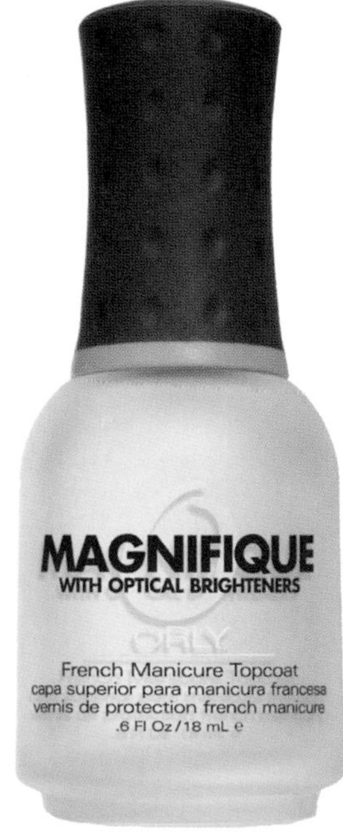

Orly Magnifique

Pincel de artista

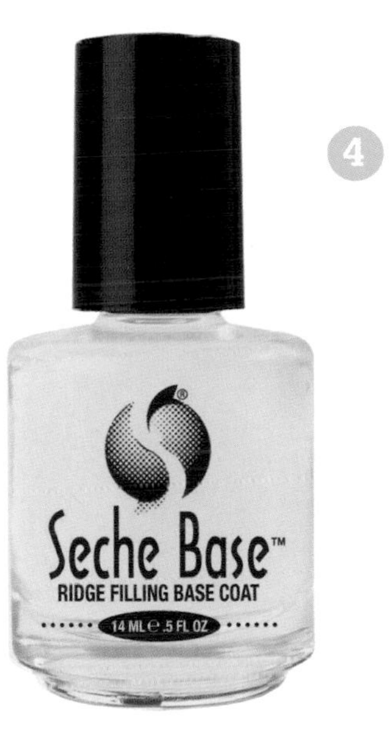

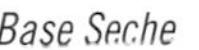

Base Seche

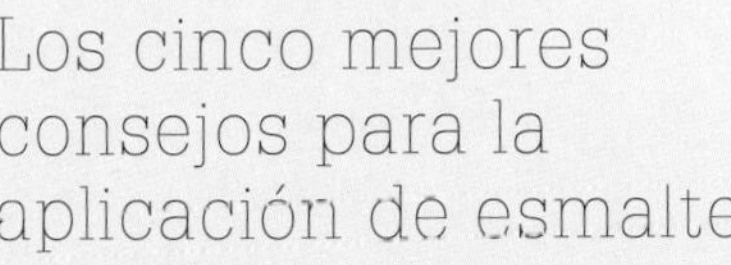

Los cinco mejores consejos para la aplicación de esmalte

1 Rueda el frasco de esmalte entre las manos para que la aplicación sea uniforme.

2 Sujeta la piel de ambos lados de la uña (paroniquio) para revelar más partes de ella.

3 Aplica el esmalte en tres pasadas; en el centro, luego a la izquierda de la uña y después a la derecha.

4 Dos capas finas de esmalte duran más que una capa gruesa.

5 Nunca llenes la cutícula de esmalte. Deja siempre un espacio de 1 mm alrededor de la uña para evitar que se despegue y dar la ilusión de uñas más largas.

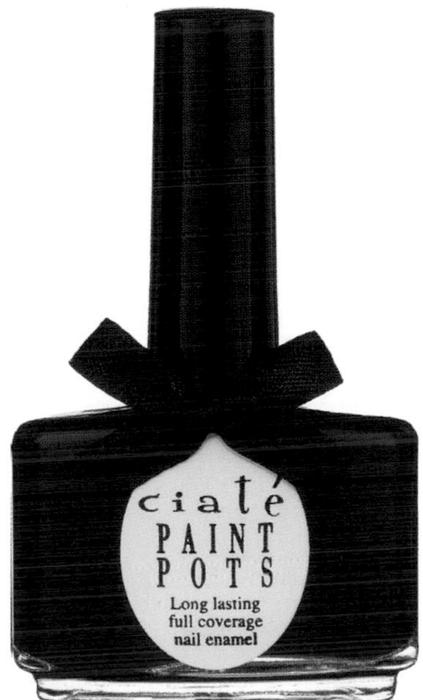

Ciaté Power Dressing

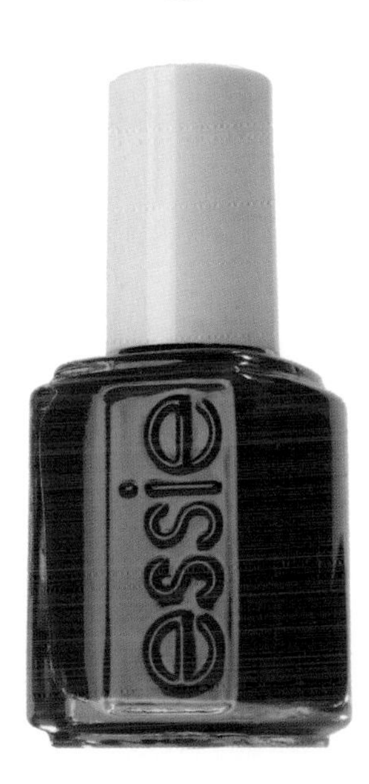

Essie Raspberry

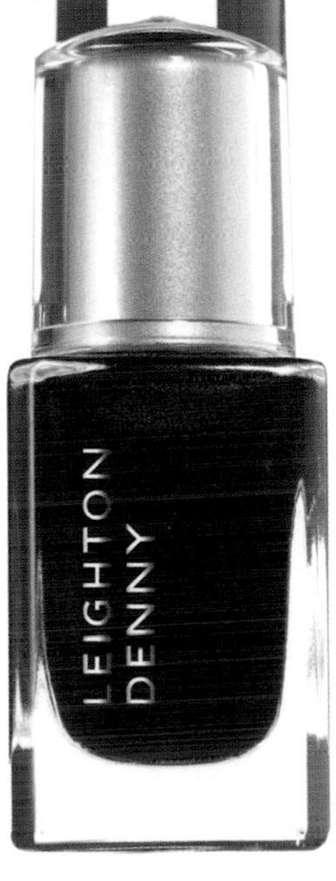

Leighton Denny Rebel

Primeras fases del *nail art*

Para conseguir la mejor plataforma posible para el *nail art*, es necesaria una uña bien preparada. La preparación no sólo de la uña, sino también elegir la forma adecuada que favorezca tanto los dedos como el diseño. Aunque el diseño de uñas suele llevarse para hacer una declaración de intenciones, los diseños pueden lucirse si se adaptan a quien los lleva. Los tonos elegidos y la forma de la uña son puntos de partida muy importantes.

Seleccionando la forma

Las uñas varían en tamaño y forma, desde dedos cortos con lechos ungueales cortos a dedos largos con lechos anchos, y todas las combinaciones. La forma de las uñas es la base de su diseño. Los expertos pueden utilizar productos como gel o acrílico para extender y esculpir una uña artificial con la forma deseada, ya sea un estilete largo y puntiagudo o una uña «pintalabios», con borde inclinado o anguloso.

Las formas de uña más comunes son cuadrada, ovalada, cuadrada-ovalada, redonda o puntiaguda, y se consiguen limándolas. La elección puede depender tanto del estilo de vida como de la estética, aunque las opciones que tienen las uñas cortas o mordidas son limitadas.

1 La uña cuadrada es una opción popular para la manicura francesa, y se hace en los largos lechos ungueales para dar sensación de dedos largos.

2 Las uñas ovaladas ofrecen un aspecto femenino y pueden hacerse en la mayoría de los lechos ungueales.

3 La uña cuadrada-ovalada es una forma muy versátil, ofrece la longitud de una uña cuadrada con los suaves bordes de una ovalada.

4 Las uñas redondas se notan menos y son populares entre los hombres, ya que su forma refleja el contorno natural de la uña. Una forma redondeada puede hacer que las manos grandes parezcan más delgadas.

5 Las formas puntiagudas son muy atrevidas y muy poco comunes. Sin embargo, pueden crear longitud y ofrecen una forma artística en sí mismas.

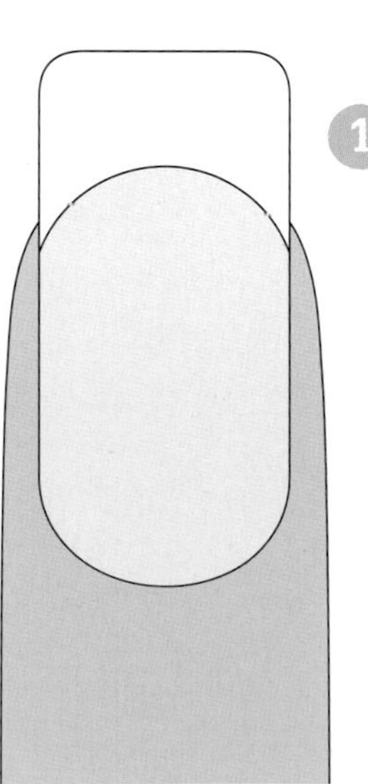

Limar recto por los lados y desplazarse hasta el borde libre.

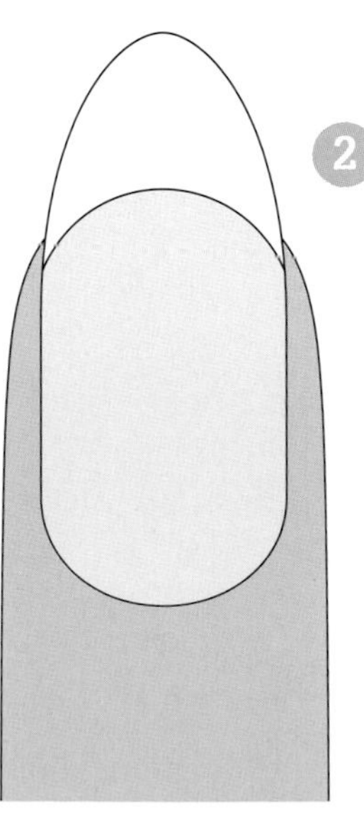

Utilizar movimientos suaves y arqueados al limar para un acabado simétrico.

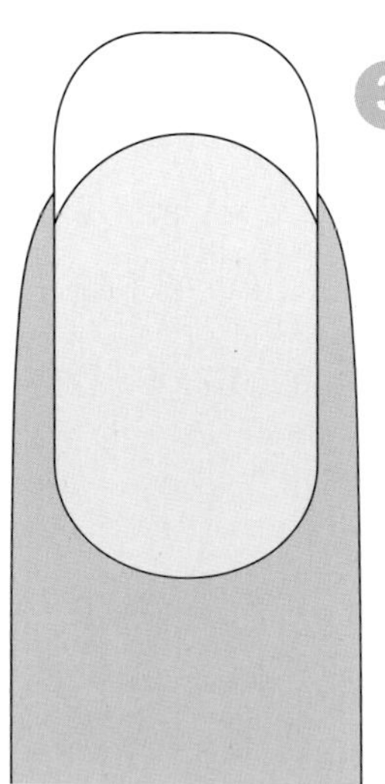

Limar la uña en forma cuadrada y limar las esquinas para suavizarlas.

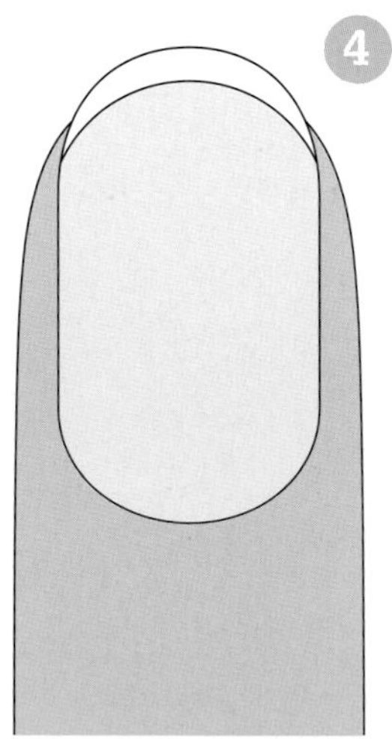

Limar las paredes laterales de las uñas hacia fuera y redondear los bordes curvados.

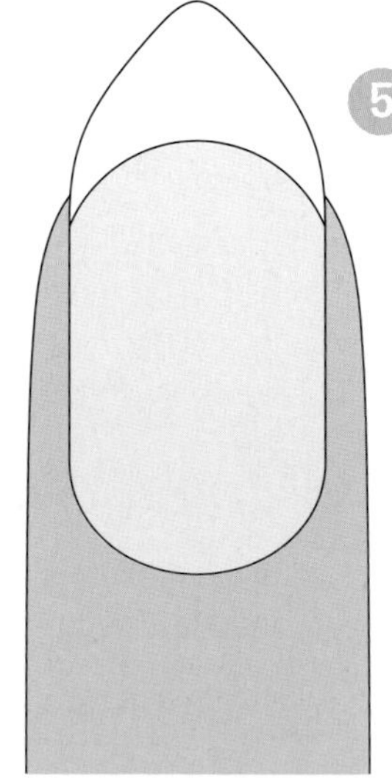

Limar en diagonal desde cada pared lateral hasta el punto medio de la uña.

Eligiendo los colores

Seguir la moda y las tendencias de temporada para decidir el color de las uñas es divertido, pero las manicuristas profesionales están entrenadas para elegir los tonos que mejor se adapten al tono de la piel, y así lograr el mejor acabado posible. Tal y como pasa con la ropa, algunos colores pueden ser poco favorecedores con el tono de piel, e incluso darle un aspecto rojizo, mientras que otros pueden darle un aspecto radiante.

Las uñas más cortas se benefician de los tonos pálidos que dan la ilusión de longitud, con rayas verticales de *nail art* para un acabado sutil. Las que tienen uñas más largas pueden ser más experimentales y llamar la atención con tonos más vivos y *nail art* variados en sus uñas.

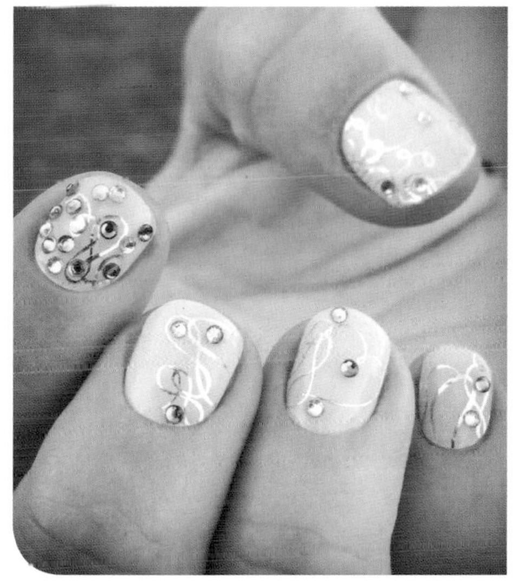

TONO DE PIEL CLARO

La mayoría de los tonos de las uñas favorecen a aquellos con tonos de piel claros o rosas, aunque la gente con la piel muy pálida puede verse apagada con tonos muy oscuros. Los rosas, rojos y lilas van bien con los tonos de piel claros.

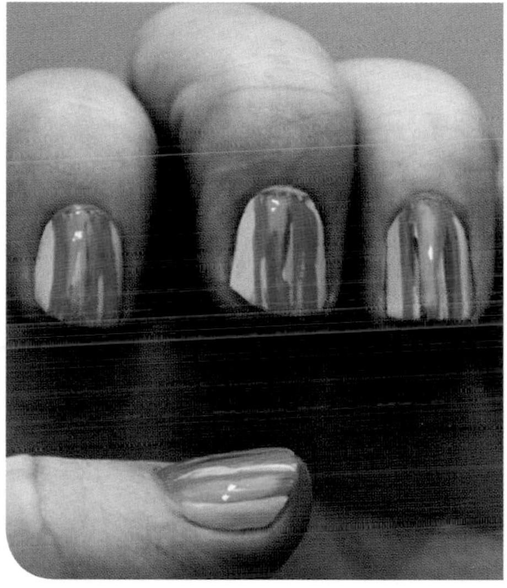

TONO DE PIEL MEDIO

El *nail art* puede hacerse bien en esta tonalidad de piel, ya que favorece a una gran variedad de colores y estampados. Los acabados metálicos y las tonalidades vibrantes como el rosa, el naranja, el amarillo o el azul complementan bien este tono; pero se deberían evitar los rojos, el azul marino y los morados oscuros.

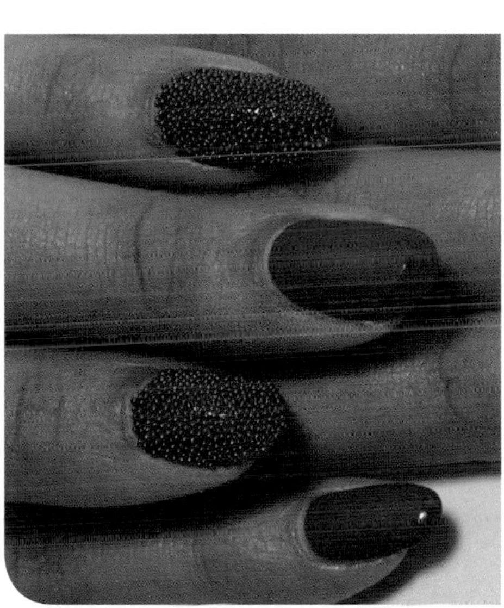

TONO DE PIEL OSCURO

Los tonos de uñas oscuros enfatizan las pieles oscuras, y las tonalidades de burdeos, rojos, verdes, dorados y marrones quedan bien. La piel bronceada también puede complementarse con tonos más claros de azul y rosa, pero los colores con una base amarilla no serían recomendados.

La manicura francesa

Aunque el origen exacto de la manicura francesa no está claro, se cree que fue popular entre los fashionistas de París en los años treinta. Jeff Pink, fundador de la marca de uñas Orly, imprimió su marca a este estilo a mediados de los años setenta en Estados Unidos al bautizar a uno de sus kits de manicura como «francesa» y continúa siendo el diseño de uñas más buscado del mundo. Su estilo sencillo y clásico da un aspecto cuidado sin esfuerzo, y a menudo se pide a los manicuristas profesionales que lo apliquen en las uñas de las modelos para las sesiones fotográficas, para que combinen con estilos de ropa distintos y se adapten a un mercado universal.

Usada mucho por las novias, la manicura francesa puede hacer que una uña corta parezca larga y más delgada si se hace de la manera correcta, y el estilo puede ser adaptado a todos los tonos de piel usando variaciones del clásico tono de rosa pálido. Las opciones más comunes son las tonalidades melocotón o incluso un esmalte transparente para contrastar con la punta blanca.

Para pintar una punta de manicura francesa se necesita una mano firme y precisa. Las plantillas, los kits y las uñas postizas con las puntas prepintadas pueden facilitar las cosas, pero aplicar una punta blanca con un pincel de esmalte puede requerir algo de práctica. Utiliza un pincel fino de artista para mejorar la precisión y mantén el *look* discreto siguiendo el hiponiquio, la línea que separa la zona principal de la uña de la punta. Mantén la punta blanca en proporción al tamaño del lecho ungueal. Las uñas cortas quedan mejor con una punta blanca fina, mientras que las largas pueden permitirse una punta más gruesa.

Abajo. *Uñas con la punta azul, como una versión moderna de la clásica manicura francesa.*

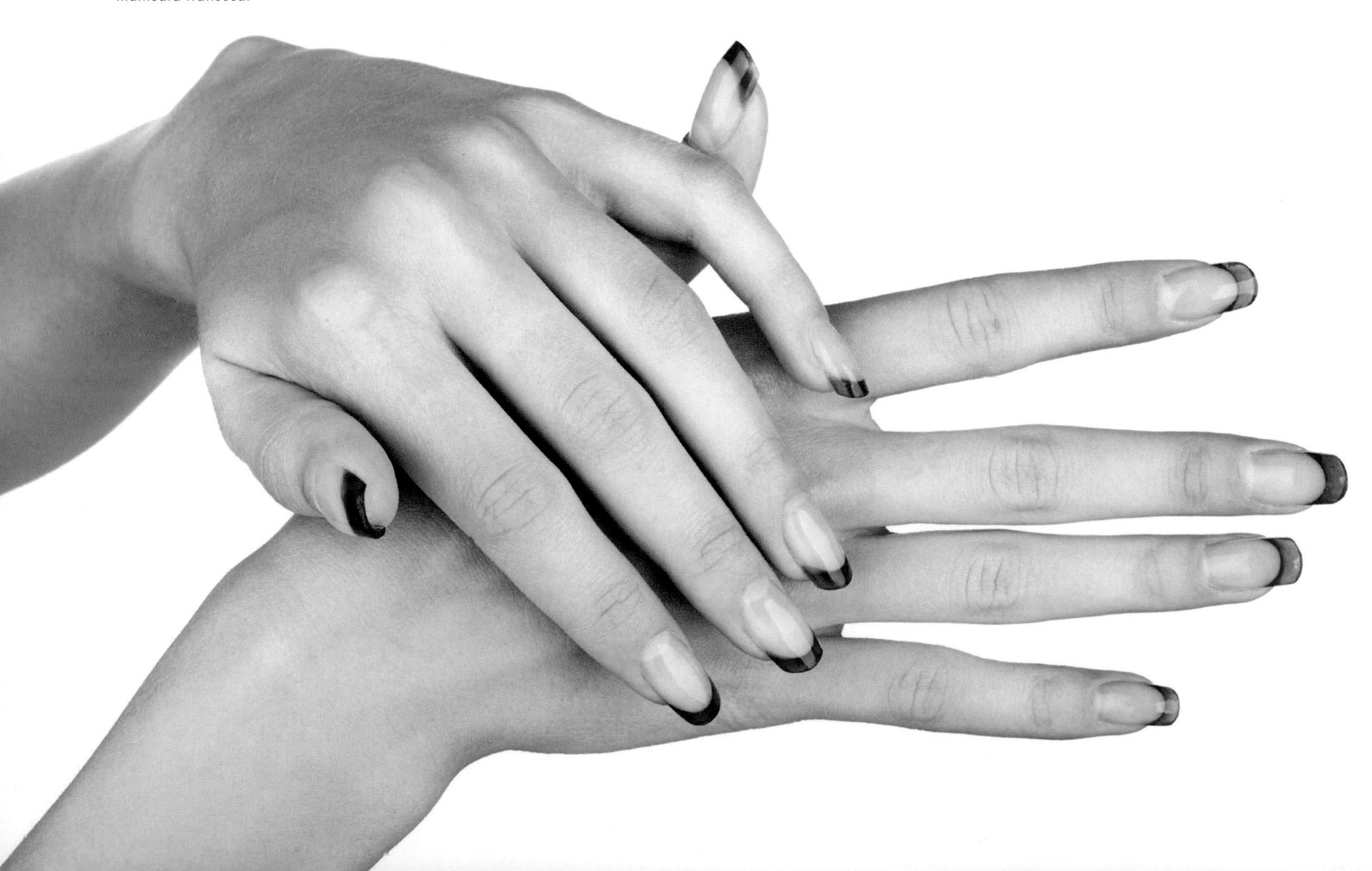

PROYECTO: LA MANICURA FRANCESA

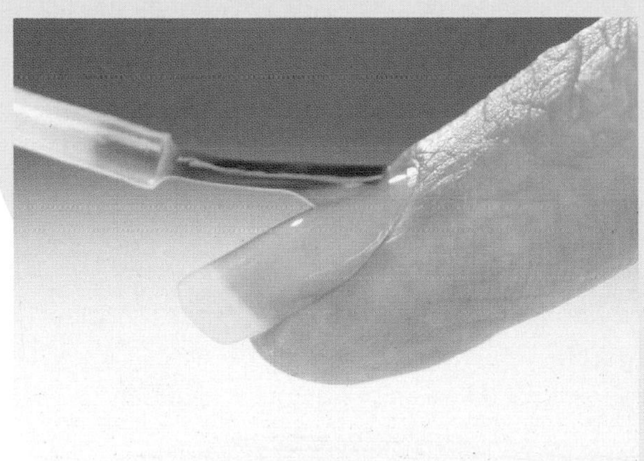

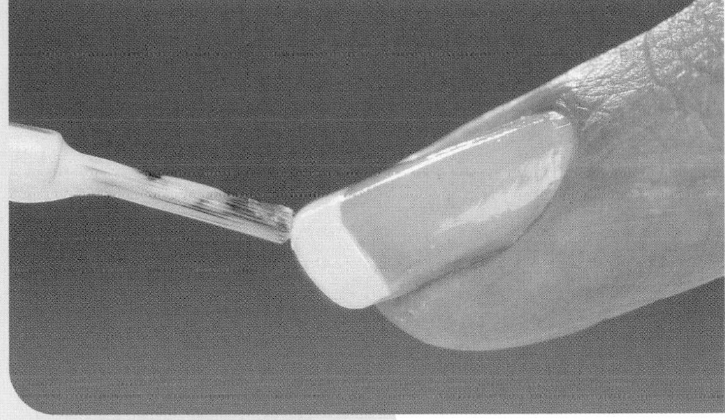

1 Aplica una capa base en la uña, sin olvidarte la parte inferior del borde libre. Cuando aún esté pegajoso, aplica una capa de rosa pálido.

2 Pinta una punta blanca con un movimiento suave y seguro y sella el borde libre. No pintes debajo de la uña. Aplica una segunda capa de blanco si lo deseas.

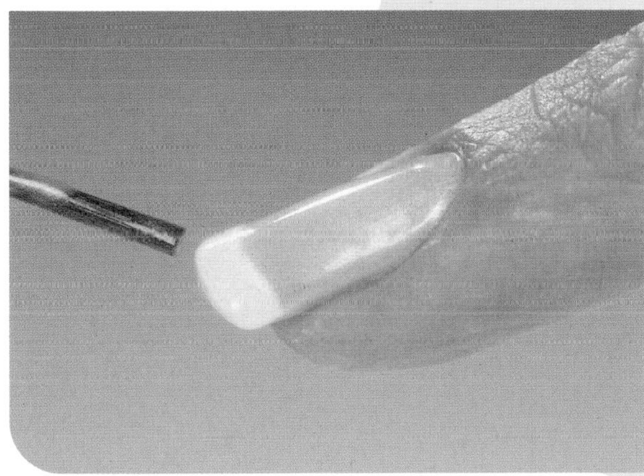

Consejo

Practica formas suaves y curvadas con esmalte blanco sobre un papel de color antes de intentar pintar las uñas con la punta blanca.

3 Cuando la punta blanca esté seca, aplica una segunda capa de rosa pálido, pintando debajo de la uña y sellando el borde libre.

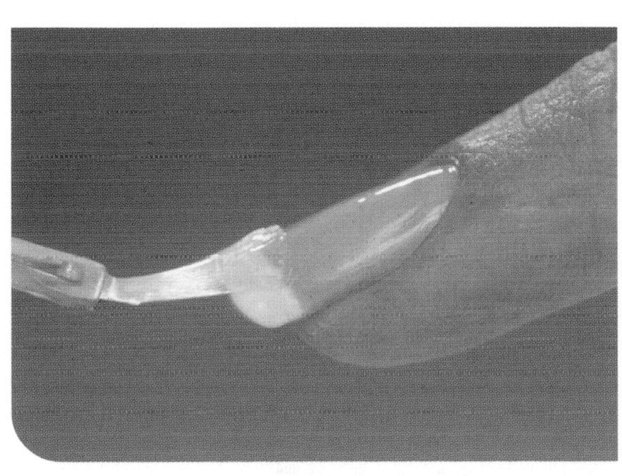

4 Termina la manicura con una capa de esmalte brillante, pintando de nuevo debajo de la uña y sellando el borde libre. Deja secar.

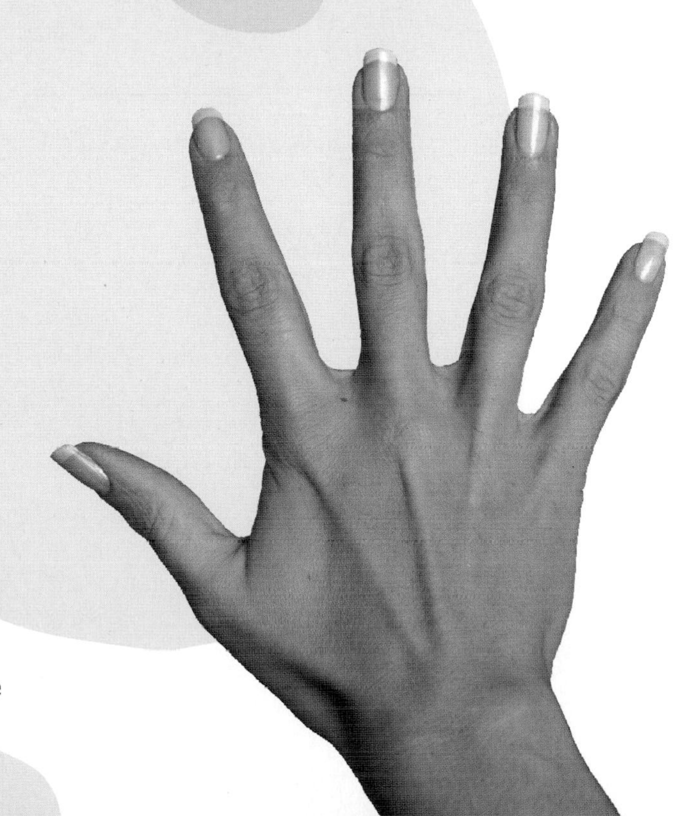

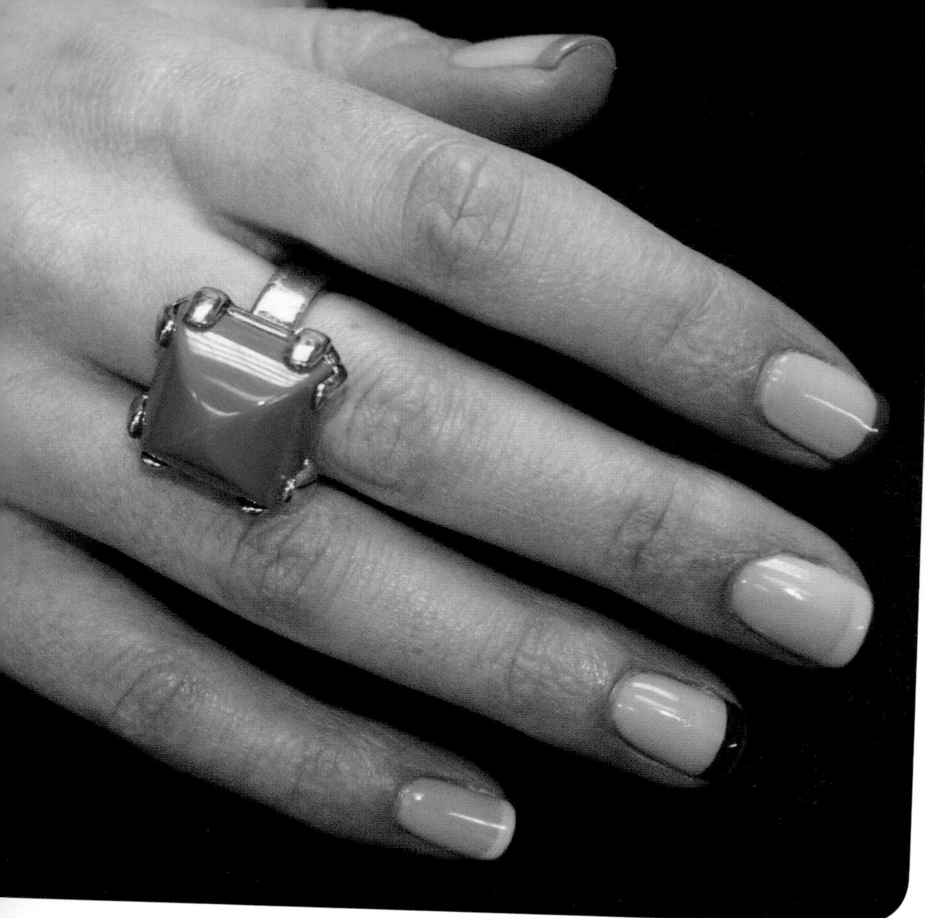

Variaciones de la manicura francesa

La manicura francesa ha sido objeto de numerosas variaciones a lo largo del tiempo, desde la más sutil a la más extravagante. El estilo francés con uñas decoradas en el dedo anular es muy popular entre las novias para la ubicación de la alianza. Ya sea con un simple toque de purpurina o una uña esculpida, un ligero añadido a la manicura francesa puede complementar el *look* de la novia, sin distraer la atención del vestido en sí.

El estilo francés también ha ido evolucionando con las modas. Aunque sigue siendo un diseño de uñas básico, los profesionales han experimentado con el color de las puntas para hacer un sutil guiño a la tendencia, o han utilizado un esmalte mate en la mayor parte de la uña antes de acabar con un esmalte brillante en la punta.

Los profesionales pueden alargar la punta de la uña y modificar su forma para dar la impresión de dedos alargados. Una forma blanca y alargada transmite gracia y elegancia, y puede incorporar brillos, pegatinas 3D o añadidos esculpidos para dar un aspecto más llamativo. La forma de la punta también puede modificarse hacia la mitad de la uña para conseguir un aspecto sutil que transmita elegancia; o quizá haya una fina línea desde el centro de la punta hasta la mitad de la uña o un efecto irregular en lugar de una suave línea sonriente.

En la manicura francesa «inversa» o de «medialuna», el color o el acento se sitúa en la base de la uña, siguiendo los contornos y colores naturales de la propia uña. Otras variaciones de una tendencia más sutil y llevadera son la manicura «halo», un fino anillo alrededor del borde de la uña en forma ovalada hecho por un color de contraste.

Arriba. *Uñas color* nude *con puntas de distintos colores hechas por los artistas de Bio Sculpture Gel Uk.*

Abajo. *Manicura francesa con puntas de colores de caramelos con detalles de puntitos hechas por los artistas de Bio Sculpture Gel Uk.*

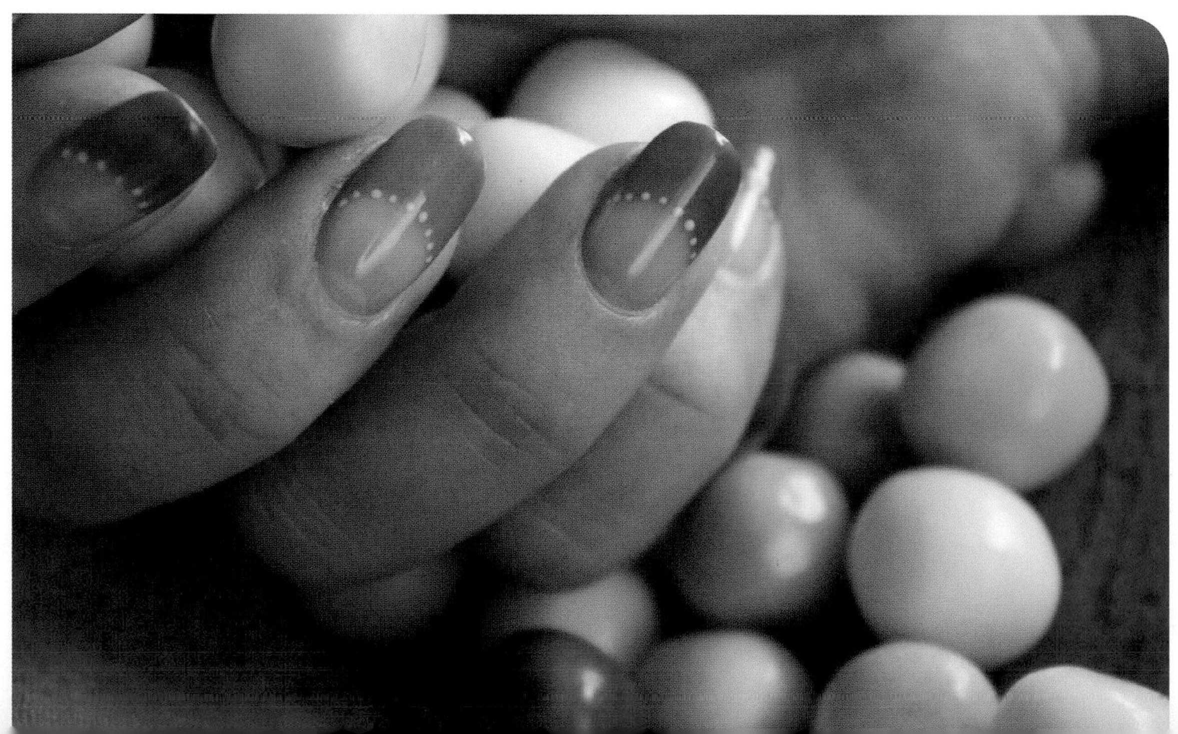

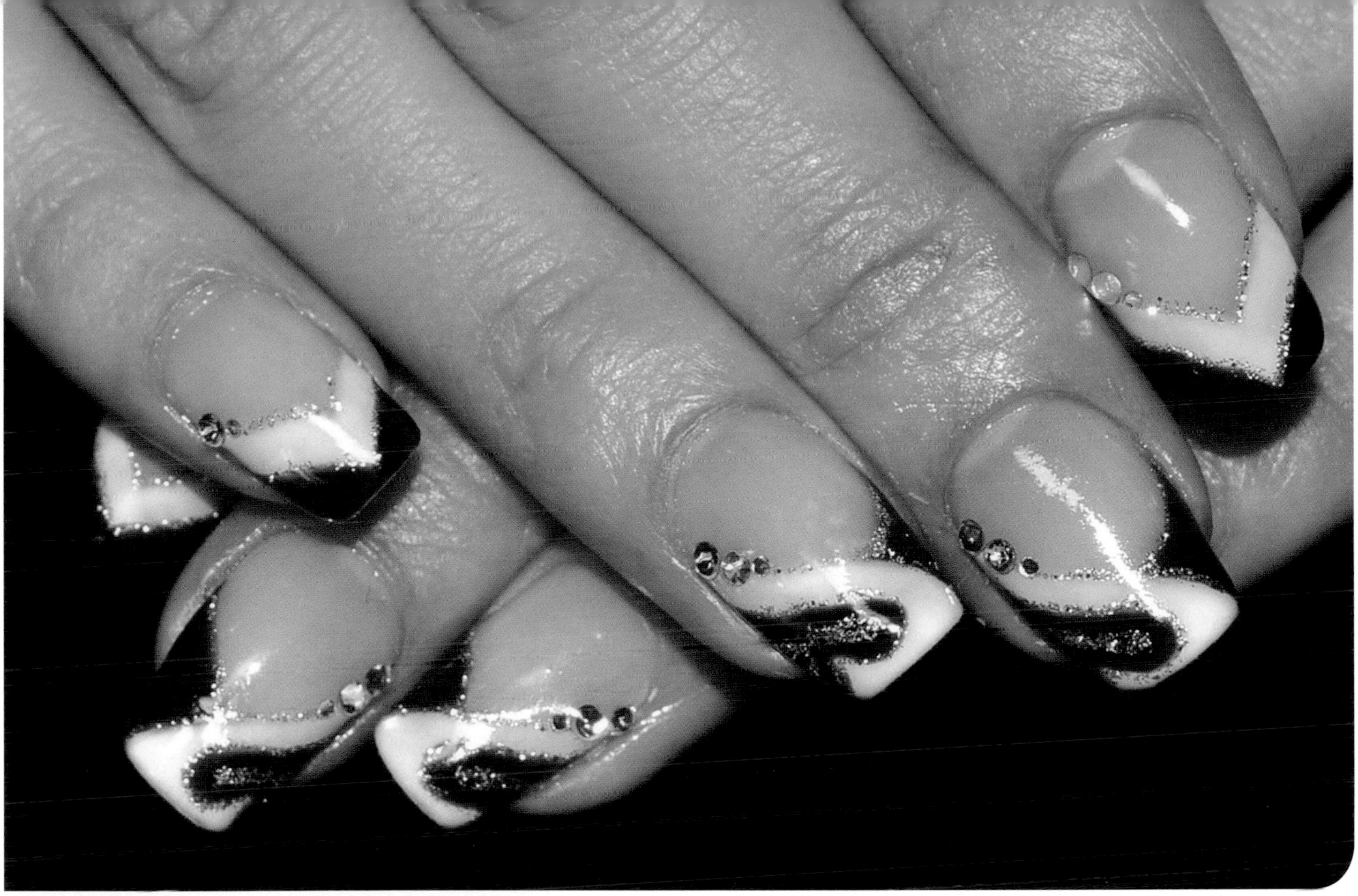

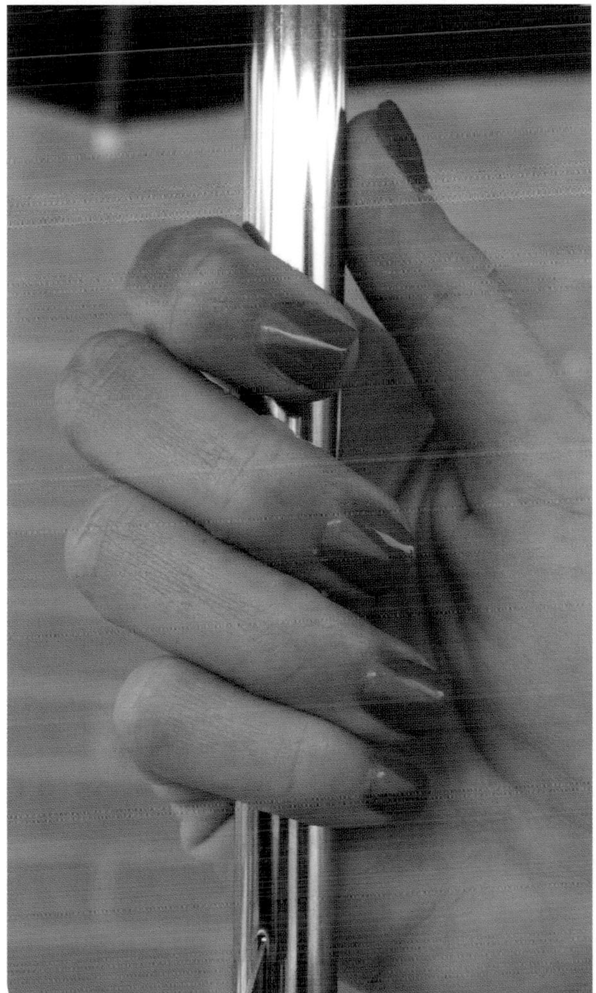

Arriba. *Manicura francesa con un mix monocromático con plata y detalles de diamantes, hecha por Megumi Mizuno.*

Izquierda. *Variación vanguardista de la manicura de «medialuna», hecha por los artistas de Bio Sculpture Gel Uk.*

Abajo. *Manicura de «medialuna» colorida inspirada por el sol abriéndose paso en el cielo gris, hecha por los artistas de Bio Sculpture Gel Uk.*

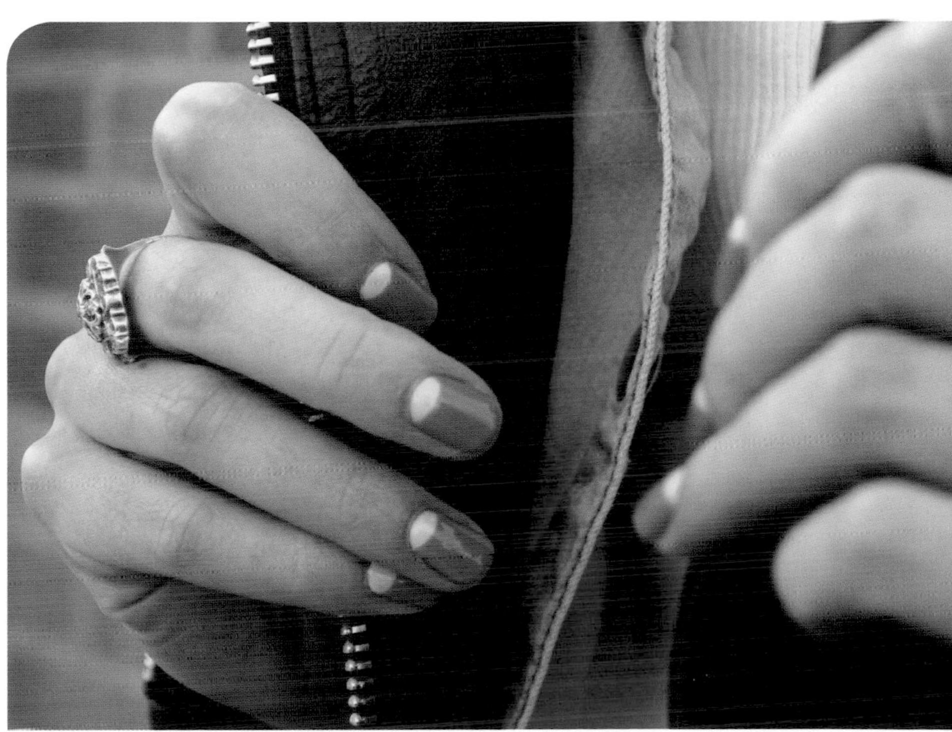

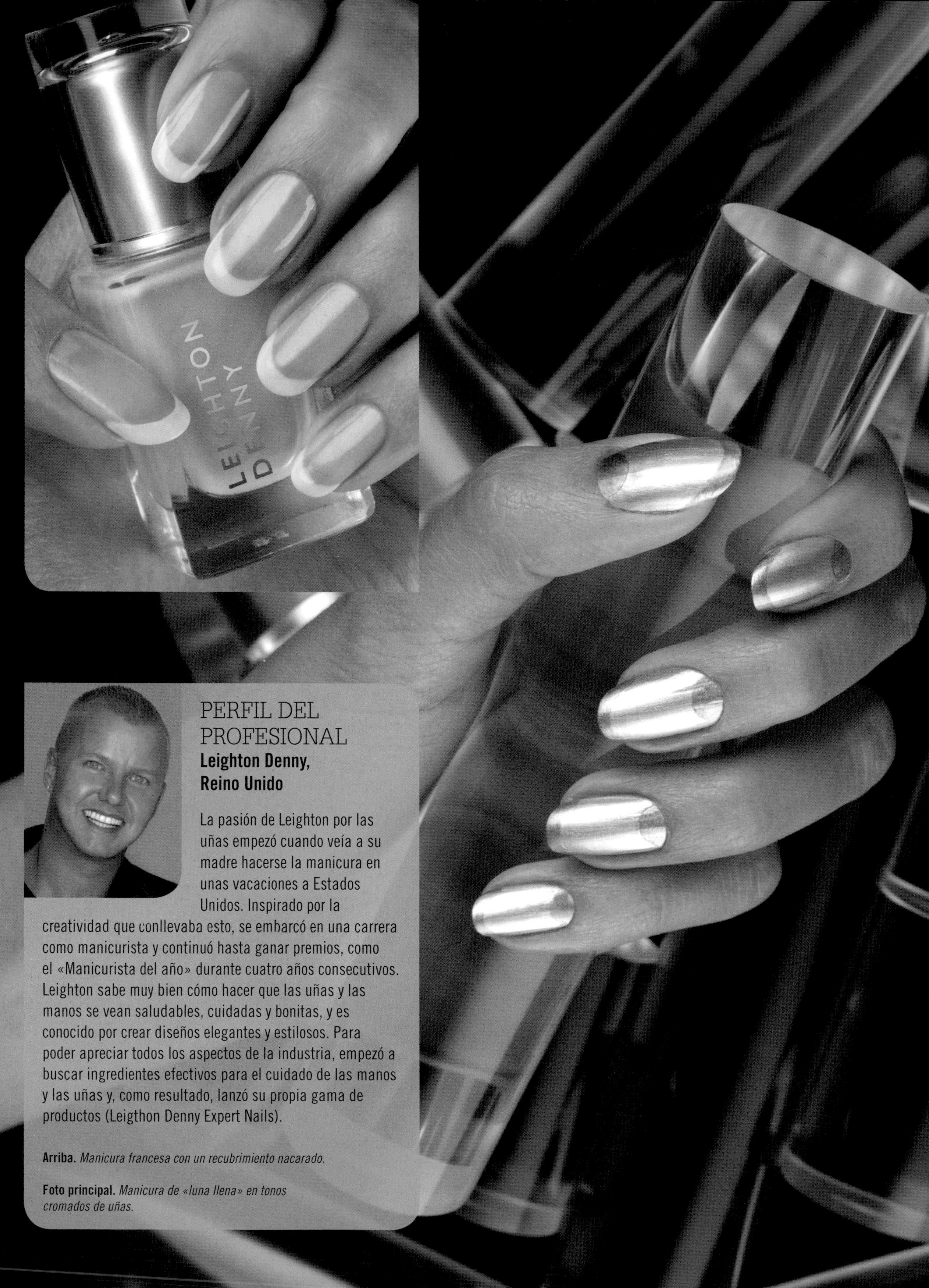

PERFIL DEL PROFESIONAL

Leighton Denny, Reino Unido

La pasión de Leighton por las uñas empezó cuando veía a su madre hacerse la manicura en unas vacaciones a Estados Unidos. Inspirado por la creatividad que conllevaba esto, se embarcó en una carrera como manicurista y continuó hasta ganar premios, como el «Manicurista del año» durante cuatro años consecutivos. Leighton sabe muy bien cómo hacer que las uñas y las manos se vean saludables, cuidadas y bonitas, y es conocido por crear diseños elegantes y estilosos. Para poder apreciar todos los aspectos de la industria, empezó a buscar ingredientes efectivos para el cuidado de las manos y las uñas y, como resultado, lanzó su propia gama de productos (Leigthon Denny Expert Nails).

Arriba. *Manicura francesa con un recubrimiento nacarado.*

Foto principal. *Manicura de «luna llena» en tonos cromados de uñas.*

Manicuras de lunas

Las chicas glamurosas de Hollywood de finales de los años treinta hicieron evolucionar el modelo clásico de manicura francesa dejando sin color tanto la punta de la uña como la zona de la medialuna en la base, un estilo acuñado como manicura de «luna llena». Una uña en un bloque de color con una luna desnuda, o una medialuna de color, es un estilo frecuente en las campañas publicitarias, ya que alarga el lecho ungueal para dar un aspecto femenino y personifica el encanto del estilo *vintage*.

Tras su reaparición en la década de los noventa, este estilo sigue gozando de gran popularidad, sobre todo entre las mujeres de negocios, que consideran las uñas una parte importante de su imagen general. Sin embargo, la medialuna ha sido objeto de experimentación en sus fases evolutivas, con medias lunas de colores y tonos contrastados que las hacían tendencia.

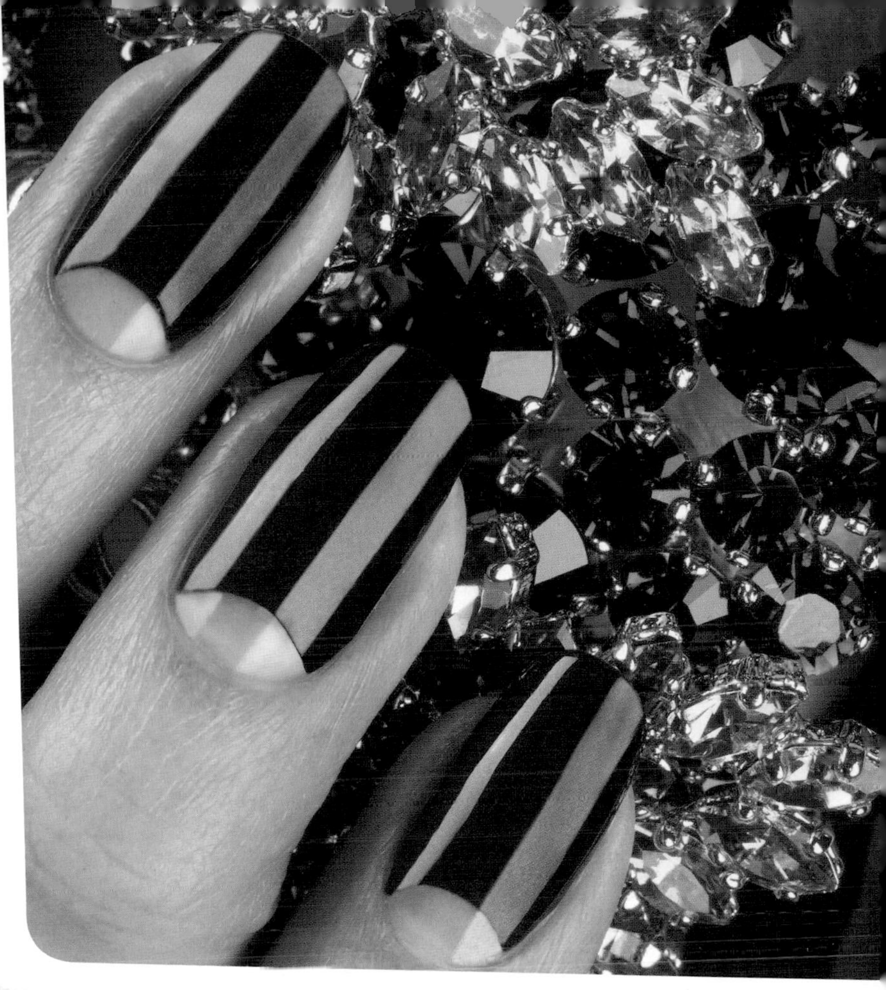

LEIGHTON DENNY NOS ENSEÑA A CREAR UNA MANICURA DE MEDIALUNA

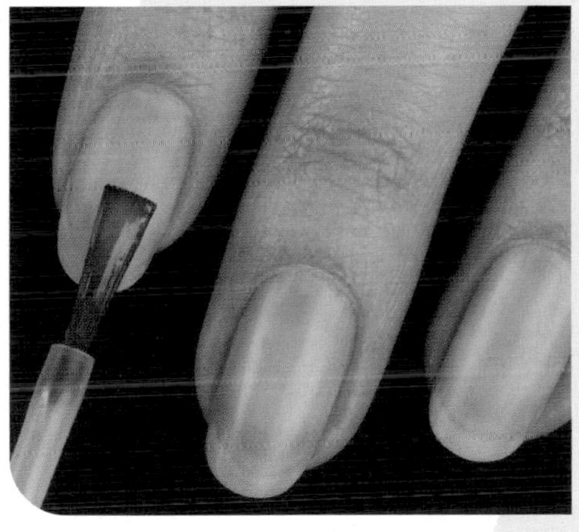

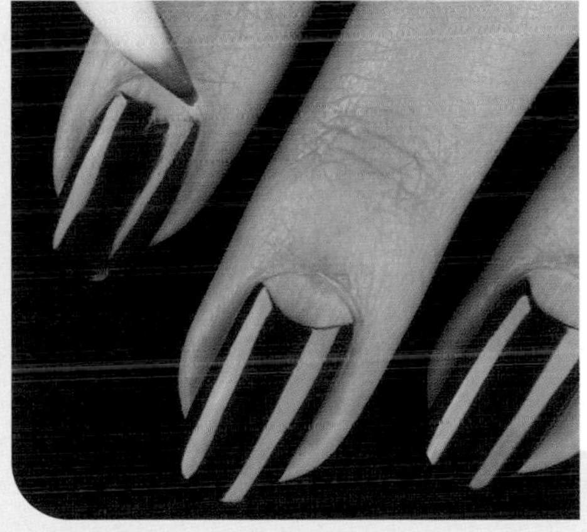

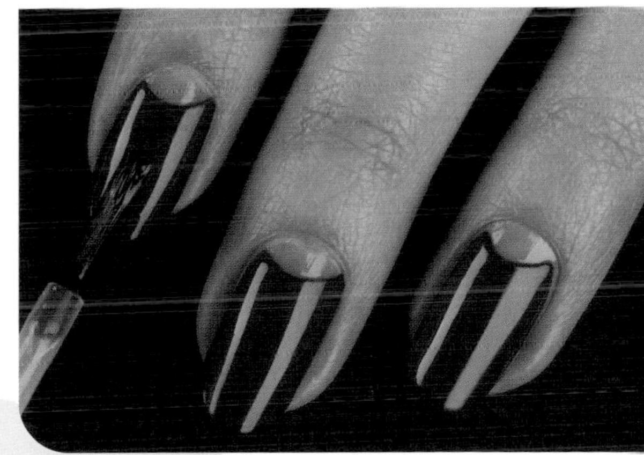

1 Aplica la capa base, pero deja el área de la medialuna desnudo.

2 Aplica dos capas finas del esmalte de color elegido (aquí Leighton usa Rebel de su propia marca) y limpia la forma de medialuna con un pincel de artista impregnado de quitaesmalte.

3 Aplica una capa base a la medialuna y, cuando se seque, sella el color con una capa delgada de esmalte brillante.

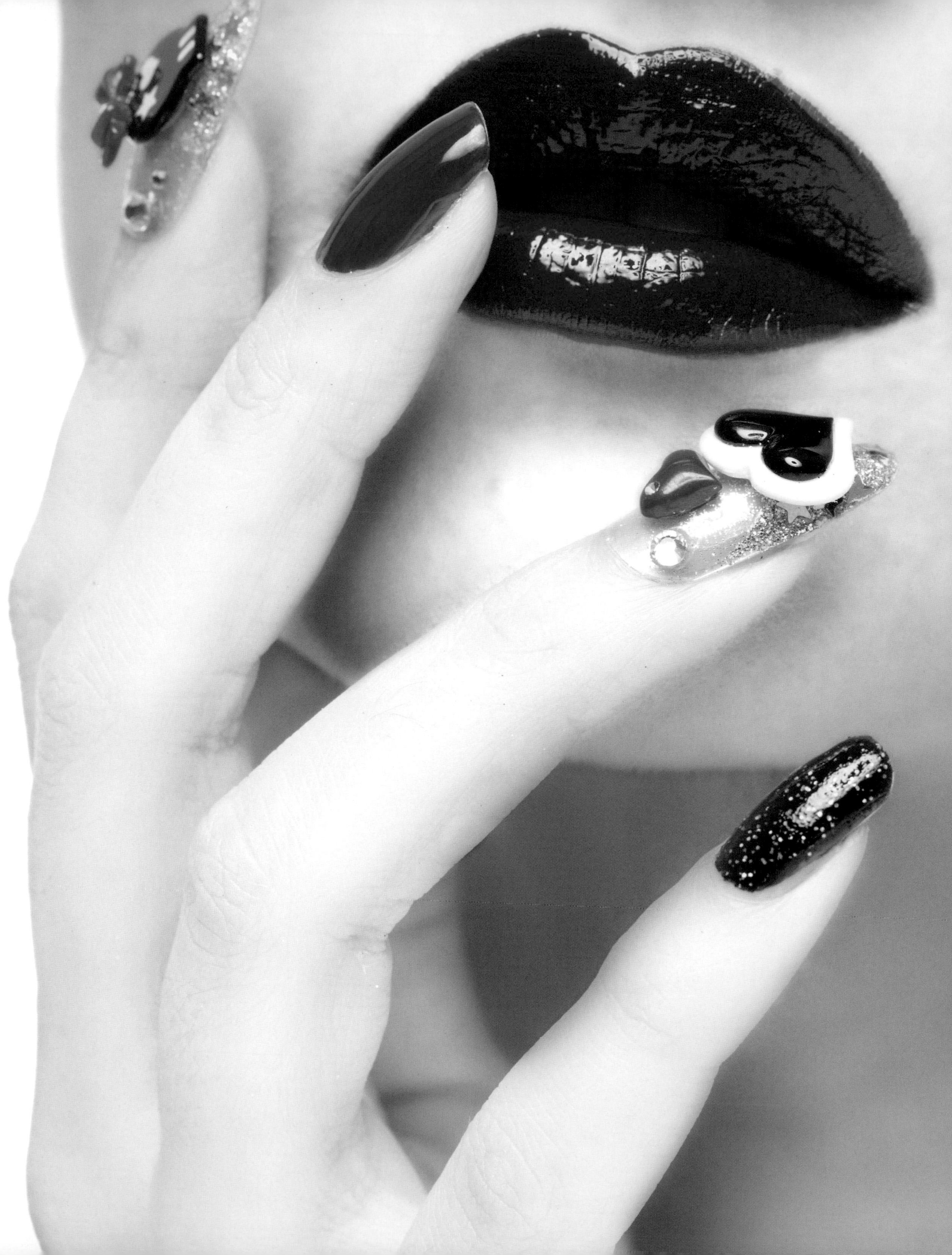

CAPÍTULO DOS:

COMBINACIONES DE COLORES Y CREACIONES RÁPIDAS

Desde la introducción de los esmaltes de uñas pigmentados por Revlon en los años treinta, las actitudes culturales hacia el color se han diversificado. La voluntad de experimentar, combinada con la aceptación social de varios colores en las uñas, ha hecho que los contrastes cromáticos y los estilos sencillos y llamativos estén a la vanguardia del diseño de uñas profesional y casero.

Las tendencias estacionales y los estilos de moda dictan las colecciones de colores de uñas, que a su vez influyen mucho en los tonos que se llevan en la calle. Los tonos brillantes, los neones y las combinaciones multicolor son universalmente populares en los meses de verano, seguidos de una tendencia a los rojos cálidos, los morados y los brillos hacia el invierno. El clásico escarlata, popularizado de nuevo en los años cuarenta por las actrices de Hollywood, sigue siendo un tono básico, pero está sometido a la competencia de las uñas *nude*, que se astillan con menos facilidad –ideal para las mujeres ocupadas– y ofrecen un lienzo liso para añadidos ocasionales de decoración en las uñas.

En los años setenta y ochenta se introdujeron las uñas postizas de plástico para transformar en cuestión de minutos unas uñas naturales rechonchas en formas alargadas y femeninas. Adoptadas por técnicos con poco tiempo y mujeres que necesitaban unas uñas arregladas con rapidez, las uñas postizas han evolucionado en cuanto a diseño, con añadidos artísticos y capas superficiales ya coloreadas. A partir de pegatinas y calcomanías que cambian rápidamente el aspecto de las uñas, cada vez son más las herramientas innovadoras y los esmaltes de efecto instantáneo que se abren paso en el mercado, fomentando la experimentación con el color y el diseño.

Izquierda. *Adhesivo 3D de* nail art *diseñado y aplicado por Nazila Love Glamour.*

Kit de herramientas

¿Qué vas a necesitar?

1 Lima pulidora para preparar el lecho ungueal

2 Uñas postizas, con o sin adornos de *nail art*

3 Pegamento de uñas o pegatinas de doble cara para adherirse mejor a las uñas postizas

4 Pegatinas florales de Nailtopia

5 Una herramienta para colocar las pequeñas calcomanías

6 Esmaltes de efecto instantáneo y gran variedad de tonos y acabados

7 Tonos complementarios para los diseños de uñas sutiles

8 Base y esmalte brillante para preparar y sellar los diseños

9 Tonos atrevidos y divertidos

10 Una herramienta para hacer puntos con el esmalte con facilidad

11 Tiras pulidoras o pinceles finos para crear líneas y contornos

12 Un lápiz corrector o un pincel y quitaesmalte para eliminar manchas

13 Una esponja para crear un efecto moteado en las uñas

14 Plantillas y láminas para crear unas uñas planas y expresivas con el mínimo esfuerzo

1

Lima pulidora CND Girlfriend

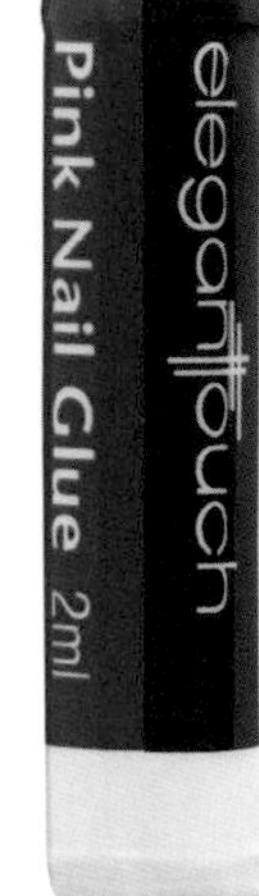

3

Pegamento de uñas rosa Elegant Touch

Palito de madera de naranjo NSI

5

Herramienta de colocación de gemas Nubar

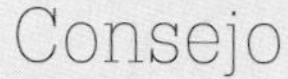

Consejo

Una alternativa a una herramienta de colocación de uñas es un palito de madera de naranjo o un lápiz con un trozo de Blue-Tack en el extremo, son ideales para recoger pequeñas gemas y calcomanías.

2

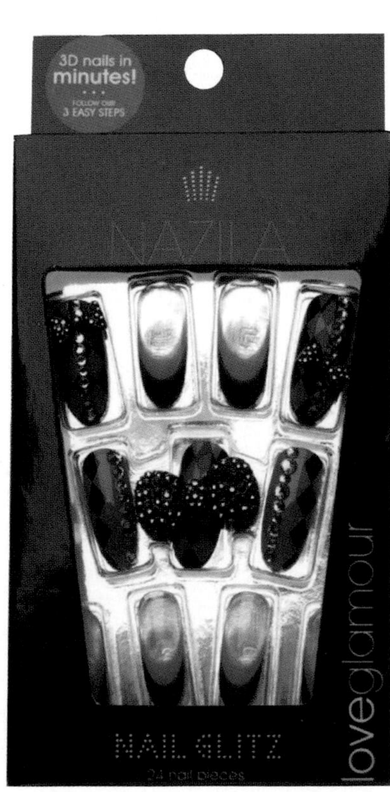

Nazila Love Glamour Nail Glitz

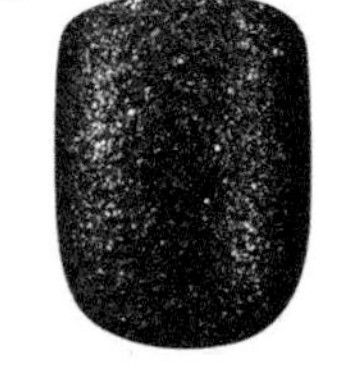

Uñas Elegant Touch

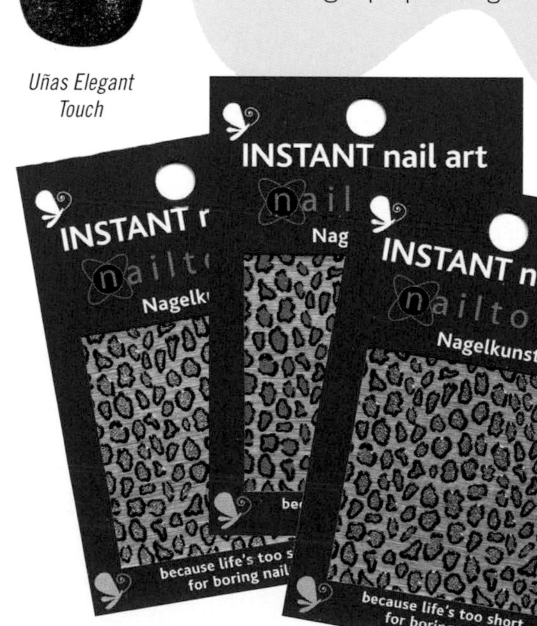

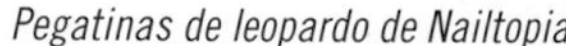

Pegatinas de leopardo de Nailtopia

4

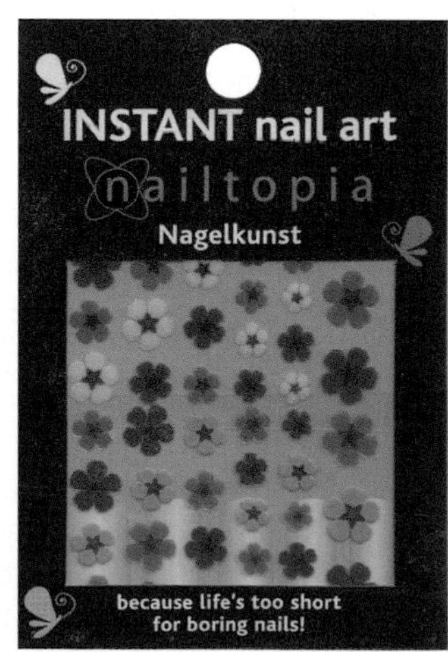

Pegatinas de flores de Nailtopia

6

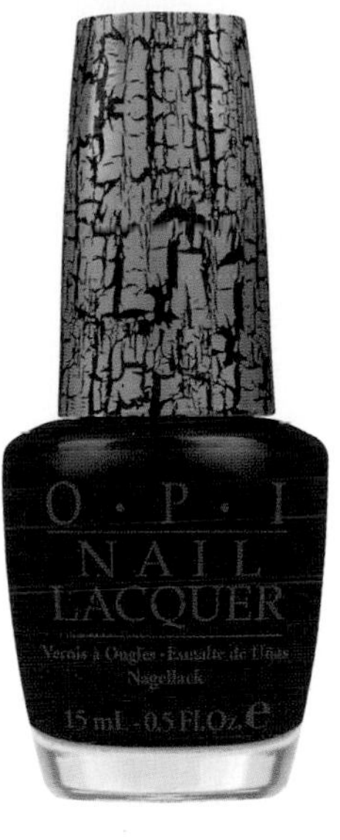

OPI Black Shatter

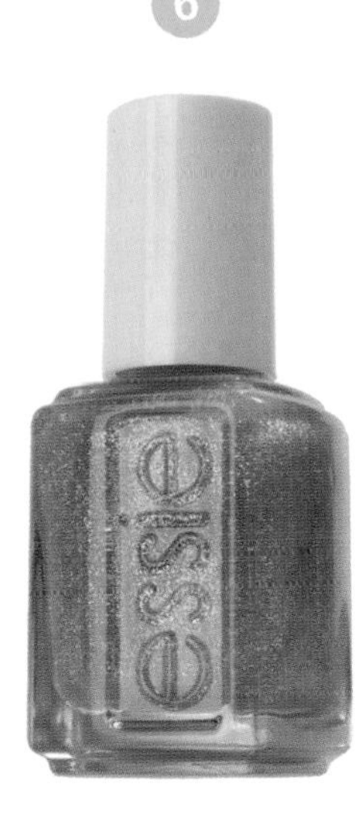

Essie Silver Bullions

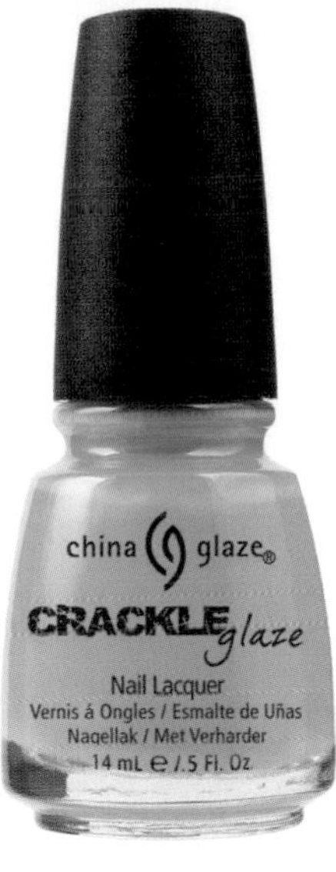

China Glaze Crushed Candy Crackle Glaze

7

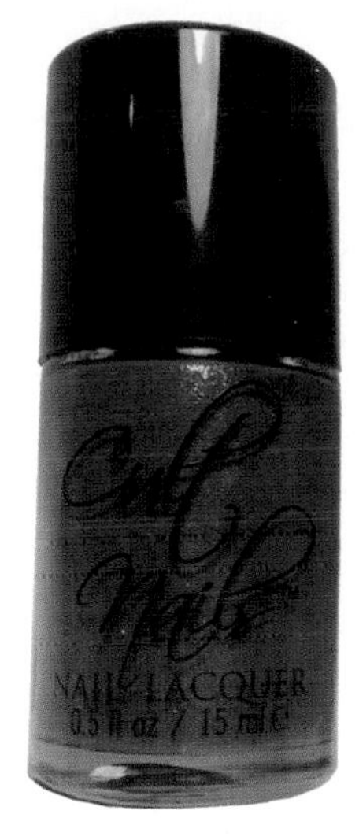

Esmaltes Cult Nails en el tono Let Me Fly y Manipulative

8

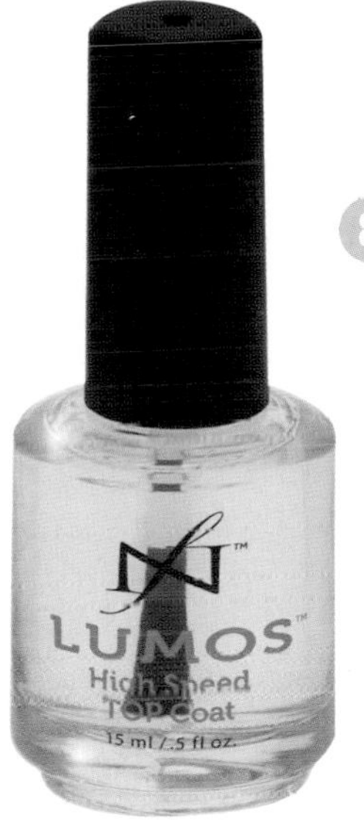

Esmalte brillante Lumos

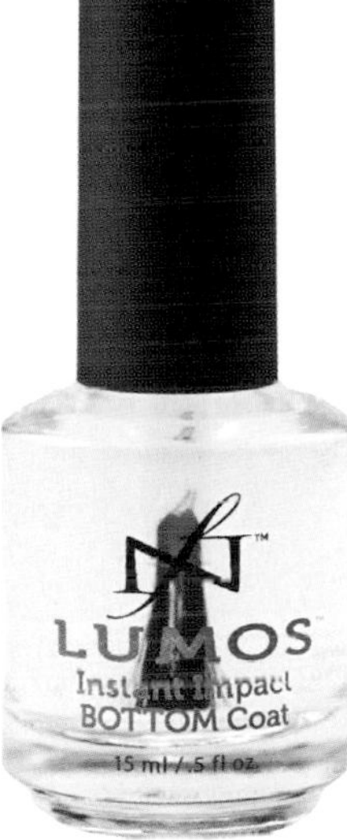

Base Lumos

9

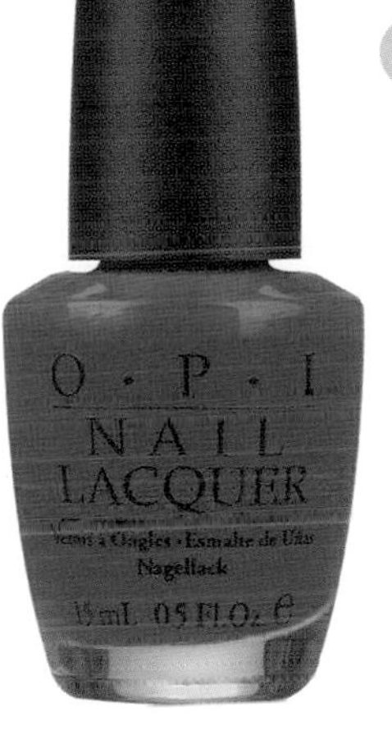

OPI Charged Up Cherry

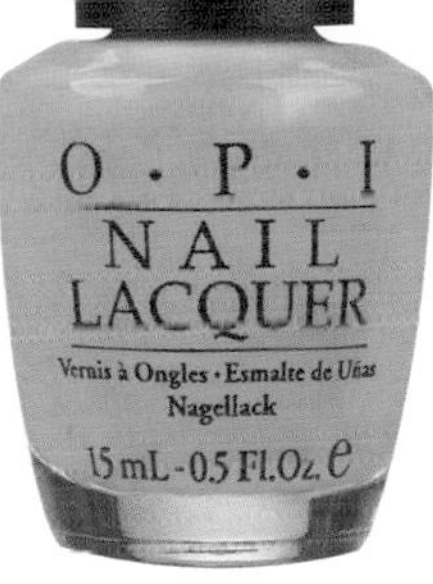

OPI Need Sunglasses

10

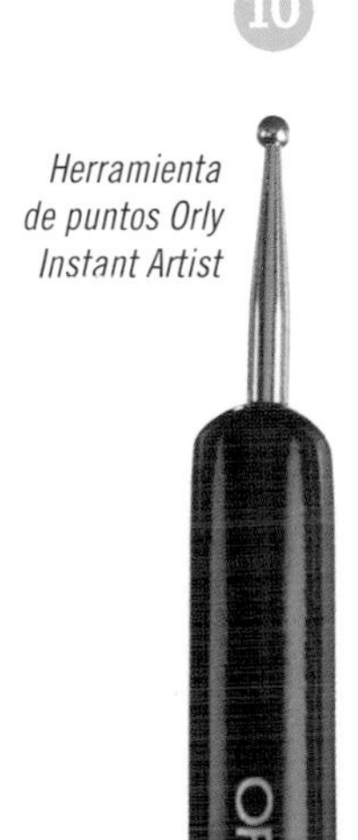

Herramienta de puntos Orly Instant Artist

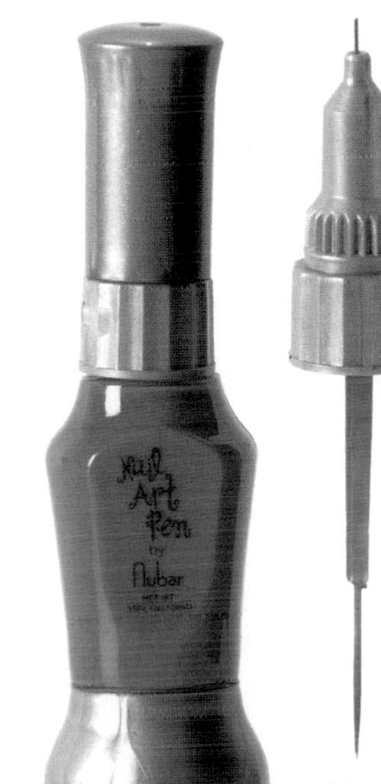

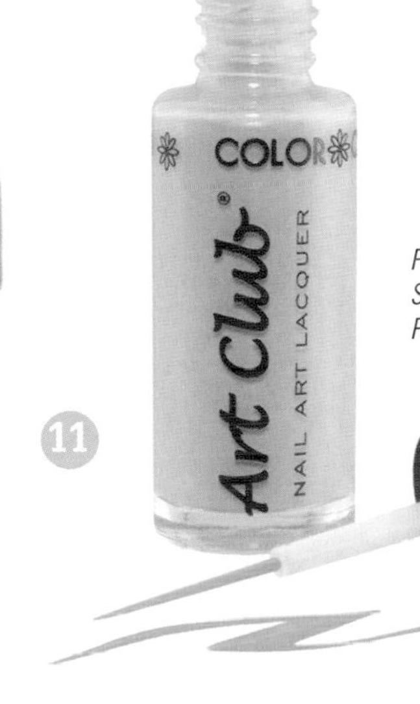
Lápiz de Nail Art de Nubar Hot Pumpkin

11

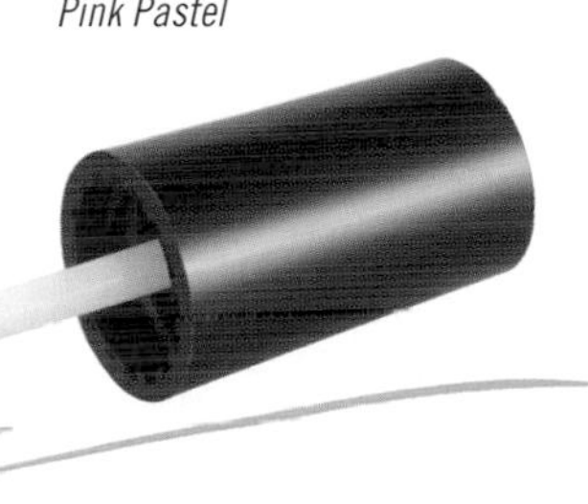

Pincel Art Club Striper en el tono Pink Pastel

12

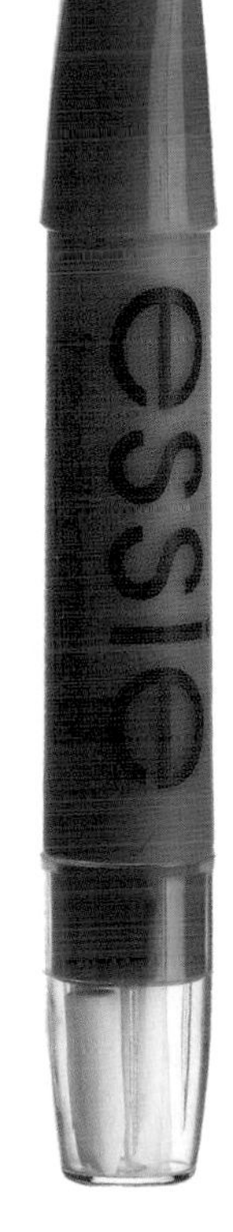

Lápiz corrector Essie

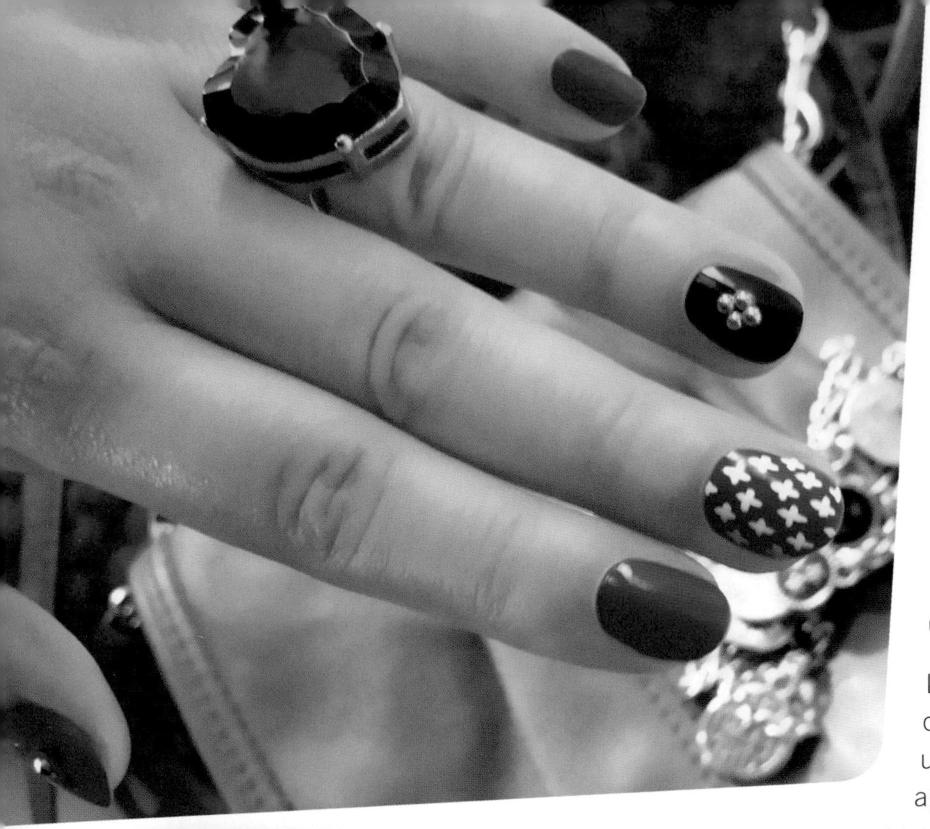

Uñas adhesivas

Introducidas como una respuesta económica a la moda de las uñas artificiales de los años ochenta, las uñas adhesivas (*stick-on*) ofrecen una solución rápida para un *nail art* instantáneo. Son ideales para uñas cortas, deformes o mordidas. Los estilistas de moda las eligen para trabajar en las pasarelas o en las sesiones de fotos. Para ahorrar tiempo en el plató, suelen prediseñar las uñas para la sesión en plástico y luego simplemente les dan la forma de las uñas de las modelos y se las adhieren.

Las uñas adhesivas al estilo francés son habituales, así como las puntas transparentes o rosadas para conseguir un aspecto natural. El *nail art* y el esmalte pueden aplicarse encima de estas puntas, y también han entrado en el mercado las uñas con *nail art* preaplicado en los años recientes como una solución para aquellos que no sean tan expertos. Con una gran variedad de formas, colores y diseños, el *nail art* puede ir bien con cualquier tipo de personalidad o temática y también funciona como el complemento ideal de la moda. Sólo se necesitan pegatinas adhesivas o pegamento de uñas para aplicarse.

Arriba a la izquierda. *Uñas adhesivas con diseños adornados por Susanne Paschke de Supa Nails.*

Derecha. *Uñas adhesivas con diseños 3D hechas por Nazila Love Glamour.*

Izquierda. *Uñas adhesivas pintadas a mano inspiradas por la cultura urbana, hechas por Susanne Paschke de Supa Nails.*

Abajo. *Uñas adhesivas de estilo tribal pintadas a mano por Susanne Paschke de Supa Nails.*

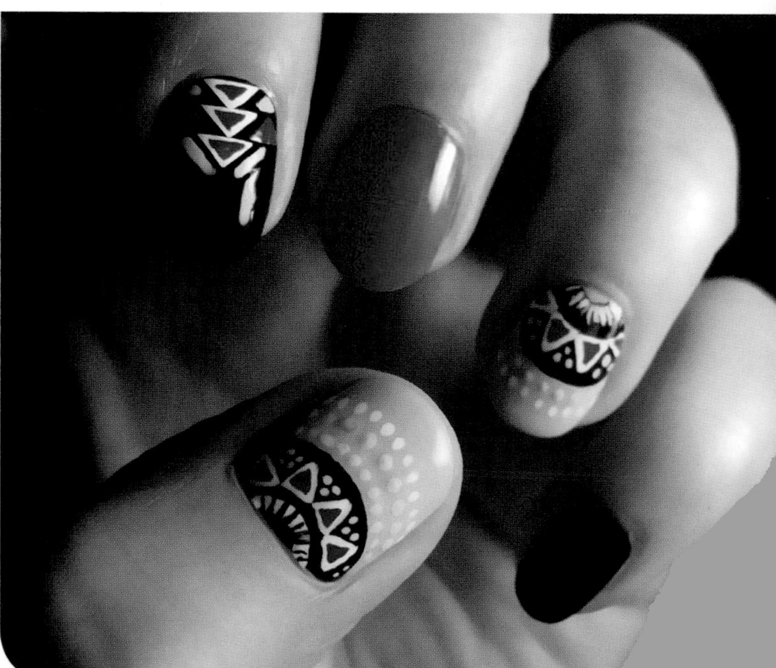

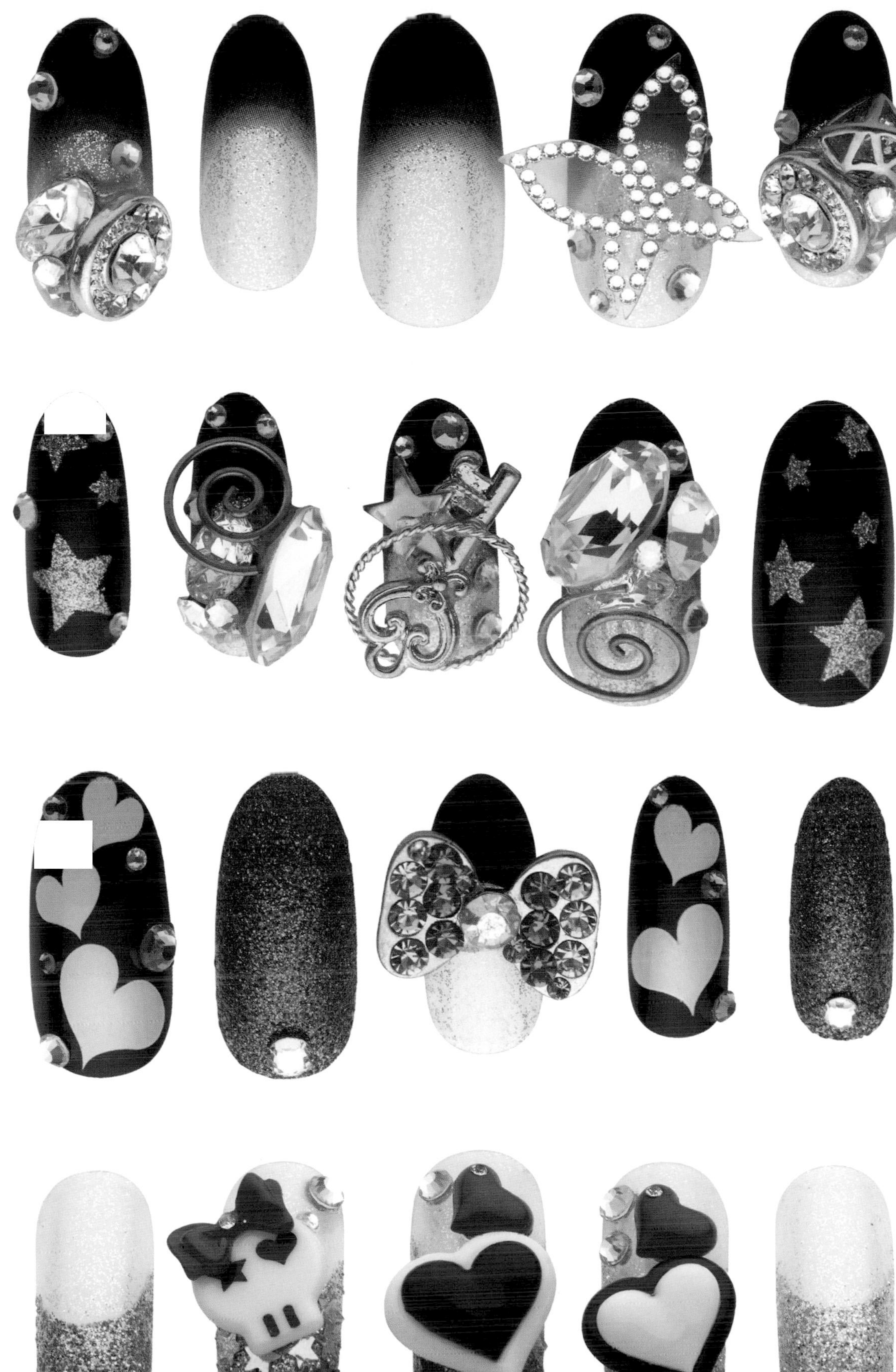

Cinco consejos para aplicar uñas adhesivas

1 No hay que aplicar una capa base, simplemente hay que pulir la uñas antes de la aplicación.

2 Debes usar pegamento de uñas en vez de pegatinas para que duren más.

3 Presiona la uña postiza firmemente encima de la uña natural y sujétala durante unos segundos para que quede bien sujeta.

4 Para quitarlas, levanta suavemente el final de la uña postiza y gírala de derecha a izquierda hasta que se suelte.

5 Evita aplicar aceite de cutículas alrededor de la uña, ya que eso podría debilitar el adhesivo.

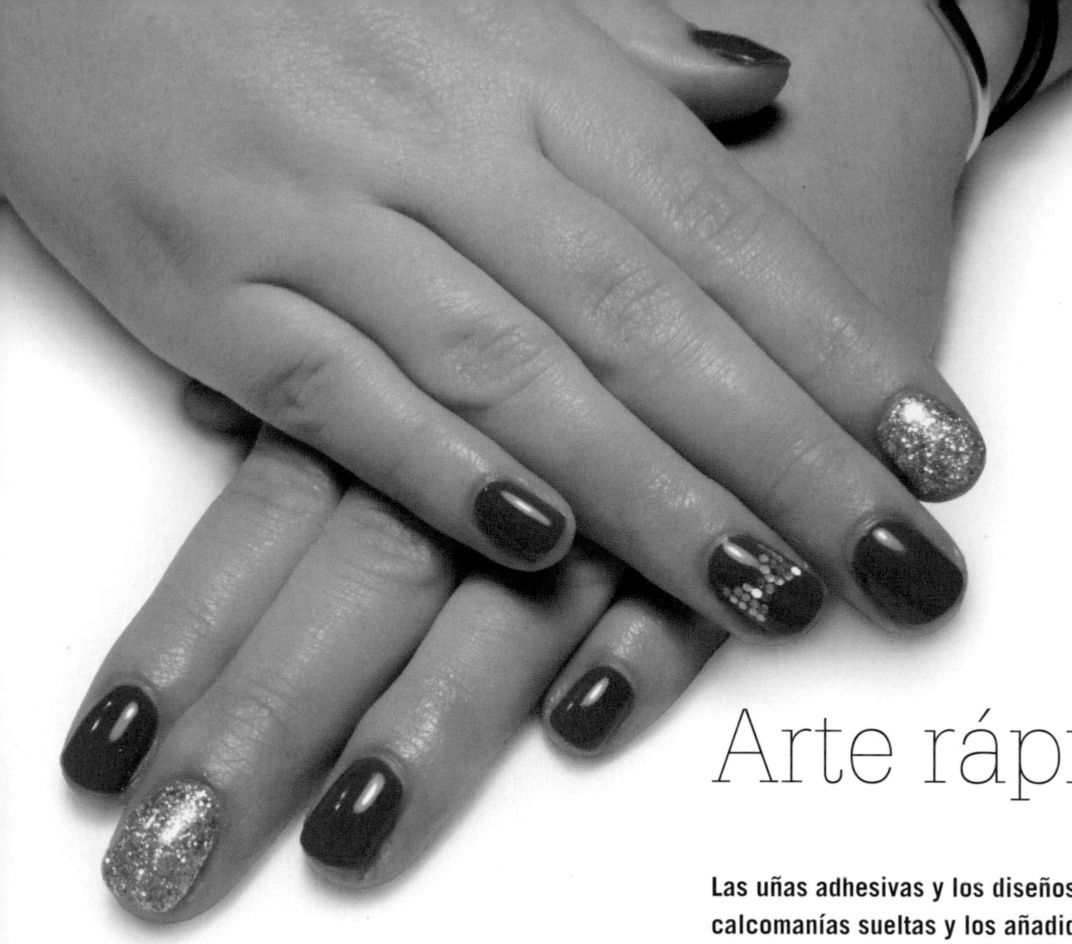

Consejo

Aplicar varias capas finas de esmalte de purpurina para crear más efecto.

Arte rápido

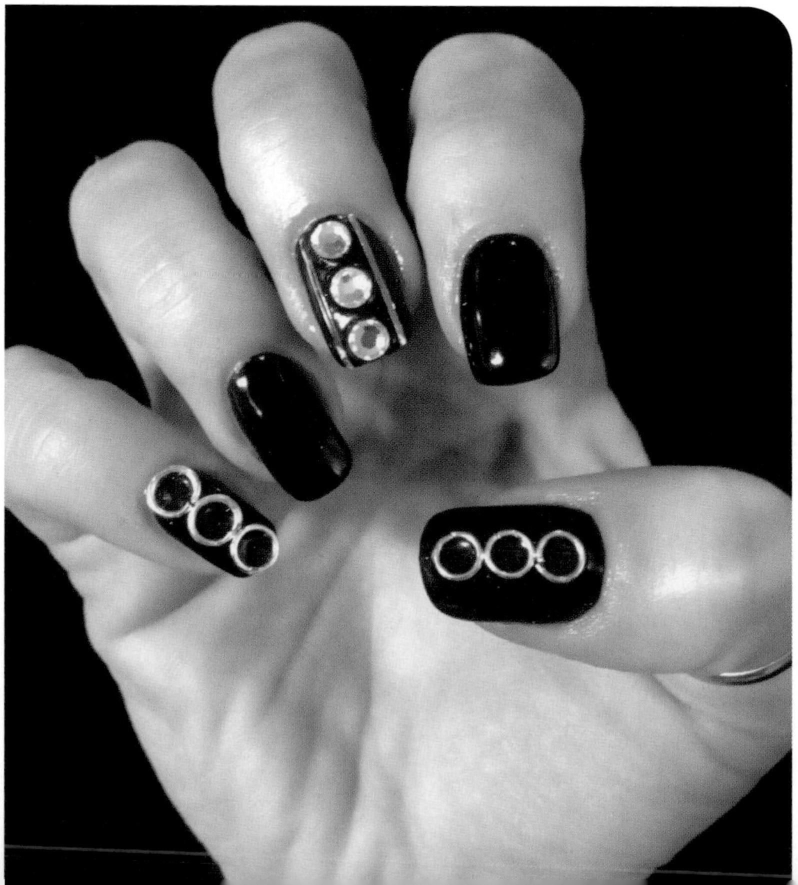

Las uñas adhesivas y los diseños prefabricados han allanado el camino a las calcomanías sueltas y los añadidos prefabricados para crear diseños de uñas personalizados con poco esfuerzo. La pedrería, las tachuelas y los pequeños motivos añaden profundidad al diseño de la uña y son fáciles de aplicar colocándolos sobre una capa húmeda de esmalte brillante y dejando que se seque o fijándolos con pegamento para uñas. Los técnicos de uñas cualificados pueden aumentar la longevidad de los elementos 3D en la uña fijándolos en gel de uñas o incrustándolos en una extensión de uña acrílica o de gel. Quienes no tengan una mano firme, ni habilidad para los diseños intrincados, pueden colocar plantillas de uñas o transferencias con palabras o dibujos sobre el color de la uña antes de sellarlas con un esmalte brillante.

Arriba. *Manicura rosa neón con purpurina plateada y un lacito de brillos en el tercer dedo, hecha por Leah Light.*

Abajo. *Uñas índigo con calcomanías de metales y diamantes y con unas líneas de decoración.*

Los productos que proporcionan efectos instantáneos en las uñas con el mínimo esfuerzo pueden dar la impresión de que se ha dedicado mucho tiempo al diseño. Las uñas pulidas o trabajadas en un solo tono pueden convertirse en estilos llamativos con esmaltes con purpurina y efecto craquelado y esmaltes metálicos, mientras que los esmaltes mates dan un aspecto chic.

Los productos magnéticos para uñas crean un efecto inusual e intrigante. Los profesionales usan esmaltes de gel para dar una apariencia magnética más duradera, pero para conseguir un estilo que sea fácil de lograr sin la ayuda de un técnico, emplea un esmalte de uñas que contenga partículas metáticas magnéticas muy finas. Mientras el esmalte está húmedo, pasa el imán sobre la uña. Esto atrae las partículas de metal hacia la forma del imán y logra un efecto inusual pero sutil.

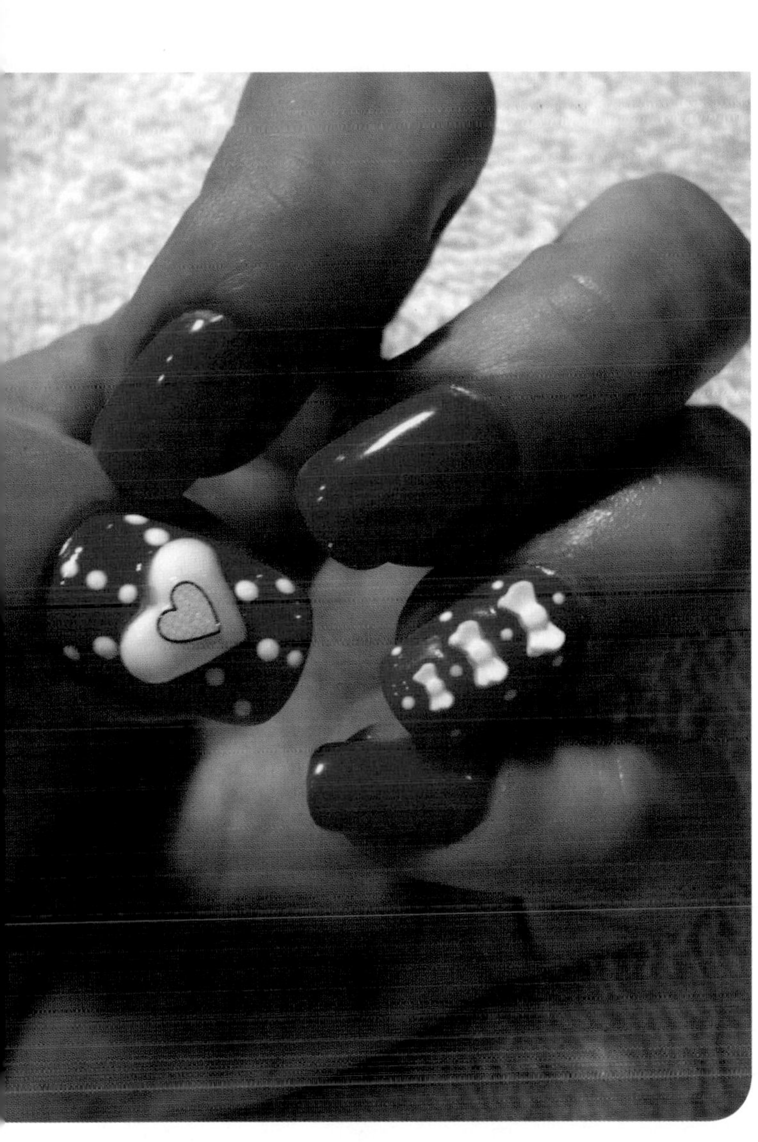

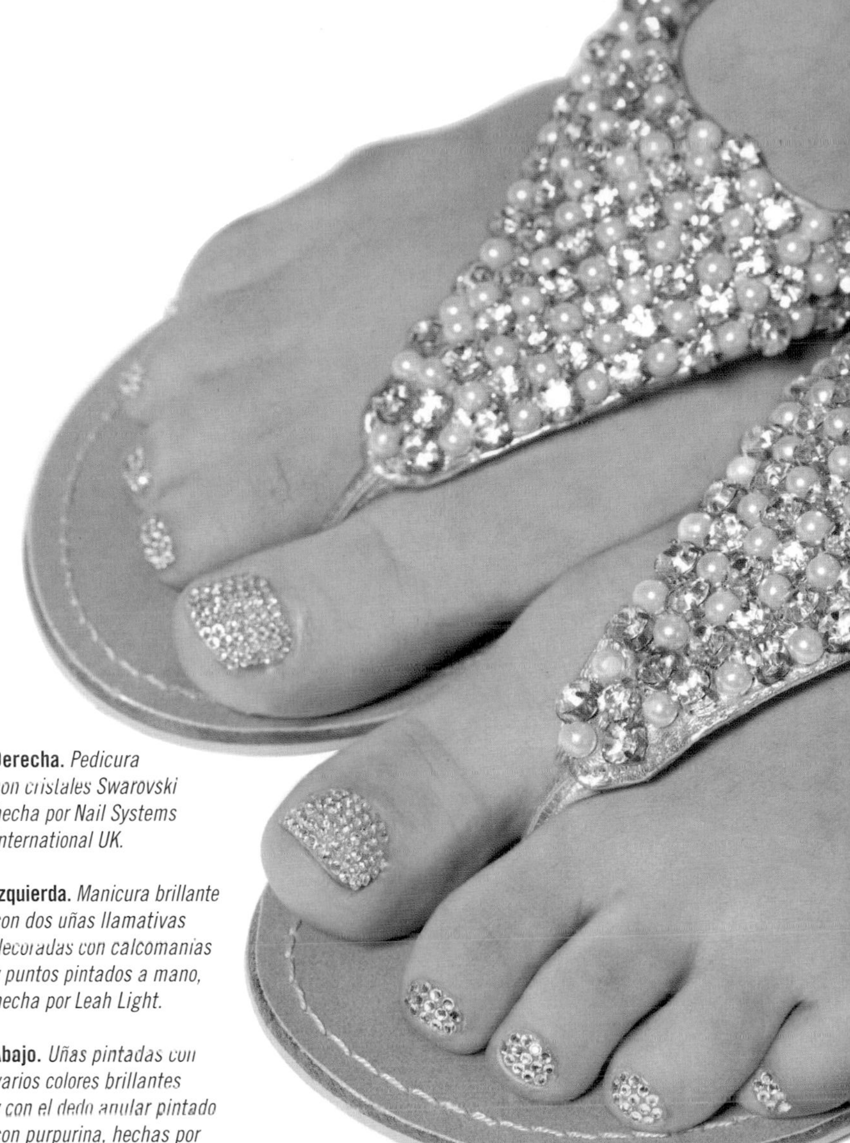

Derecha. *Pedicura con cristales Swarovski hecha por Nail Systems International UK.*

Izquierda. *Manicura brillante con dos uñas llamativas decoradas con calcomanías y puntos pintados a mano, hecha por Leah Light.*

Abajo. *Uñas pintadas con varios colores brillantes y con el dedo anular pintado con purpurina, hechas por Leah Light.*

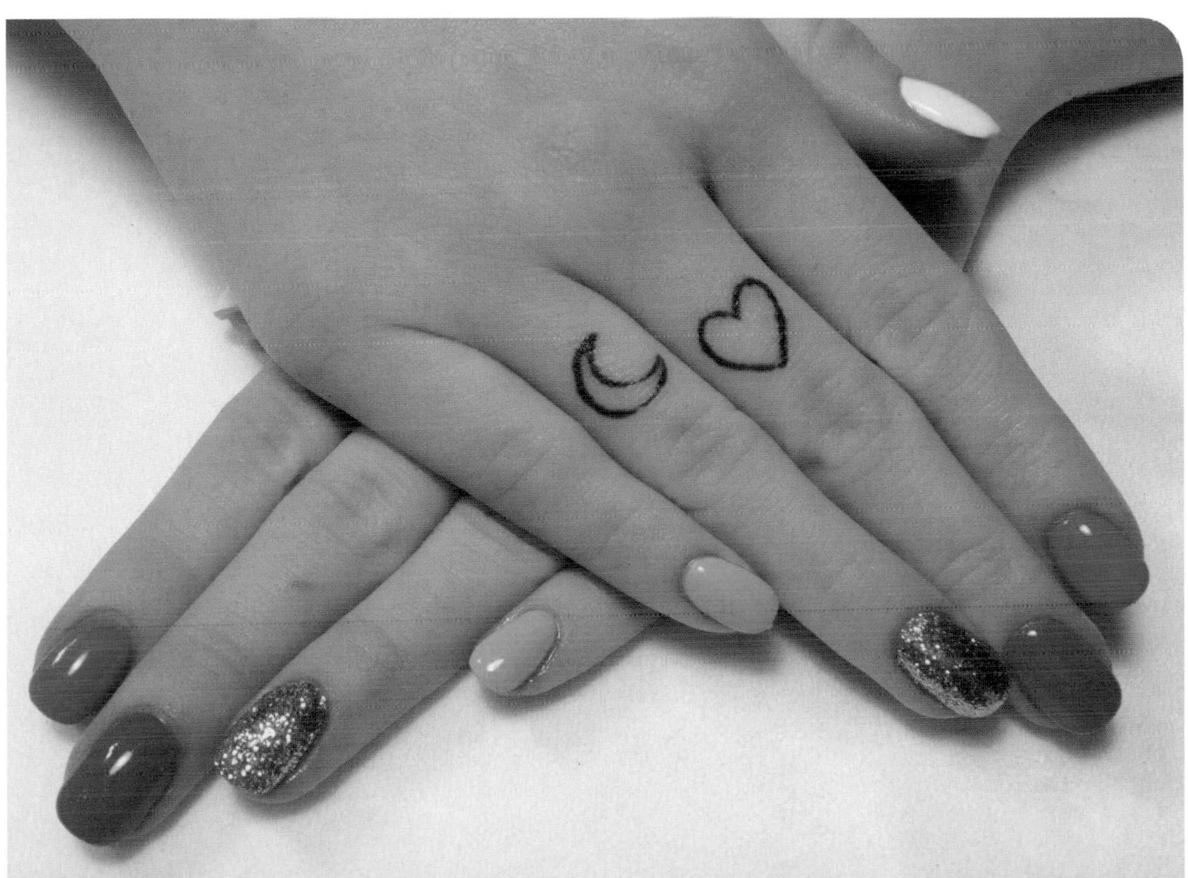

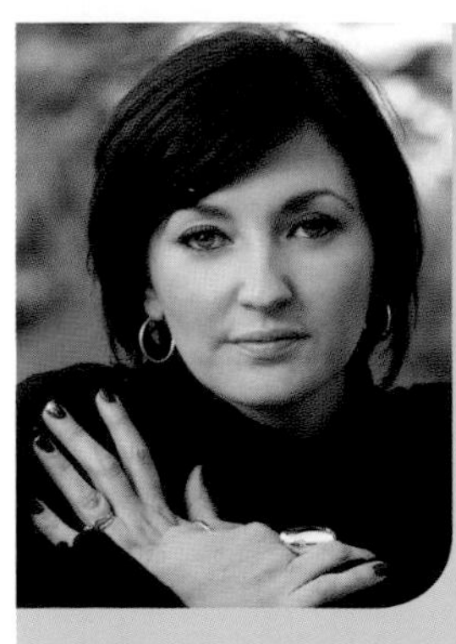

PERFIL DEL PROFESIONAL
Leah Light, Nueva Zelanda

Leah ha estado trabajando en la industria de las uñas desde 1995 y es reconocida internacionalmente como una manicurista de las estrellas y una educadora de uñas altamente cualificada. Su trabajo ha sido descubierto por el columnista del mundo rosa de las *celebrities* de Estados Unidos, Perez Hilton, y Leah contribuye a su página web mundialmente conocida, donde ofrece información sobre las últimas tendencias a nivel mundial, así como consejos y trucos sobre *nail art*.

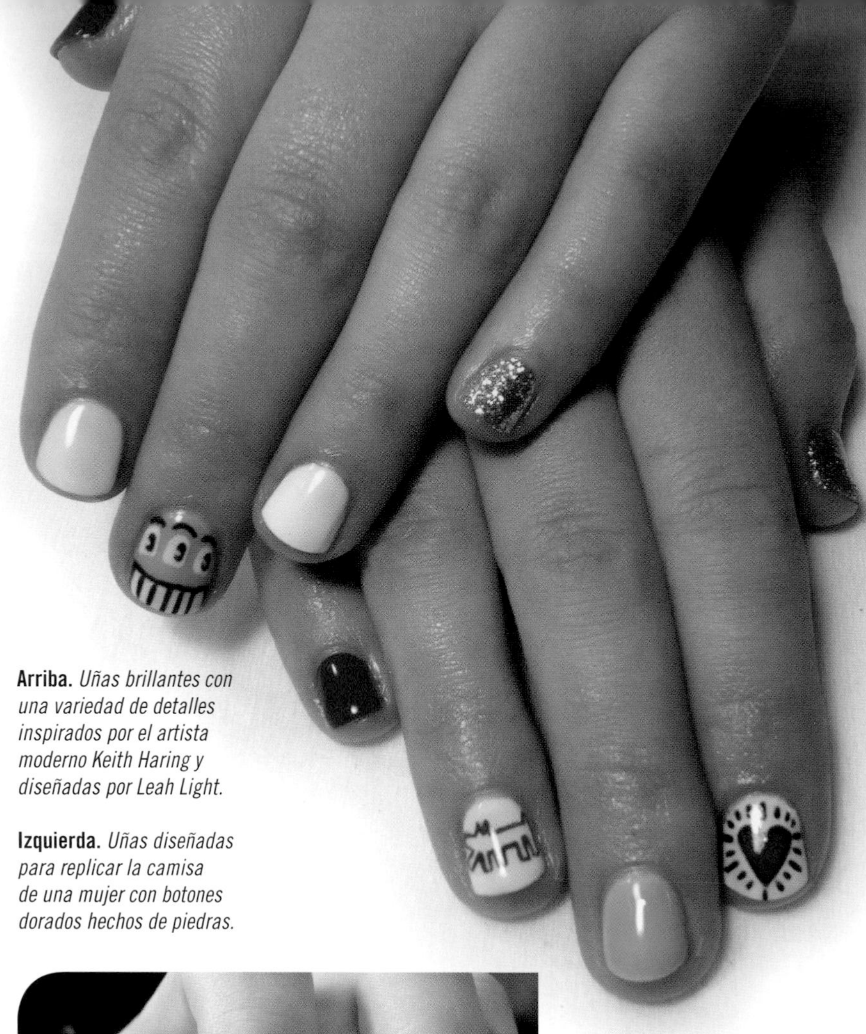

Arriba. *Uñas brillantes con una variedad de detalles inspirados por el artista moderno Keith Haring y diseñadas por Leah Light.*

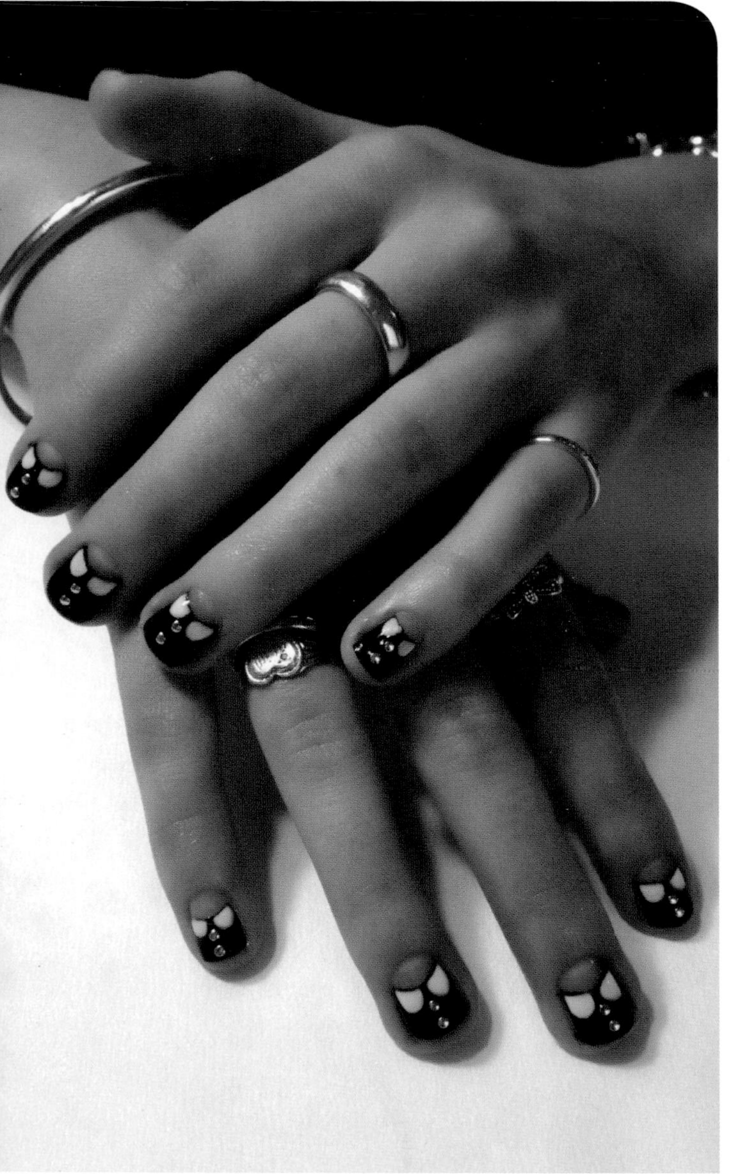

Izquierda. *Uñas diseñadas para replicar la camisa de una mujer con botones dorados hechos de piedras.*

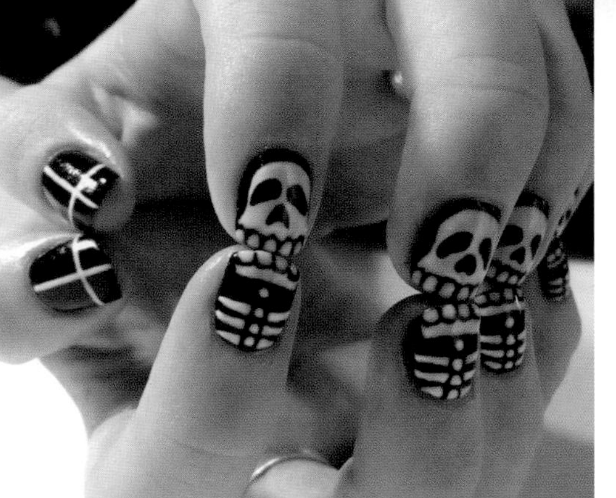

Izquierda. *Calaveras pintadas en blanco sobre un esmalte negro.*

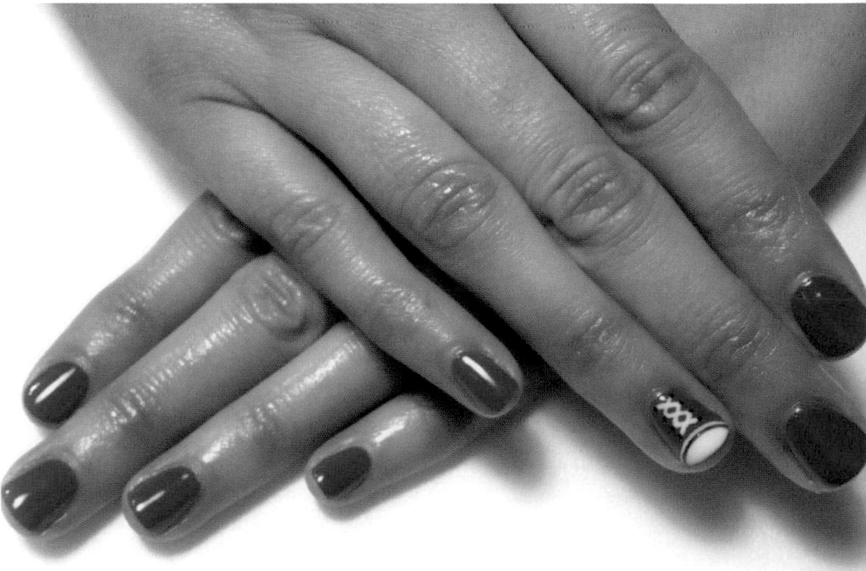

Abajo. *Uñas rosas neón con un diseño llamativo de un zapato pintado a mano en el dedo anular.*

PROYECTO: LAS UÑAS LLAMATIVAS de Leah Light

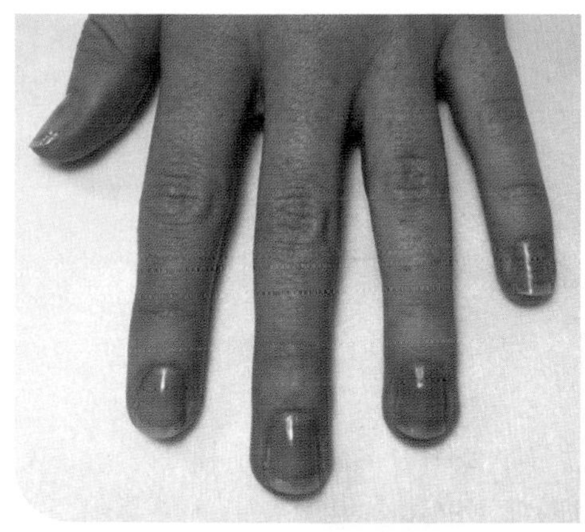

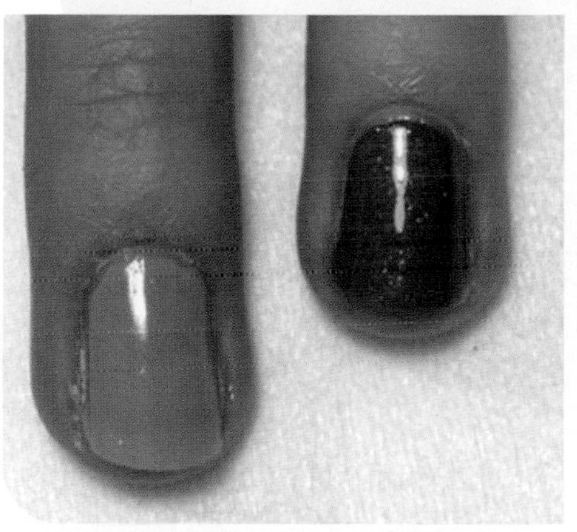

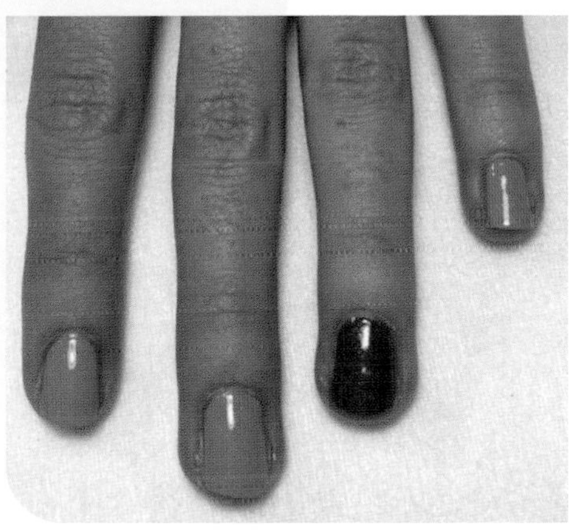

1 Después de la preparación, aplica una capa base a las uñas.

2 Pinta la uña del dedo anular con una capa fina del esmalte elegido y pinta las otras con un tono complementario o de contraste.

3 Aplica una segunda capa de cada color para dar una cobertura completa y uniforme. Cuando se sequen, aplica una capa de esmalte brillante y cubre el borde libre.

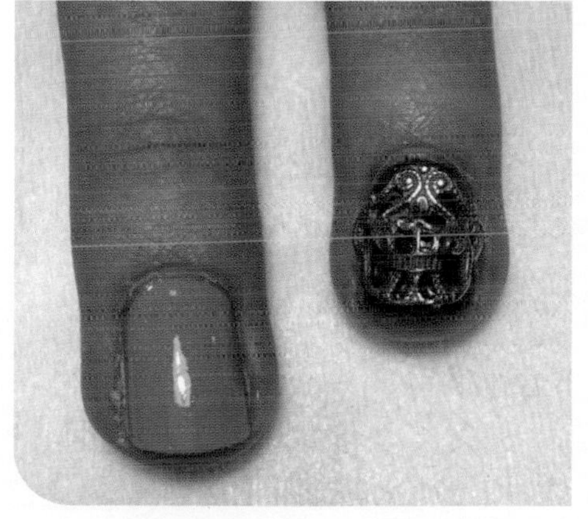

4 ñade otra capa de esmalte brillante al dedo anular y, cuando aún esté mojado, coloca alguna decoración en la uña. Sujétala hasta que el esmalte se seque.

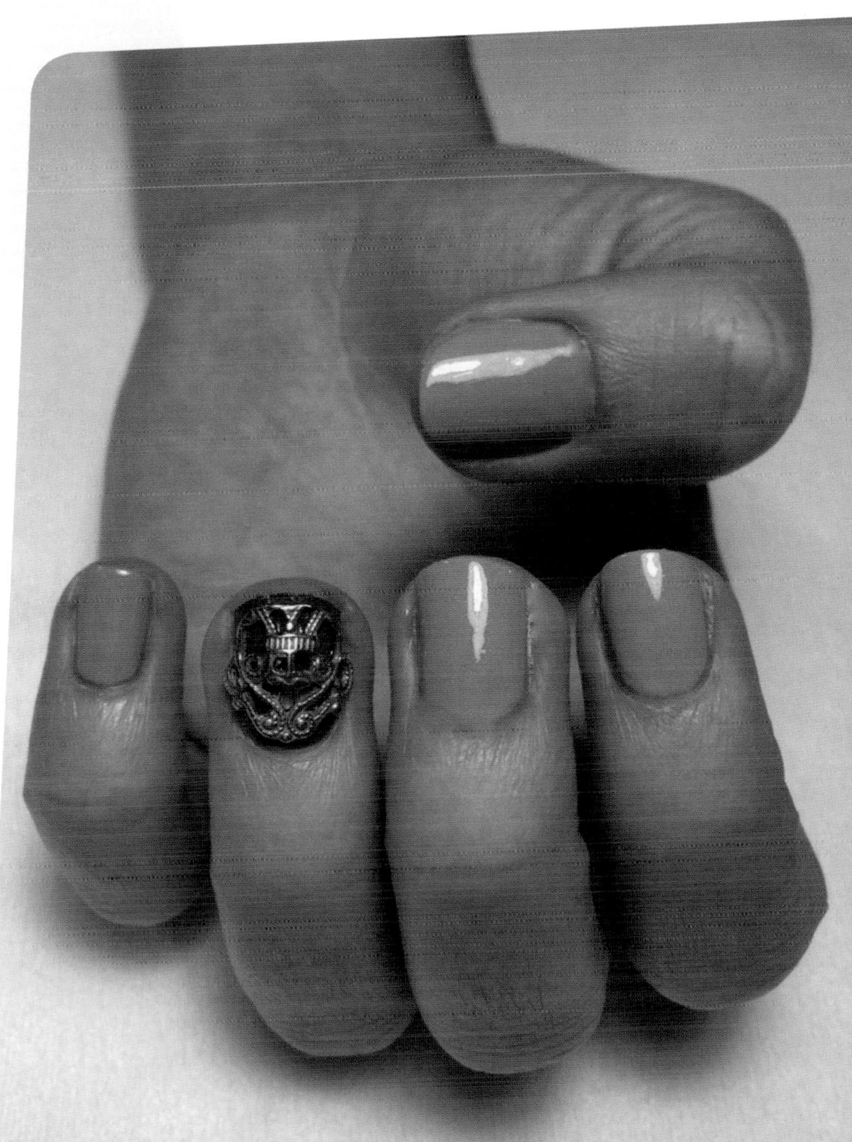

Look final: uñas turquesas con una uña de contraste decorada con una pieza dorada en el dedo anular.

Sugerencias de colores y productos

Esmalte Cult Nails en el tono Manipulative.
Esmalte Cult Nails en el tono Let Me Fly en el dedo anular.
Decoración Nail Veil de Chronicle Stones.

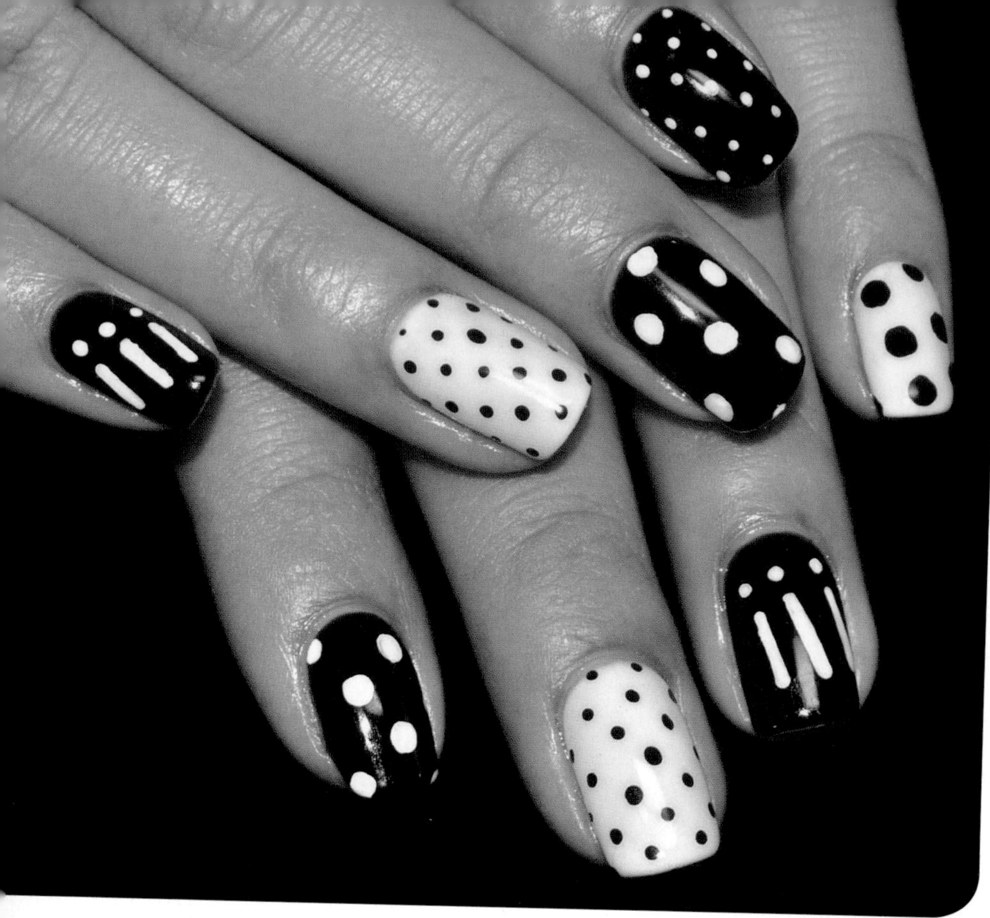

Puntos contra rayas

Los diseños de puntos son fáciles de conseguir con la herramienta de uñas adecuada, y su versatilidad los convierte en una opción popular entre los profesionales. Ya sean colocados al azar o siguiendo un patrón estructurado, grandes o pequeños, de un color o de varios, unos pocos puntos pueden transformar al instante una manicura sencilla.

Las formas circulares precisas son difíciles de conseguir con un cepillo de uñas estándar debido a su anchura y la escasez de pelos, pero una herramienta para uñas puede dar la apariencia de que se ha utilizado una plantilla. Con limpiar la herramienta con una toallita y quitaesmalte, puedes cambiar fácilmente los esmaltes para crear un efecto multicolor. Si quieres conseguir un efecto más distinguido, utiliza tiras o el pincel para esmalte para crear puntos de distintos tamaños y formas.

Arriba. *Uñas monocromáticas con puntos y líneas variados, hechas por Megumi Mizuno.*

Abajo. *Uñas de color rosa y morado con contornos negros y detalles elaborados con unas tiras, por Leah Light.*

Las rayas requieren una mano firme y un entorno de trabajo tranquilo, pero una vez que domines la técnica podrás crear una amplia gama de diseños. Las rayas o los pinceles de *nail art* mojados en esmalte y deslizados por una uña pintada proporcionan un *look* muy eficaz. Puedes empezar a crear un diseño de uñas más avanzado utilizando distintos grosores y colores. Experimentar con la dirección de las rayas te dará un aspecto aún más llamativo.

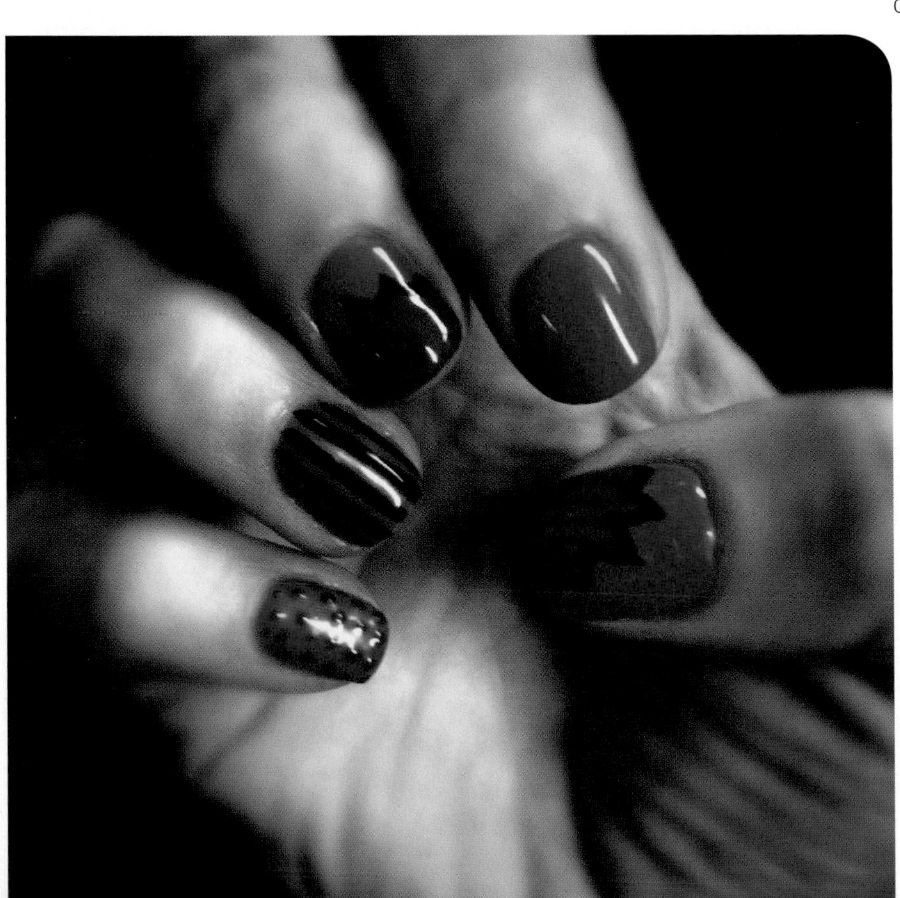

Puedes utilizar herramientas para trazar rayas, delinear formas y secciones de la uña, y también como guía para aplicar diferentes tonos. Combina puntos con rayas y varía los estilos y tonos en las uñas para conseguir un *look* a medida.

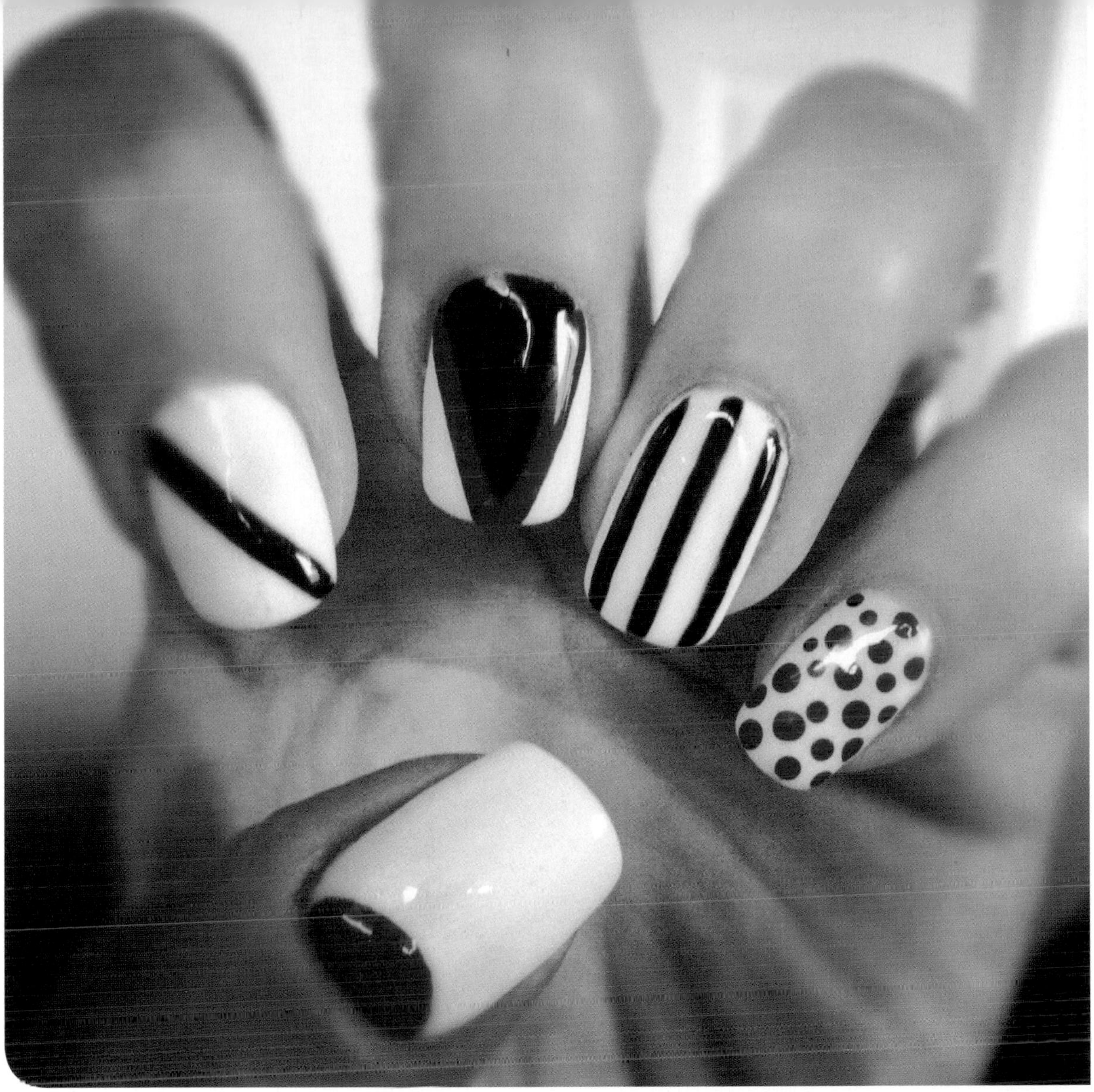

Derecha. *Uñas con variedad de rayas y puntos y con el estilo media, hechas por Leah Light.*

Abajo. *Uñas de color morado oscuro con detalles de puntos y rayas, hechas por Leah Light.*

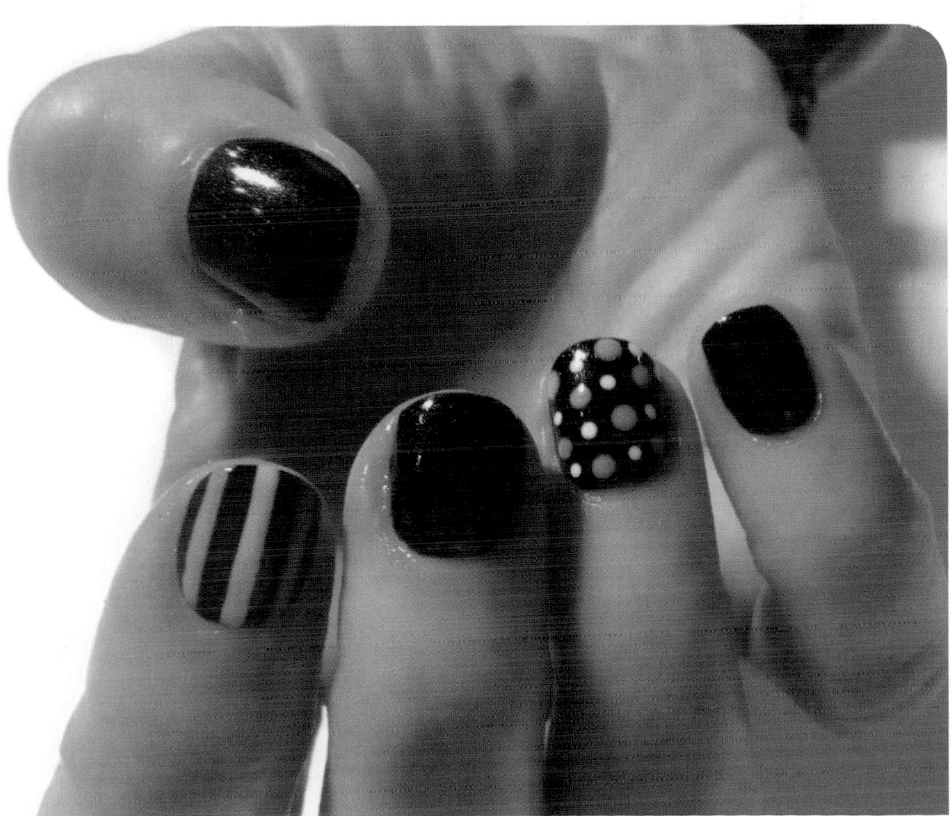

Consejo

Asegúrate de que los puntos y las rayas estén completamente secos antes de añadir una capa de brillo o el color puede correrse.

Combinaciones de colores

La gran variedad de combinaciones de colores es tan basta como tu imaginario creativo puede desear, con todos los tonos del espectro de colores disponibles en formato esmalte. Podemos elegir un *nail art* de colores chocantes, colores apagados o monocromos según nuestra personalidad, estado anímico, conjunto u ocasión. La «manicura *ombré* (degradada)» es un acabado de uñas sutil y popular en el que cada uña se pinta en un tono diferente del mismo color, oscuro en el pulgar y más claro hacia el meñique.

La experimentación con el color permite conseguir un *nail art* plano, potente y llamativo, y es adecuado para quienes tienen dificultades con los diseños artísticos. Las uñas multicolor son perfectas para las aventureras o para las que les cuesta decidirse por un tono, y los tonos de contraste pueden variar en cada temporada y con cada manicura.

Arriba. *Combinación de neón y color* nude *con una lámina para uñas metalizada de Minx, hechas por Leah Light.*

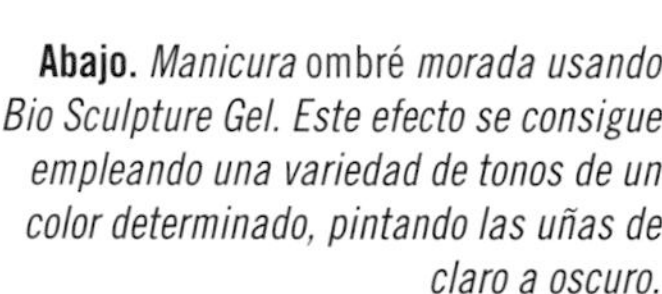

Abajo. *Manicura* ombré *morada usando Bio Sculpture Gel. Este efecto se consigue empleando una variedad de tonos de un color determinado, pintando las uñas de claro a oscuro.*

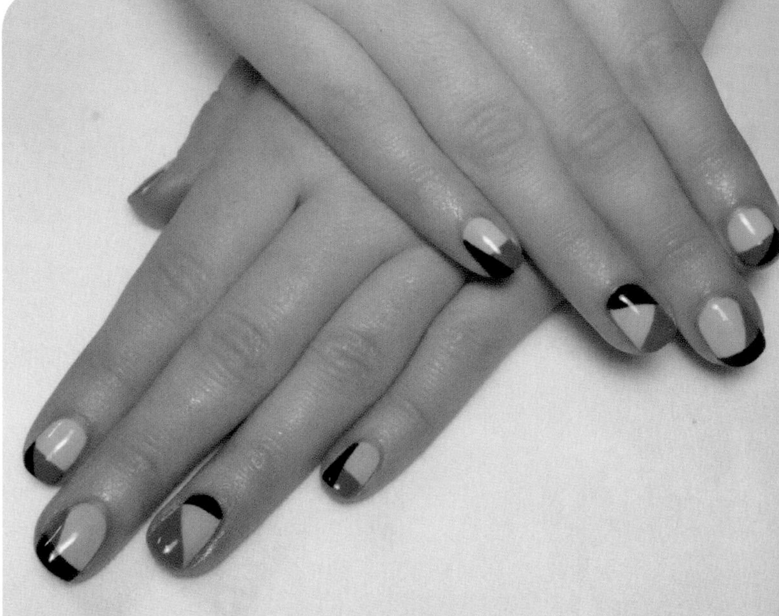

Derecha. *En este estilo geométrico, hecho por Leah Light, se han usado tres tonos de contraste.*

Abajo. *Deslumbrante combinación de colores con formas magenta y detalles cromados, hechas por Leah Light.*

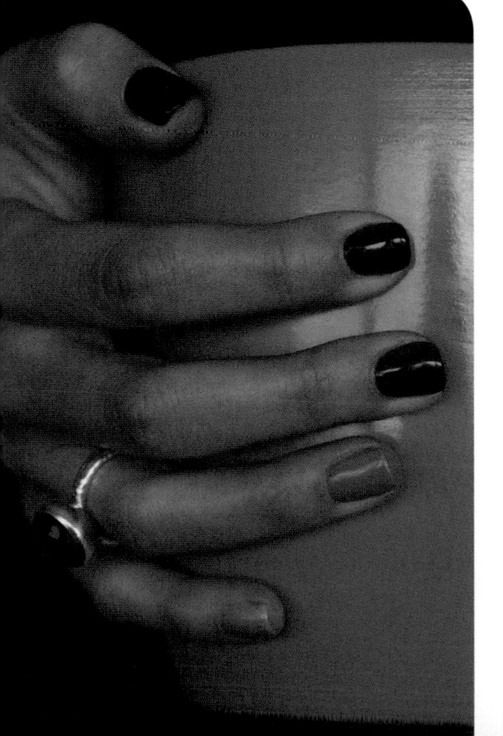

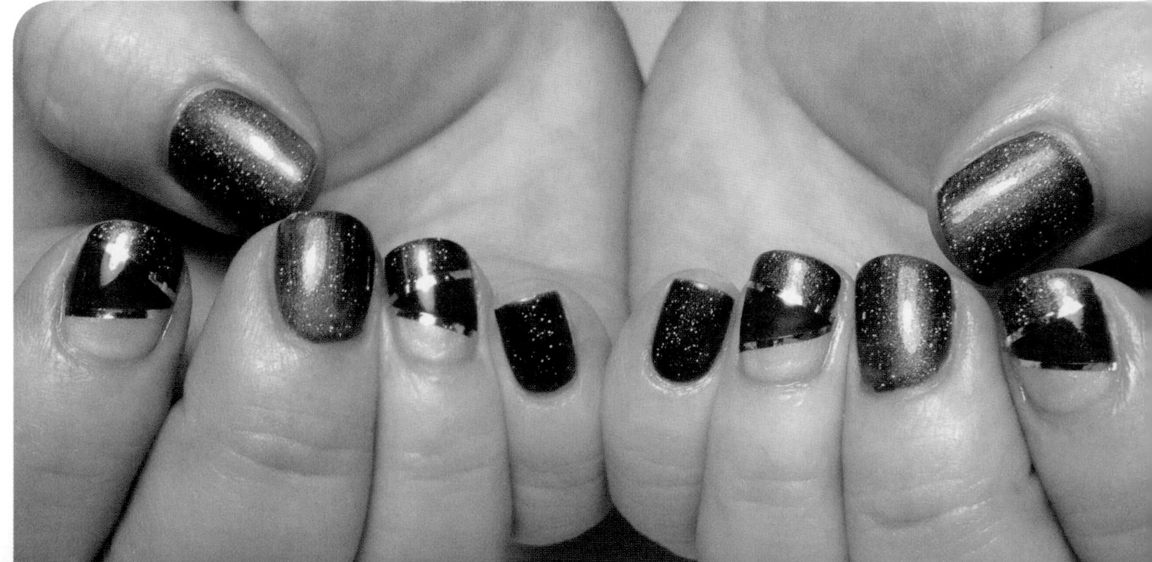

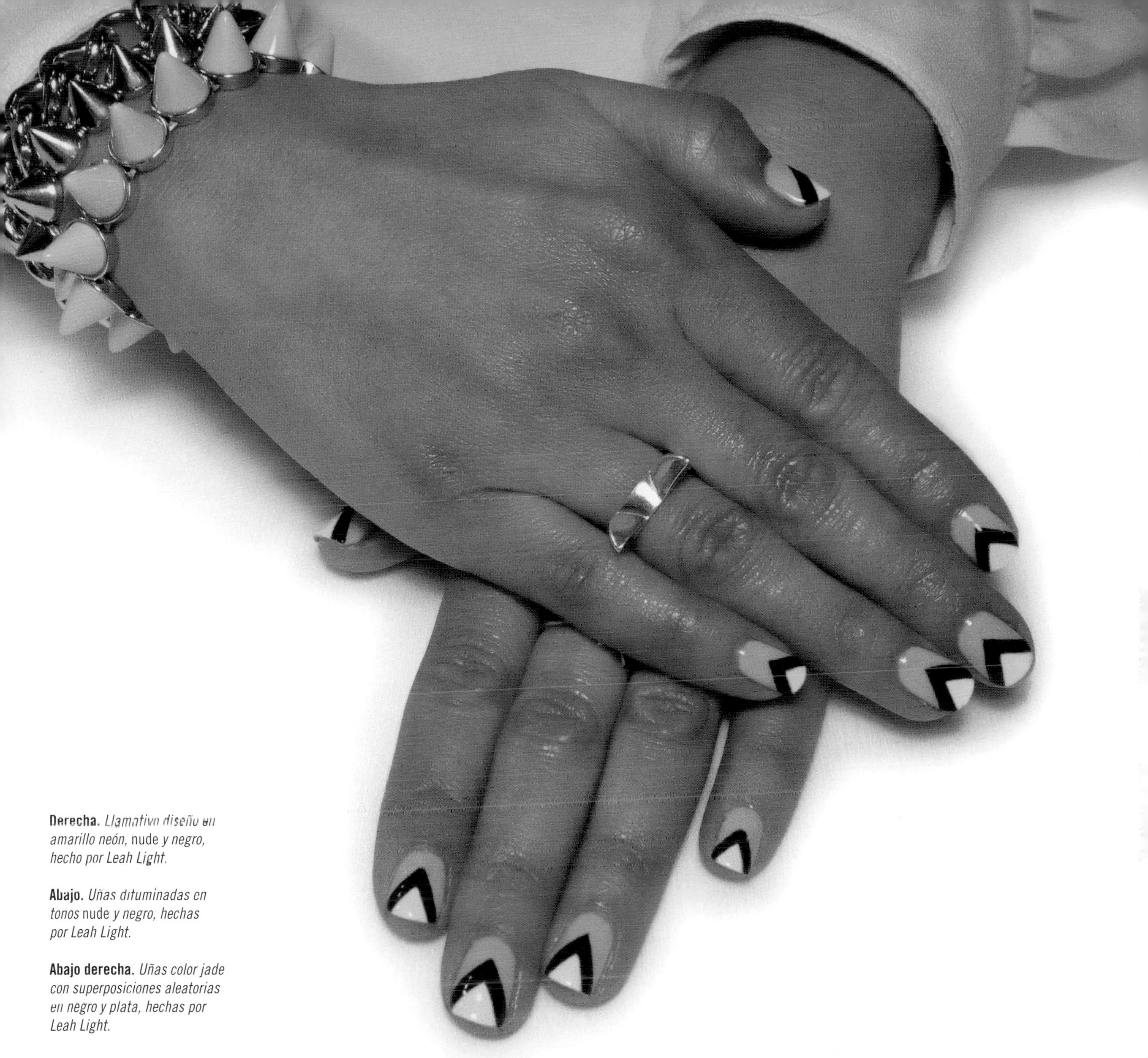

Derecha. *Llamativo diseño en amarillo neón,* nude *y negro, hecho por Leah Light.*

Abajo. *Uñas dituminadas en tonos* nude *y negro, hechas por Leah Light.*

Abajo derecha. *Uñas color jade con superposiciones aleatorias en negro y plata, hechas por Leah Light.*

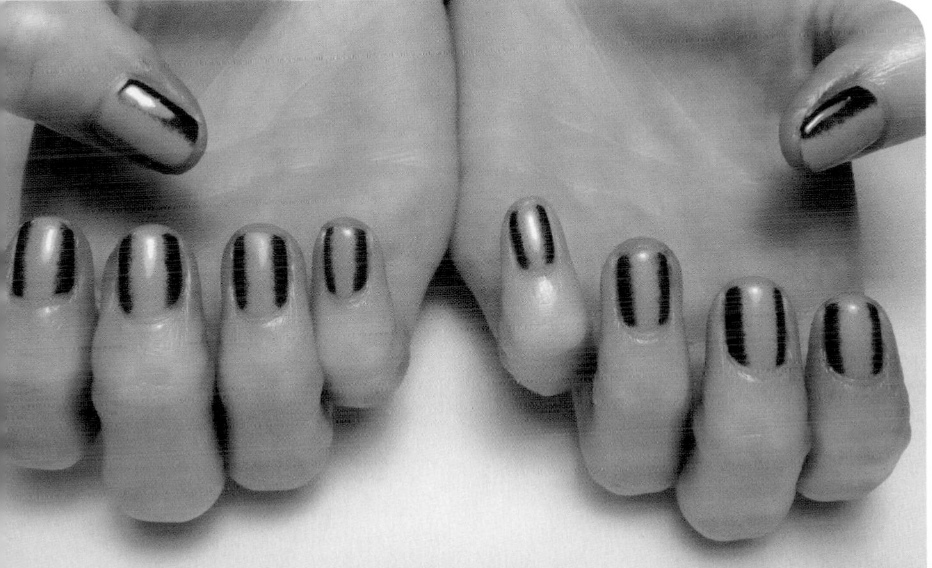

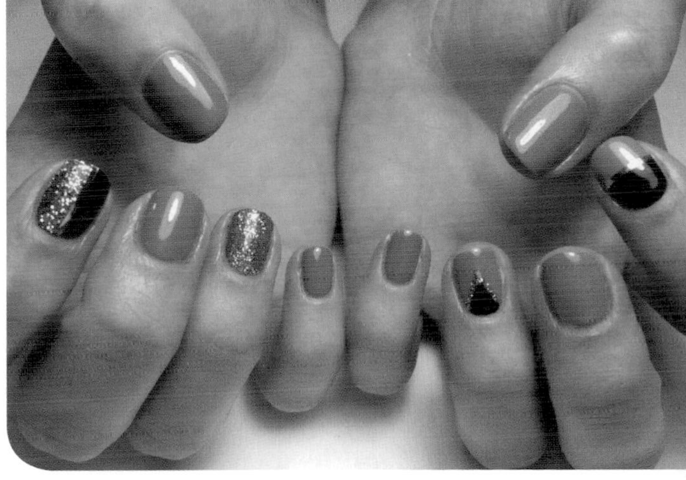

PROYECTO: UÑAS MULTICOLOR de Carly Eva

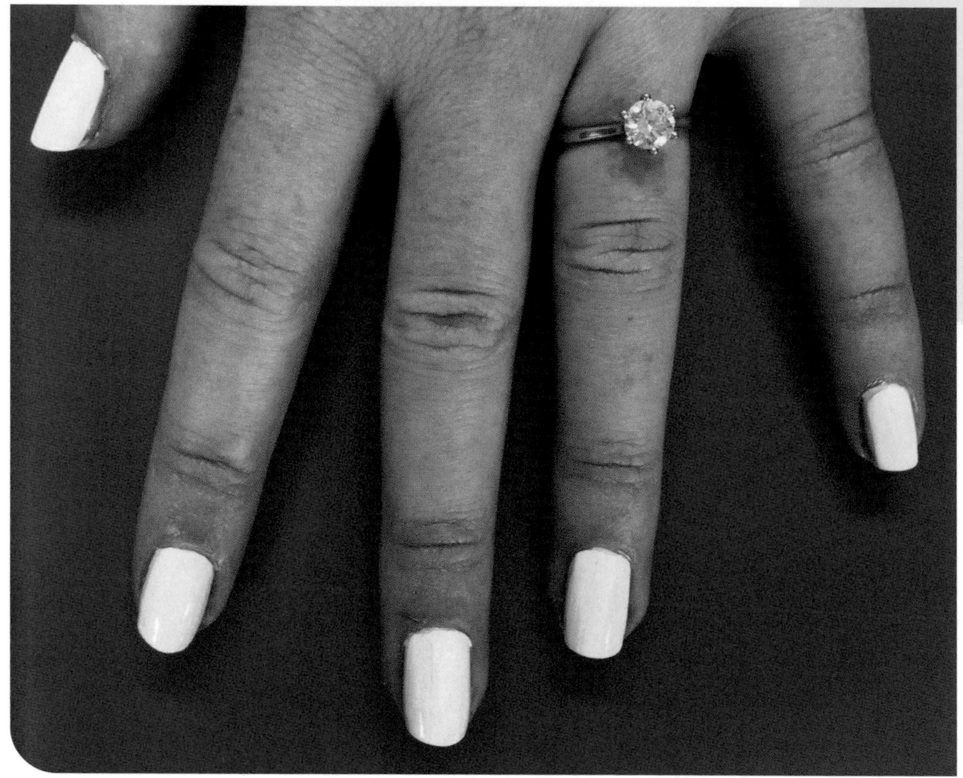

La profesional de las uñas Carly Eva usa los esmaltes OPI para dar un diseño rápido y divertido empleando una esponja para dar un acabado de esmalte moteado.

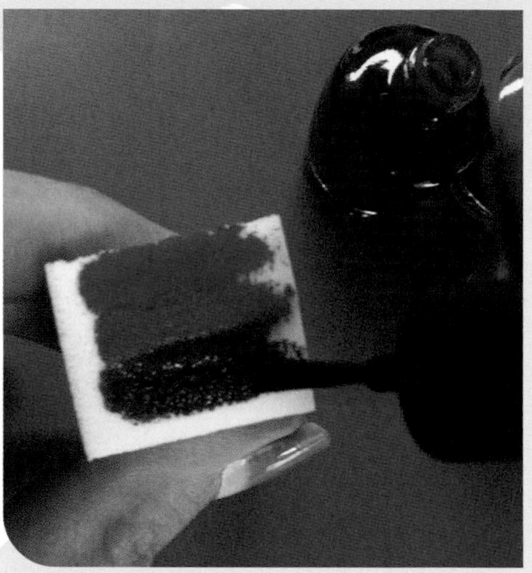

1 Primero, aplica una base de color con capas finas en las uñas.

2 Aplica tres colores distintos en una esponja.

Consejo

Utiliza el blanco como el tono base para hacer que los colores neones se vean más vibrantes.

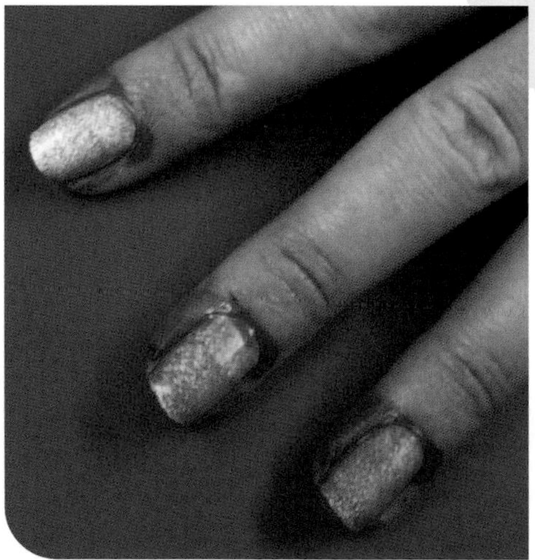

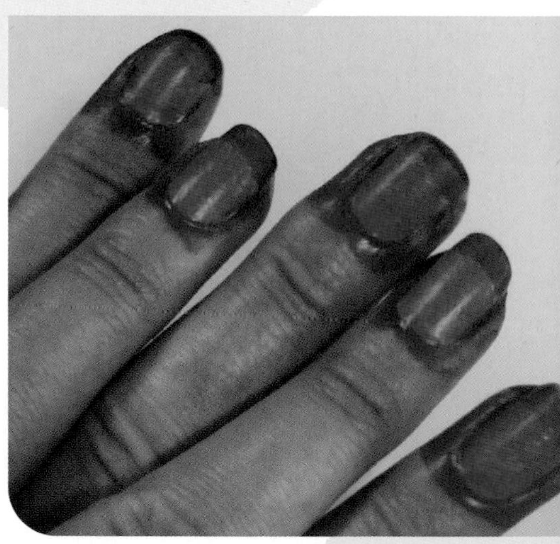

3 Presiona la esponja contra la uña y muévela de izquierda a derecha para conseguir una cobertura total.

4 Reaplica esmalte a la esponja y repite el proceso para un acabado más intenso.

Llamativas uñas de neón multitono creadas con un efecto esponja sobre una base blanca.

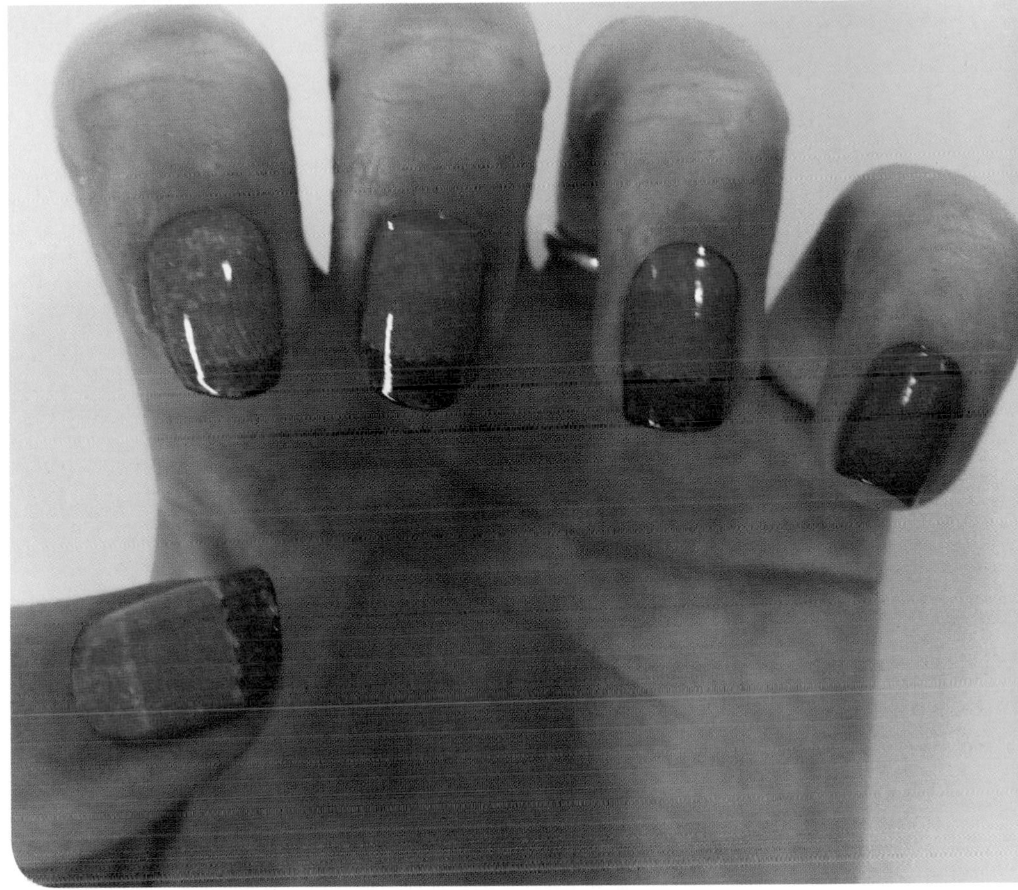

Sugerencia de colores

Base blanca de OPI Nail Lacquer
Tono Formidably Oragne de OPI Nail Lacquer
Tono Riotously Pink de OPI Nail Lacquer
Tono Seriously Purple de OPI Nail Lacquer

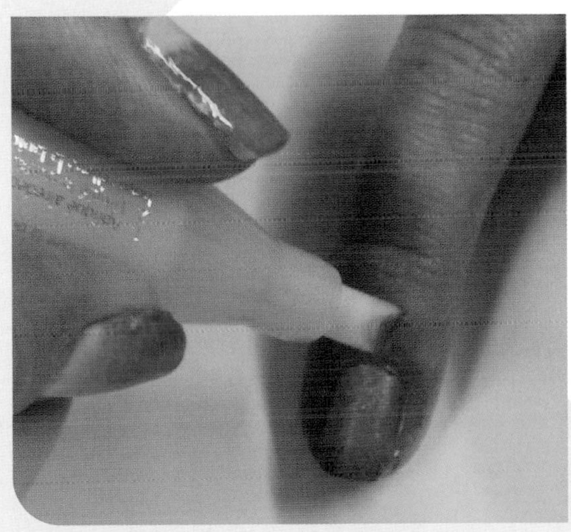

5 Quita el exceso de esmalte con un lápiz corrector.

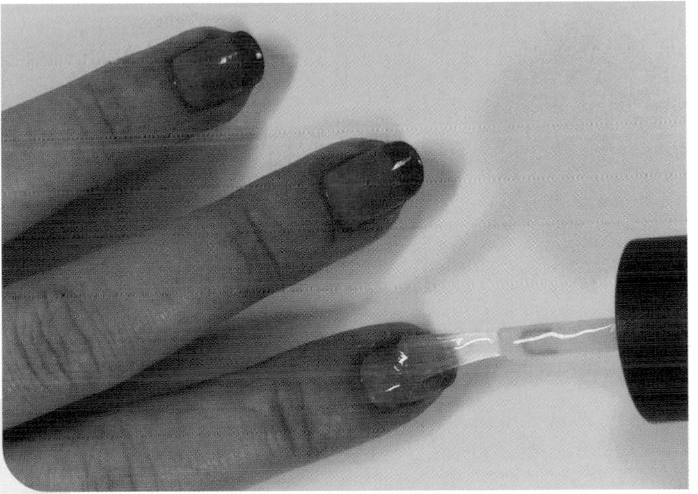

6 Aplica una capa brillante para sellar el diseño.

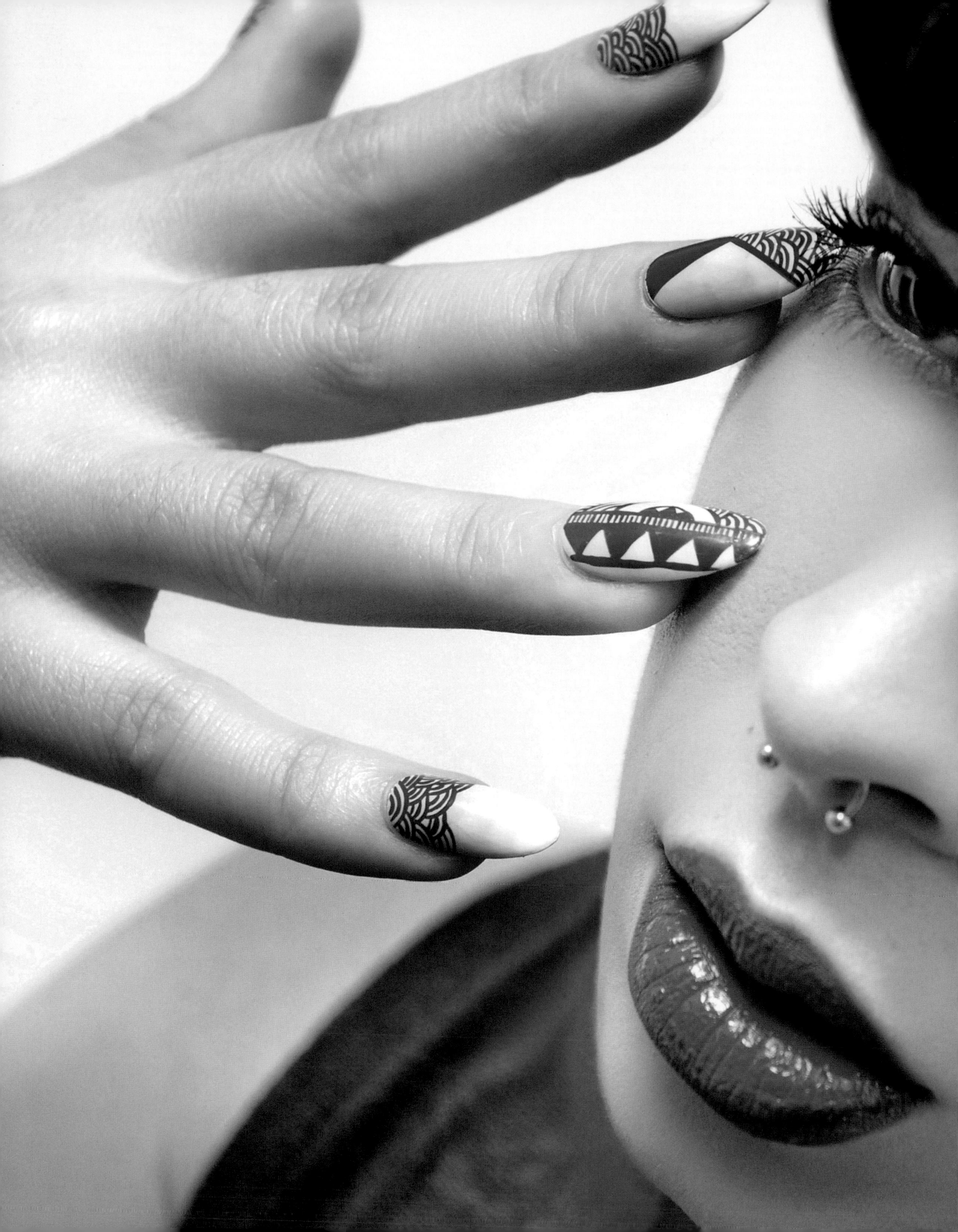

CAPÍTULO TRES:

NAIL ART URBANO

La excentricidad urbana y la afición por traspasar los límites han dado lugar a una explosión de *looks* inspirados en el *Pop Art* y uñas llamativas y divertidas. Los diseños pintados a mano van un paso más allá, ya que la complejidad y el color priman para hacer que las uñas destaquen de verdad.

Aunque en un principio este estilo era popular entre los colectivos de moda de culto, los artistas de uñas profesionales han hecho que los diseños extravagantes sean más aceptables para los medios de comunicación generalistas, introduciendo diseños estrafalarios y coloridos en las revistas de consumo, donde las uñas acaparan todo el protagonismo.

Todo vale en el arte urbano: las uñas se decoran según el estado de ánimo o el atuendo, y a menudo destacan los colores neón con calcomanías o ilustraciones y eslóganes. Este estilo puede permitirse ser un poco tosco; no todas las uñas tienen que ir a juego y la belleza está en saber que los diseños se dibujan a mano con un pincel fino.

Izquierda. *Vanguardista diseño azul y blanco pintado a mano sobre uñas almendradas extendidas, hecho por Ami Vega.*

Kit de herramientas *Nail art* urbano

1

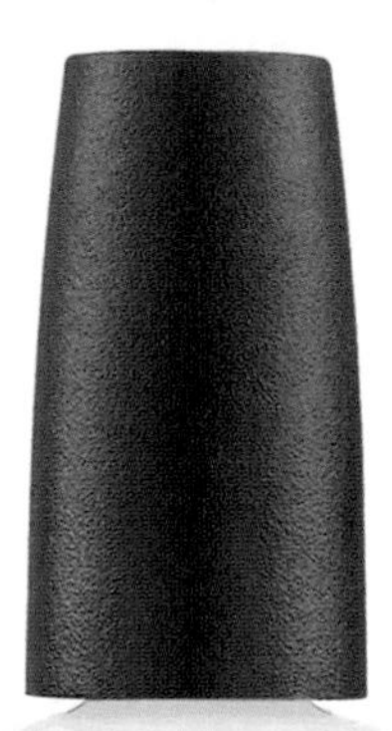

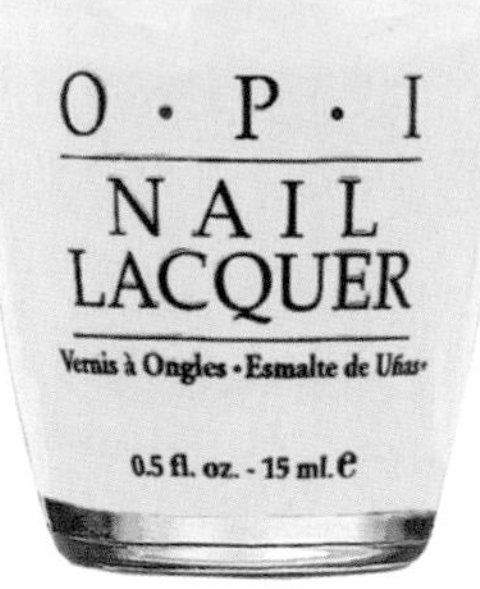

OPI Alpine Snow

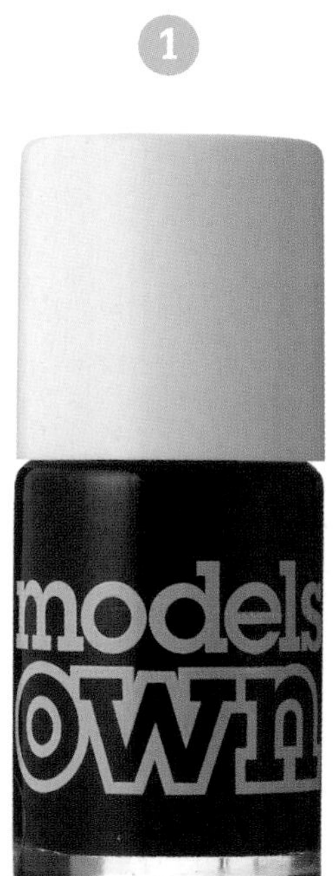

Models Own Black Magic

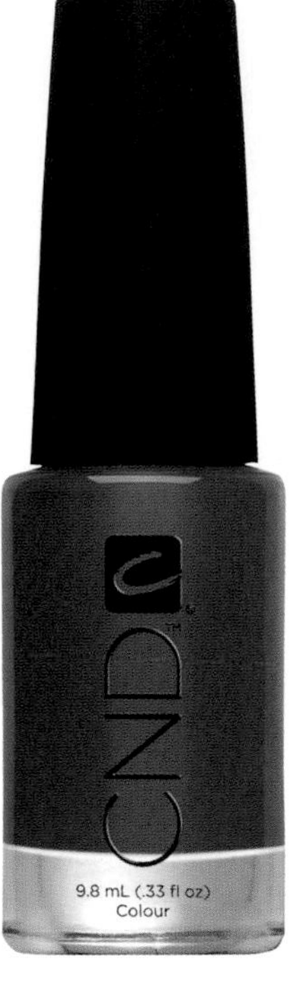

CND Asphalt

¿Qué vas a necesitar?

1 Esmaltes negros, grises y blancos. Éstos son los colores base de los estilos urbanos.

2 Esmaltes con una gran variedad de tonos brillantes.

3 Pinceles adecuados al *nail art* para usar con esmaltes y una herramienta para hacer puntos.

4 Un esmalte brillante resistente para mantener los diseños.

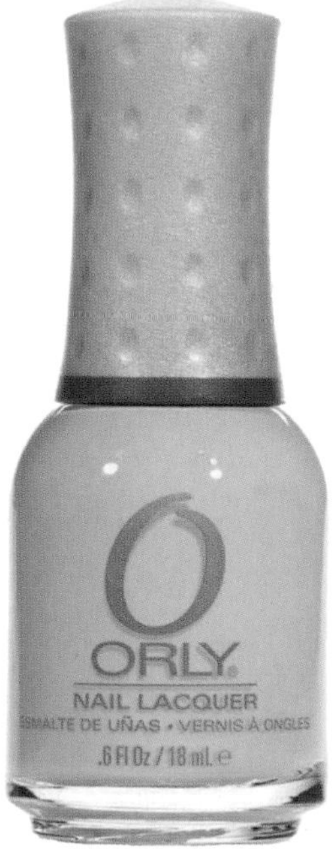

Orly Green Apple

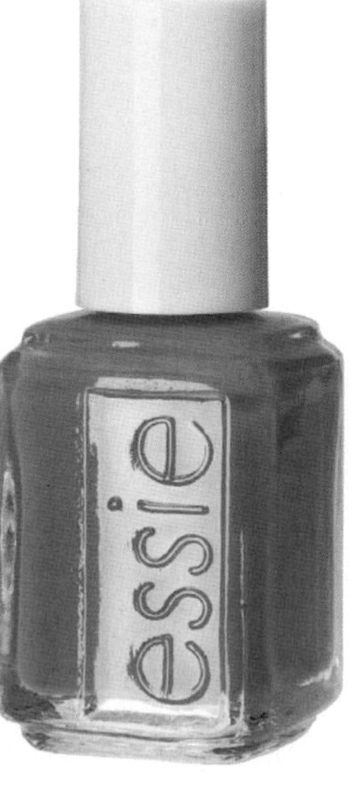

Essie Bright Tights

2

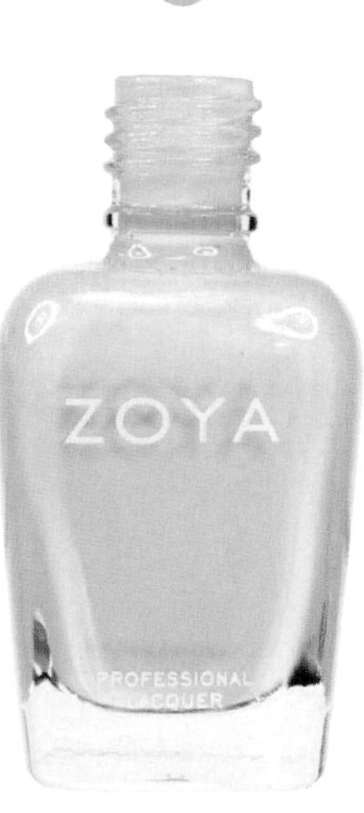

Zoya Pippa

Consejo

Encuentra la inspiración en los tejidos, el arte urbano y las tendencias. Imprime fotos y crea tableros de ideas para contemplar mientras trabajas en la creación de uñas.

Derecha. *Surtido de diseños de uñas brillantes en colores contrastantes, incluyendo motivos tribales, conchas marinas y estampado de leopardo. Por Sophie Harris-Greenslade.*

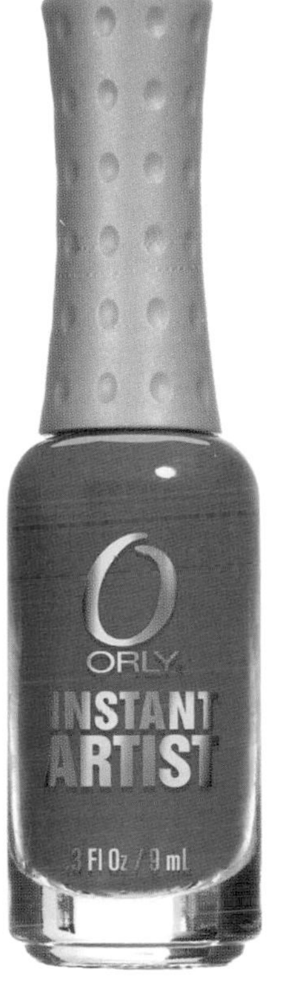

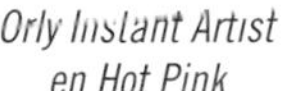

Orly Instant Artist en Hot Pink

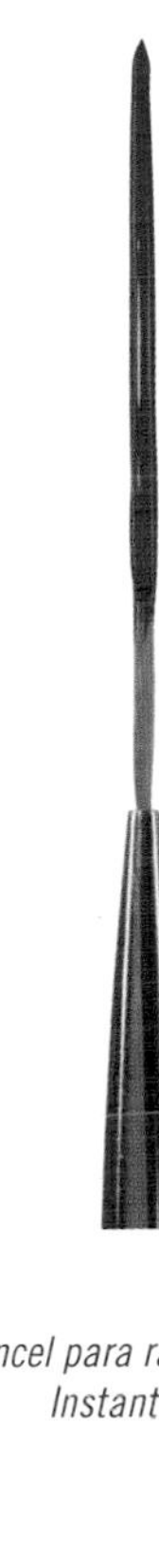

Pincel para rayas de Orly Instant Artist

3

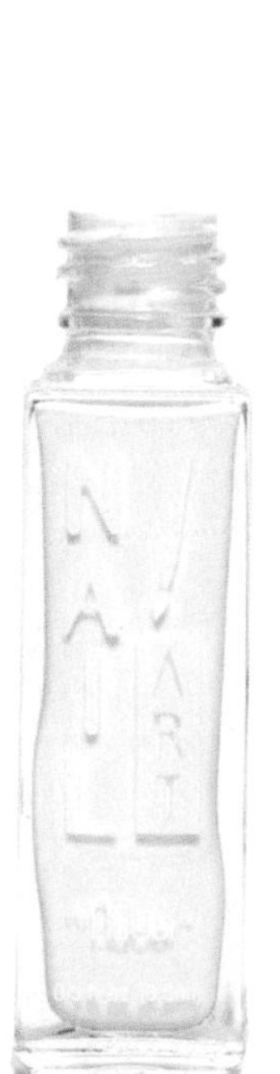

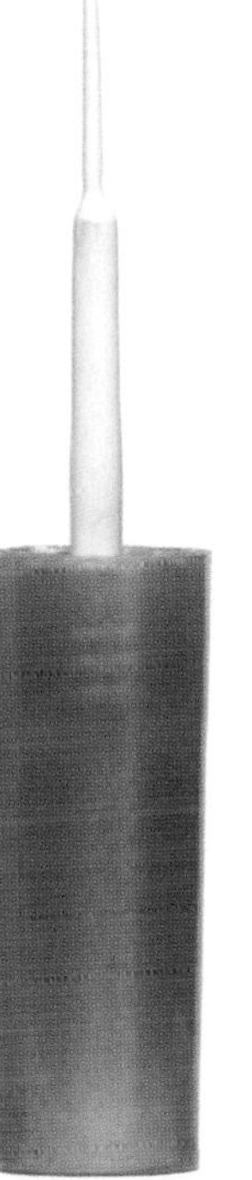

Pincel en blanco básico de Nubar

Pincel de nail art de dos lados en negro de Nubar

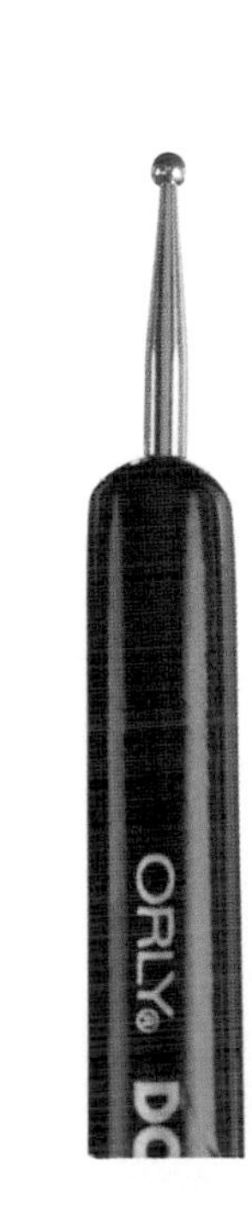

Herramienta de puntos gruesos de Orly Instant Artist

4

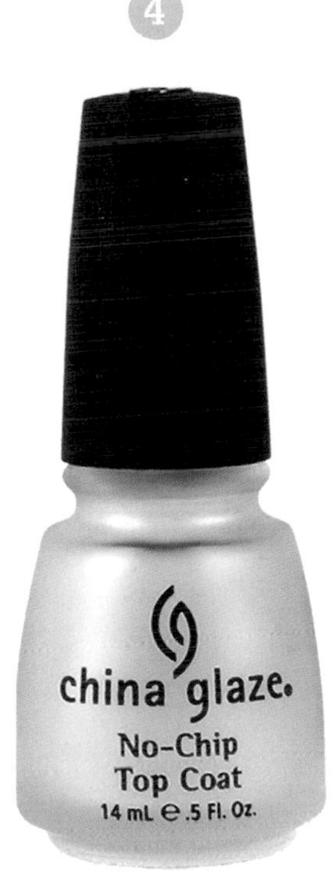

Esmalte brillante antiquebraduras de China Glaze

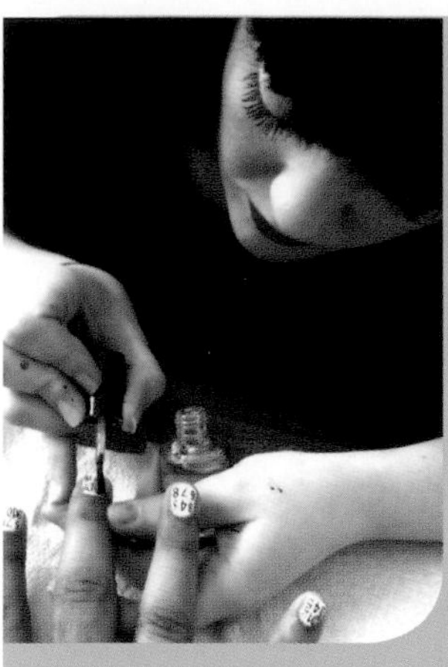

PERFIL DEL PROFESIONAL

Sophie Harris-Greenslade, Reino Unido

Tras licenciarse en la universidad con un título en ilustración y animación, Sophie Harris-Greenslade realizó un curso de estilista de uñas y se dedicó al *nail art* a tiempo completo. Su talento artístico le permite pintar cada diseño de uñas con increíble detalle y precisión y ha trabajado en la Semana de la Moda de Londres, con numerosas celebridades. El blog de Sophie, *The Illustrated Nail*, tiene más de 120 000 seguidores en todo el mundo, lo que la sitúa a la vanguardia del universo de las uñas a medida de Londres. Sophie también se ha asociado con la marca Nails Inc para crear un nueva forma de decoración de uñas.

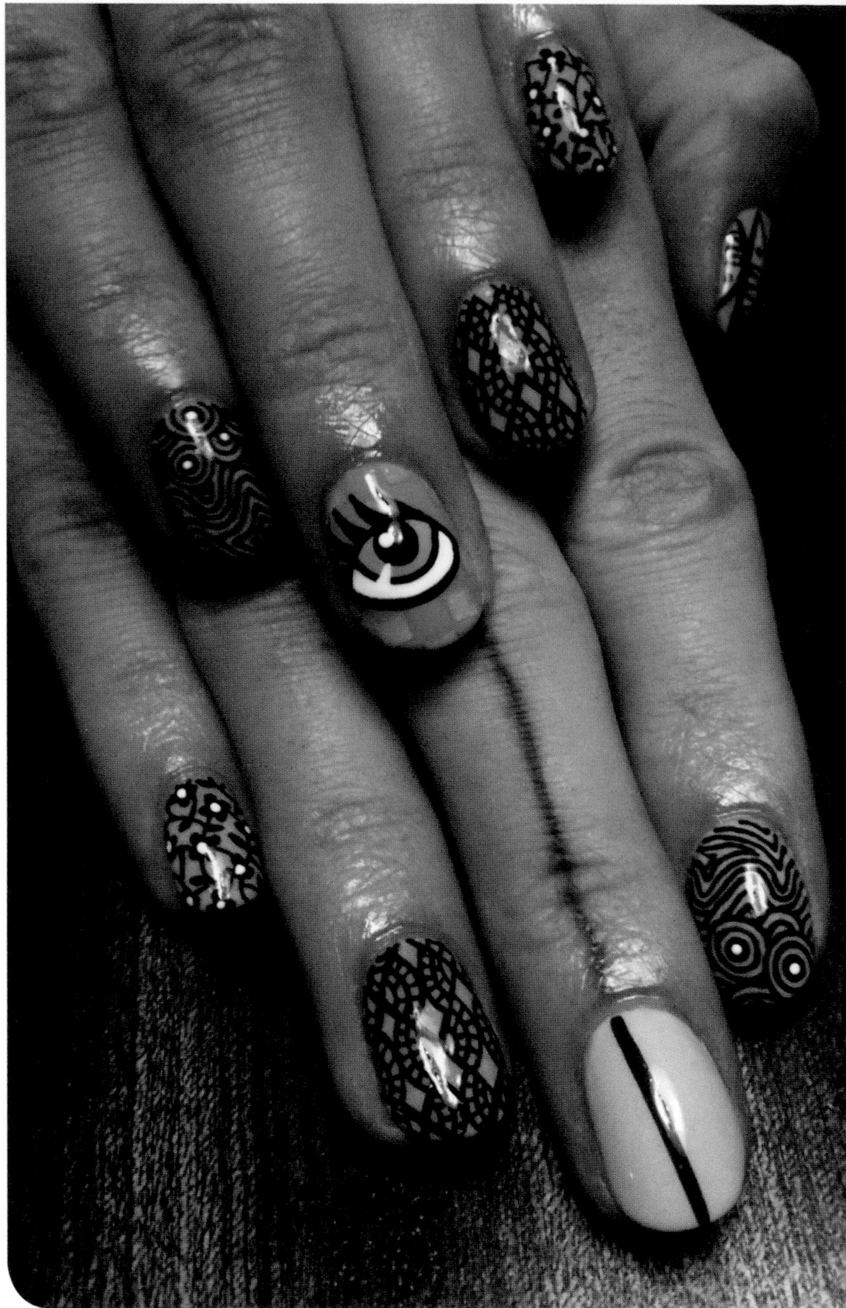

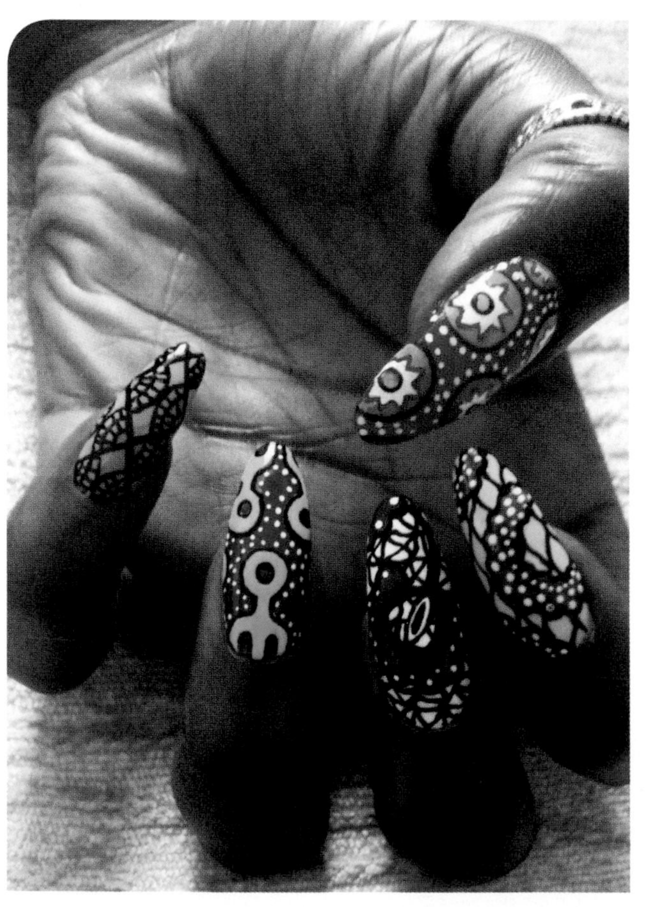

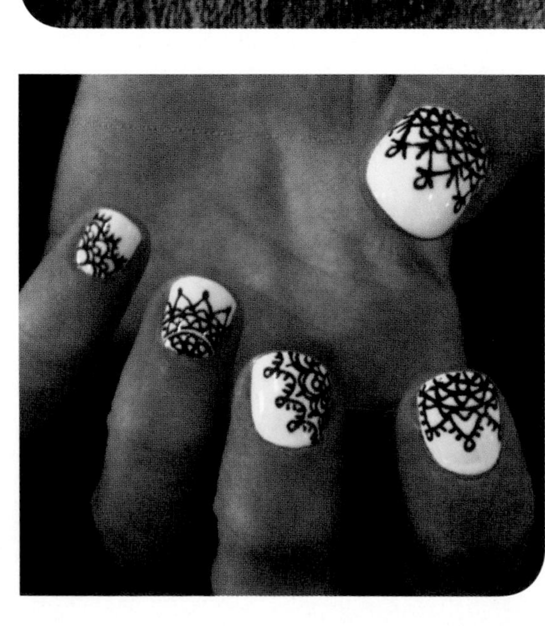

Arriba. *Uñas desparejadas de estilo urbano en azul,* nude *y naranja con detalles en negro.*

Izquierda. *Uñas amarillo brillante pintadas a mano con un efecto de lazo.*

Extremo a la izquierda. *Intrincados diseños de estilo africano pintados a mano alzada sobre uñas largas y almendradas.*

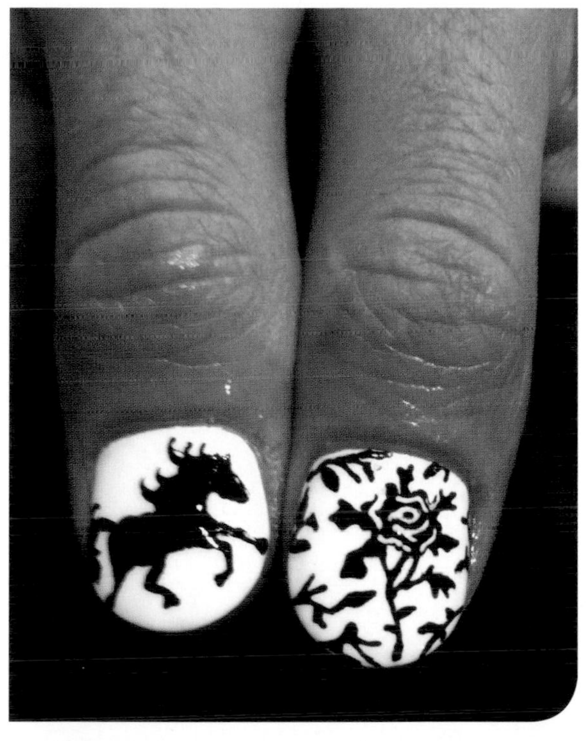

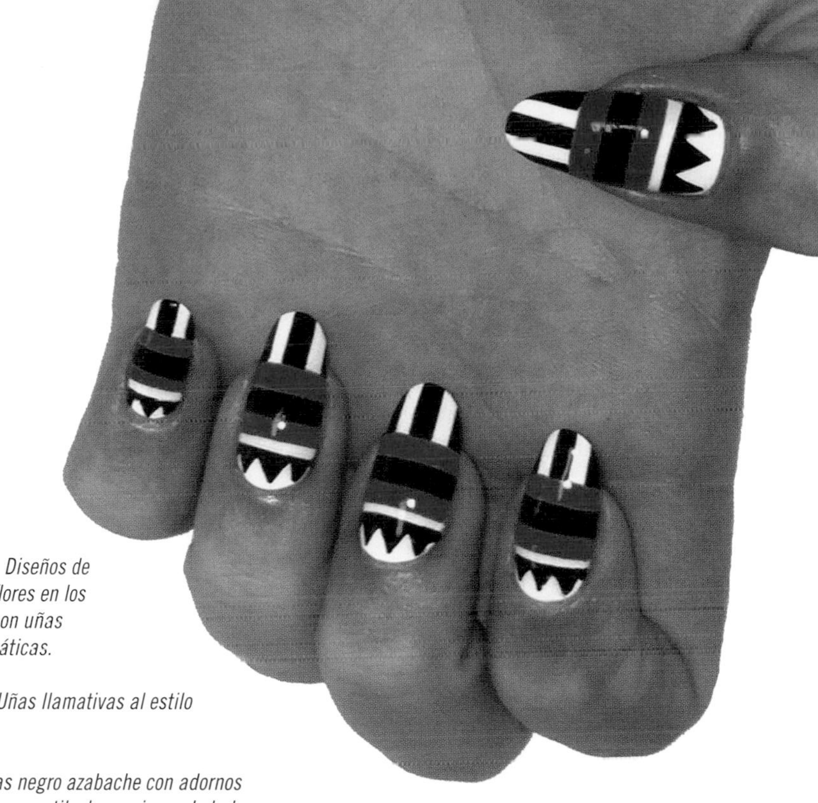

Izquierda. *Diseños de caballo y flores en los pulgares con uñas monocromáticas.*

Derecha. *Uñas llamativas al estilo tribal.*

Abajo. *Uñas negro azabache con adornos dorados en un estilo de manicura de halo.*

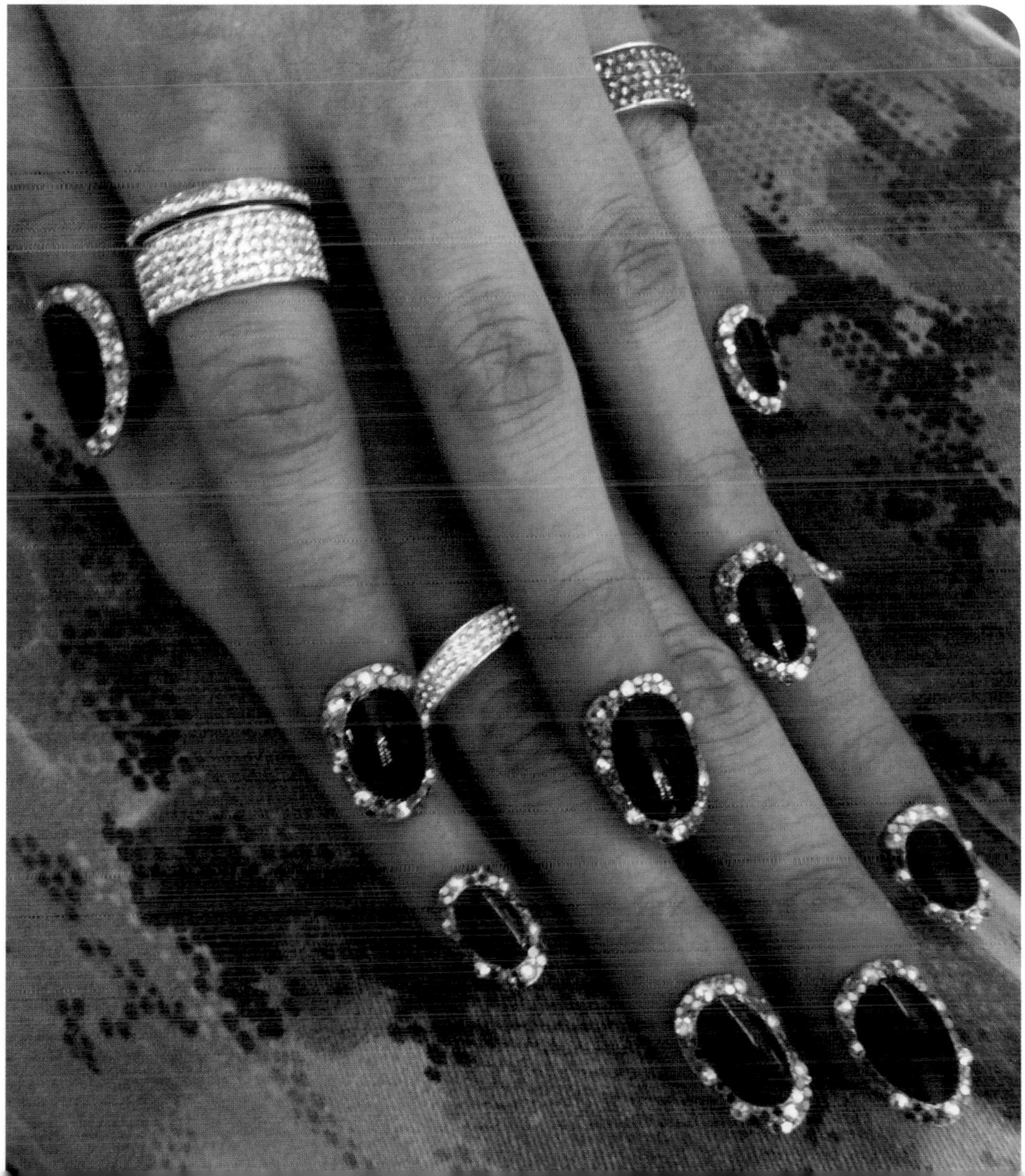

Los mejores cinco consejos de Sophie para crear el estilo de *nail art* urbano

1 Practica los diseños con un pincel de *nail art* en papel antes de empezar a trabajar en la uña.

2 Mantén la calma y estate relajada en todo momento.

3 Apoya el brazo con el que trabajas en un reposabrazos o utiliza el otro brazo.

4 Busca inspiración en todas partes, desde la televisión, a la moda y la naturaleza.

5 Los esmaltes negros y blancos son un lienzo perfecto. Guarda dos botes de cada uno en caso de que se acabe o se rompa alguno.

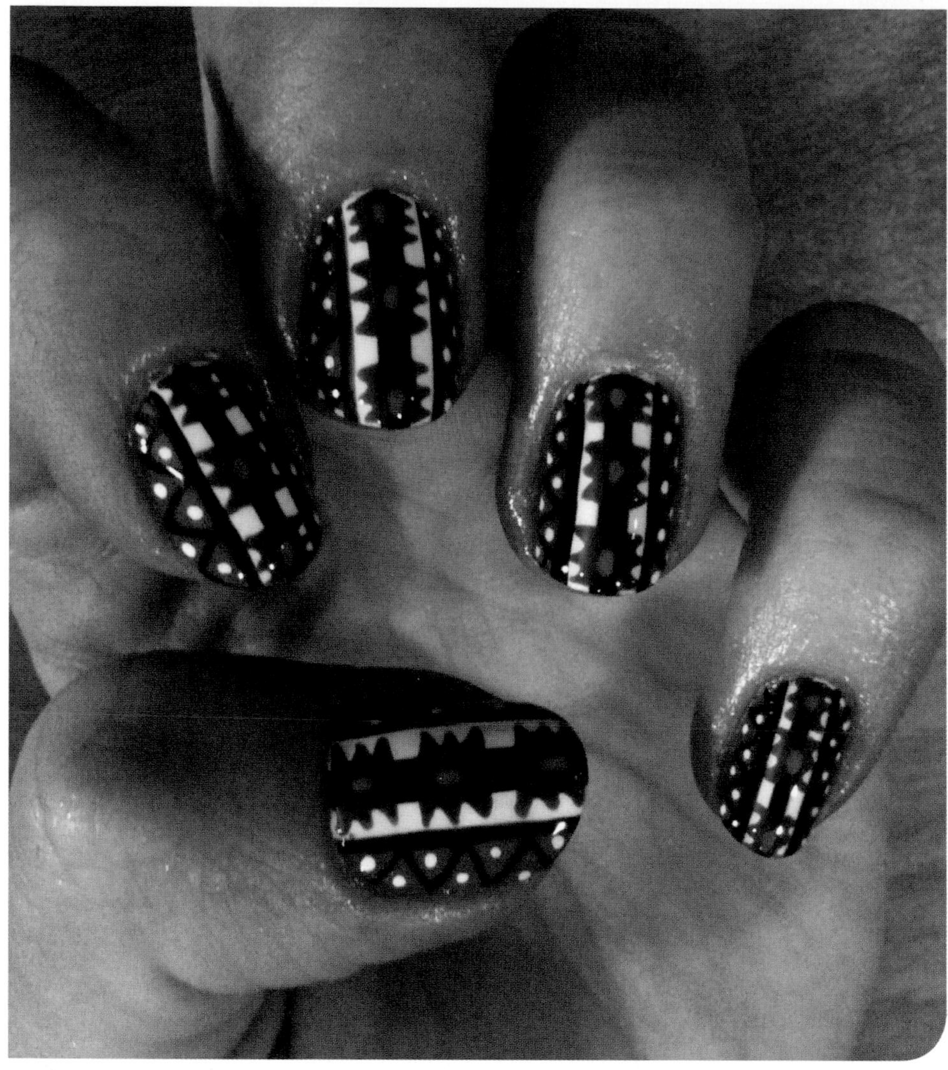

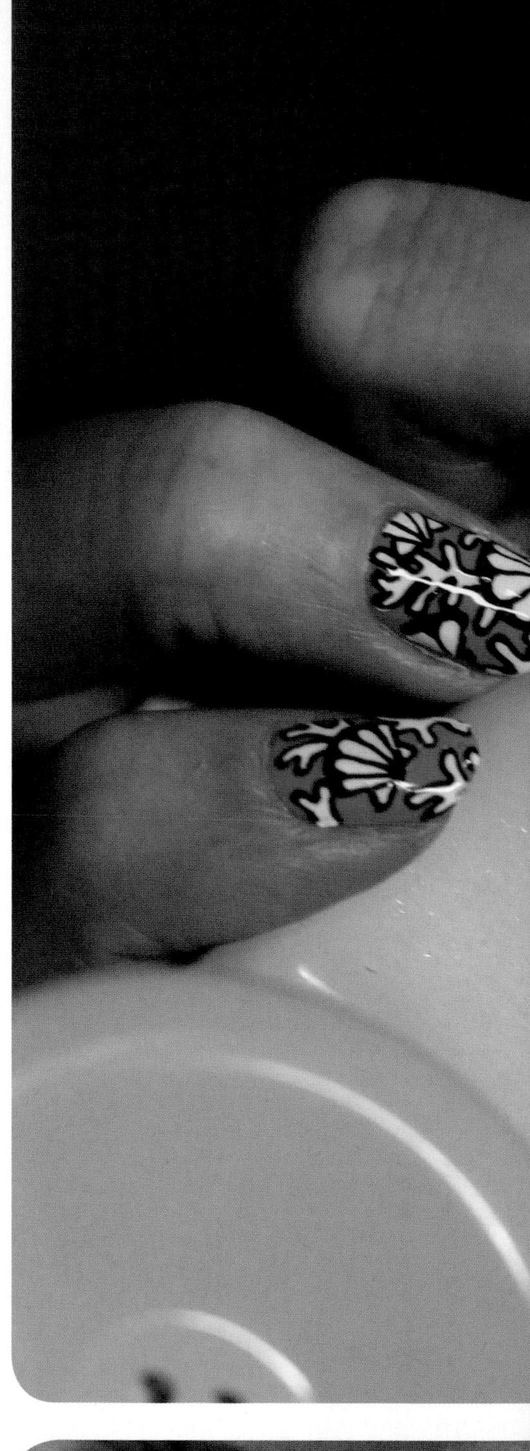

Arriba. *Rayas, manchas y formas geométricas en tonos contrastados para crear un diseño tribal.*

Abajo a la izquierda. *Diseños de verano pintados a mano alzada en varios tonos, como un ancla, unos labios, una palmera y una uña personalizada.*

Abajo en el centro. *Uñas extendidas adornadas con gemas rojas para un efecto 3D inspiradas en las llamas.*

Abajo a la derecha. *Uñas extendidas almendradas pintadas en monocromo brillante y delineadas en negro.*

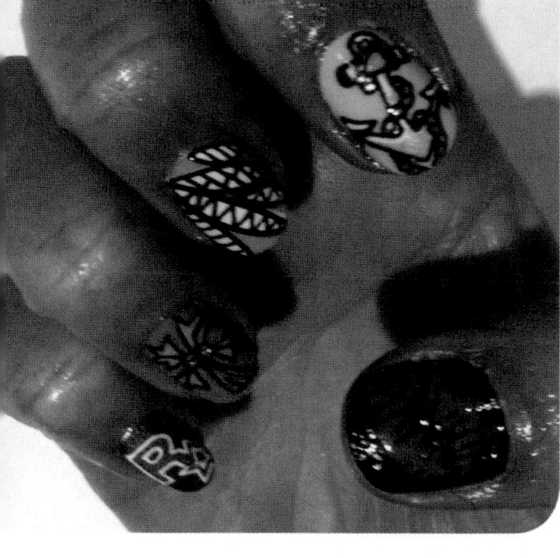

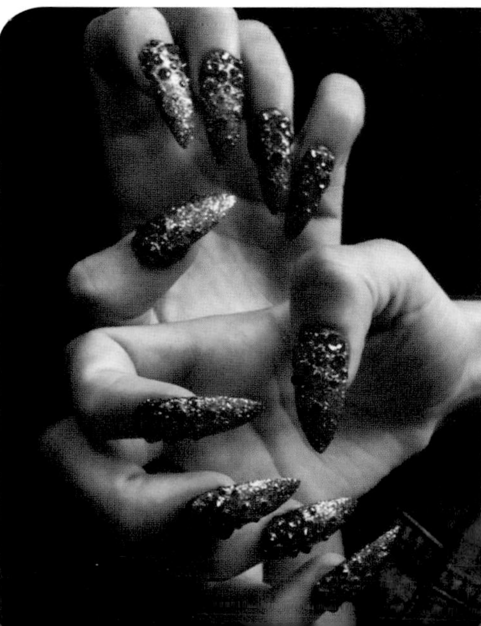

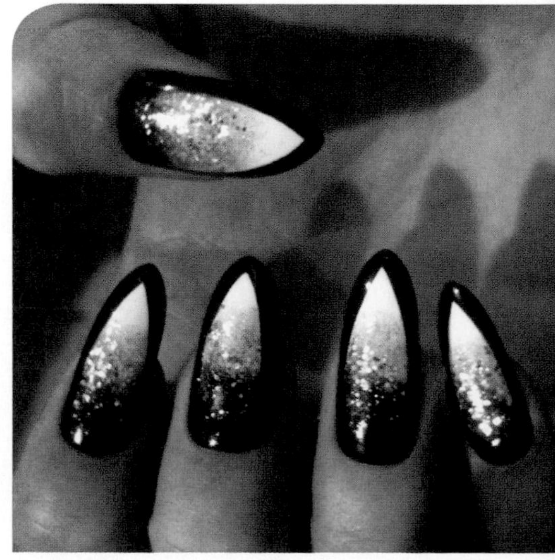

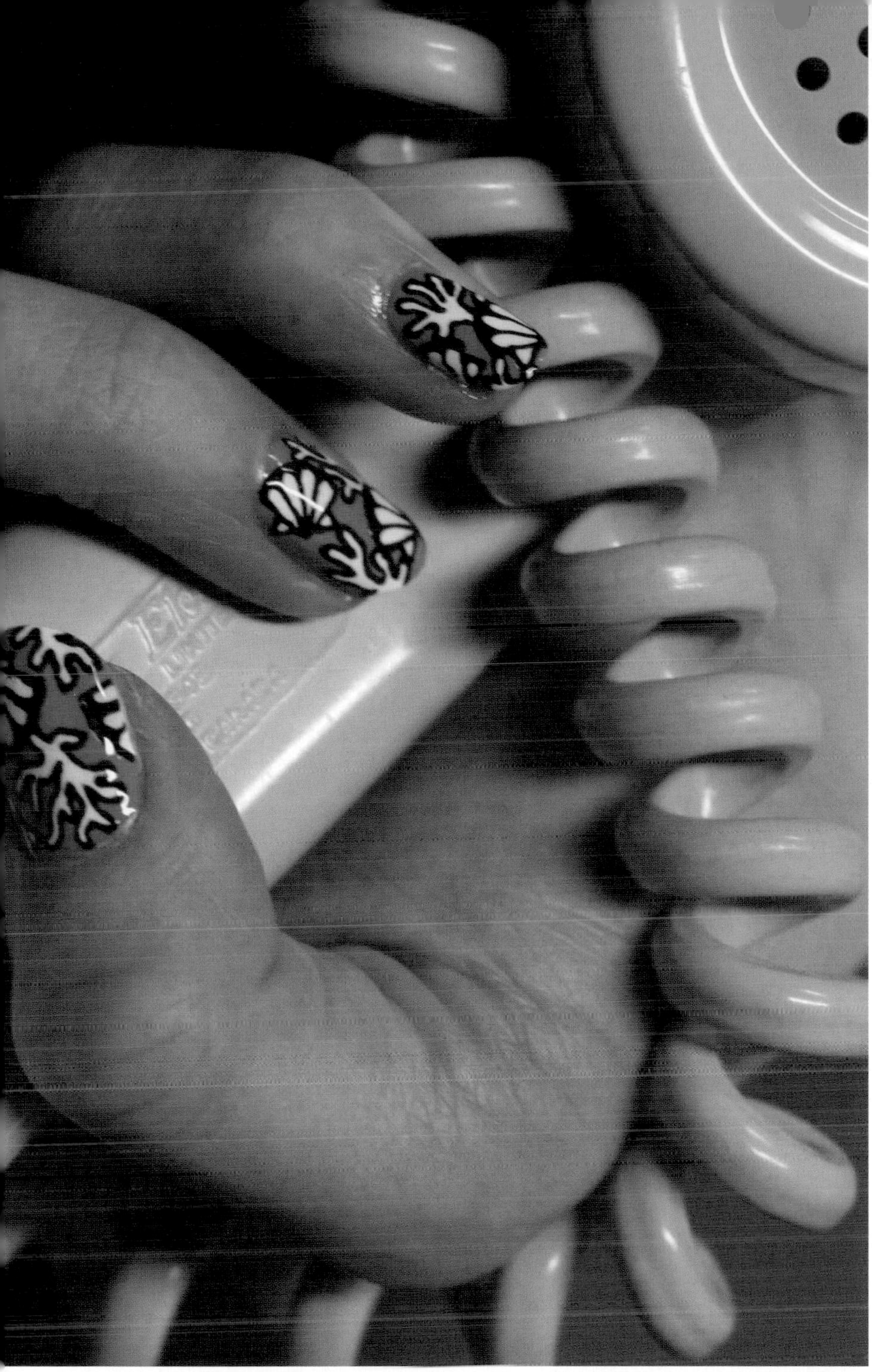

Izquierda. *Uñas de color naranja brillante con un diseño a mano alzada de conchas blancas y coral perfilado en negro.*

Abajo a la derecha. *Diseno caleidoscópico creado pintando triángulos de distintos tamaños en tonos complementarios.*

Abajo a la izquierda. *Mezcla de uñas brillantes para el verano, inspiradas en las cerezas, los tatuajes y los dibujos tribales.*

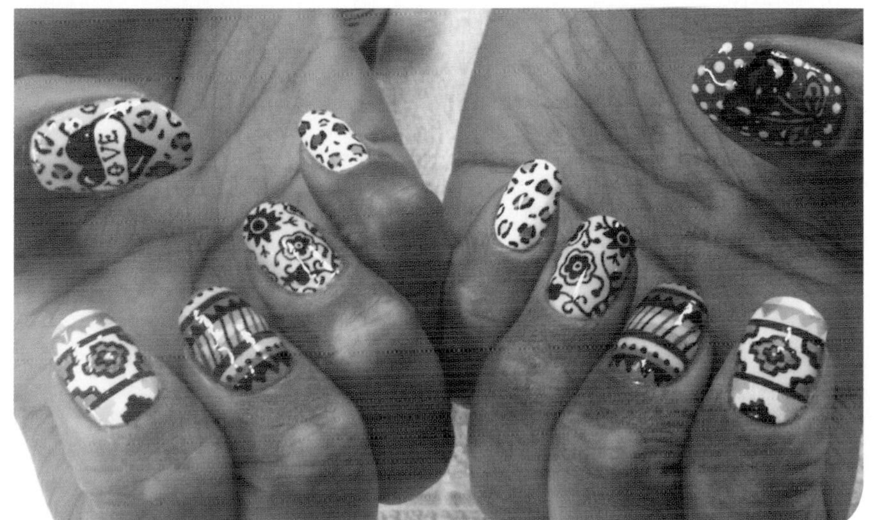

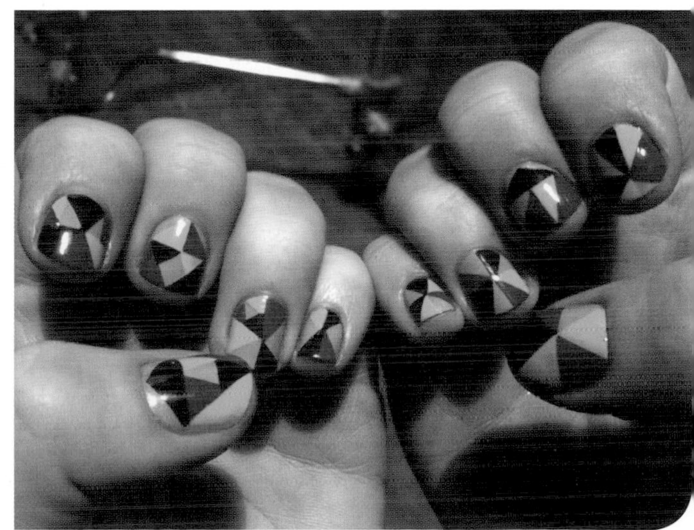

PROYECTO: UÑAS DE ESTAMPADO DE LEOPARDO NEÓN de Sophie Harris-Greenslade

Divertidas, extravagantes y sorprendentemente fáciles de crear, las uñas con estampado de leopardo multicolor son un giro popular del clásico estampado. La clave de este llamativo diseño es el contraste de colores brillantes y que el estampado sea aleatorio. La colocación de los colores puede ser esporádica, y los contornos negros de las manchas deben tener una longitud distinta para conseguir un efecto realista.

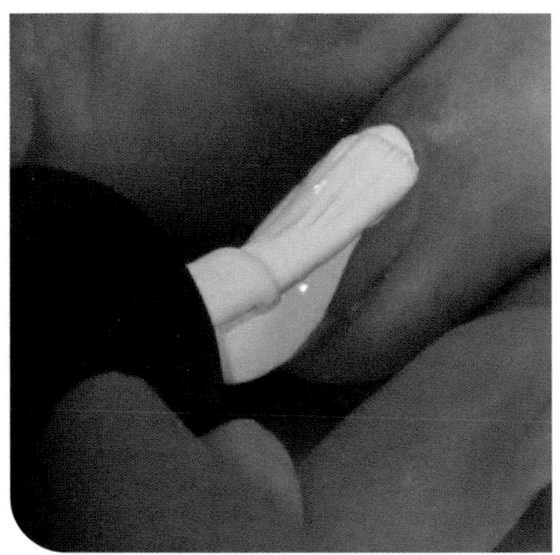

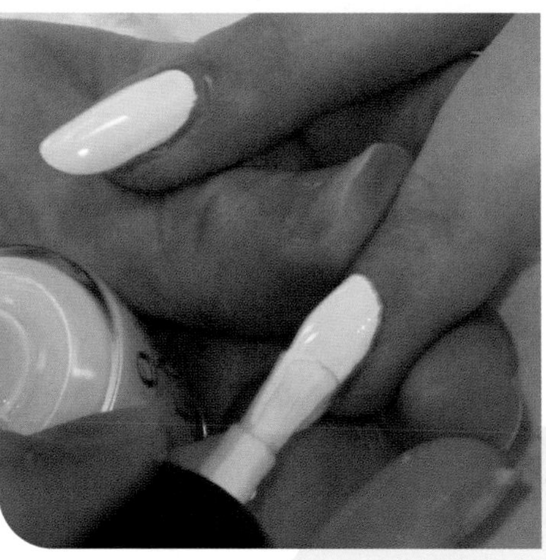

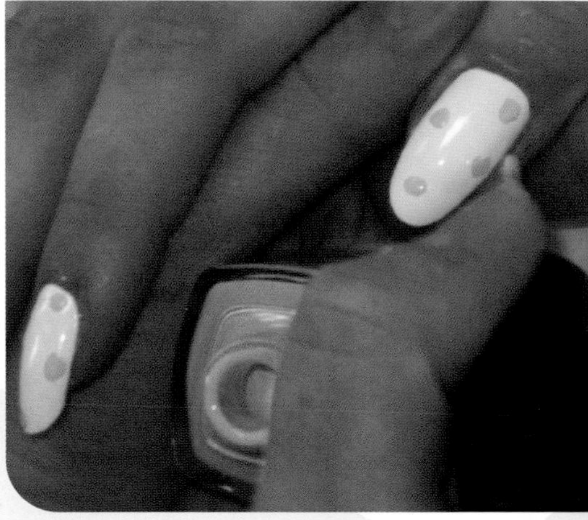

1 Aplicar una capa de esmalte blanco a todas las uñas.

2 Aplicar una segunda capa de esmalte blanco y sellar el borde libre. Dejar que se seque.

3 Añadir tres o cuatro puntos en el primer color, usando el lateral del pincel, en un orden aleatorio.

Sugerencias de colores

Esmalte Opi Nail Lacquer tono Alpine Snow
Esmalte China Glaze tono Shocking Pink
Esmalte Color Club tono Wham! Pow!
Esmalte Barry M tono Pure Turquoise
Esmalte Orly tono Fresh
Lápiz de *nail art* negro de Nails Supreme
Esmalte Color Club tono Almost Famous
Esmalte brillante de secado rápido de Seche Vite

5 Añadir puntos aleatorios con un tercer color. Recuerda mantener la mano firme.

6 Añadir un cuarto color a las uñas siguiendo el estampado de puntos.

7 Si queda algún espacio en la uña, añade un quinto color llenando cualquier espacio blanco grande libre.

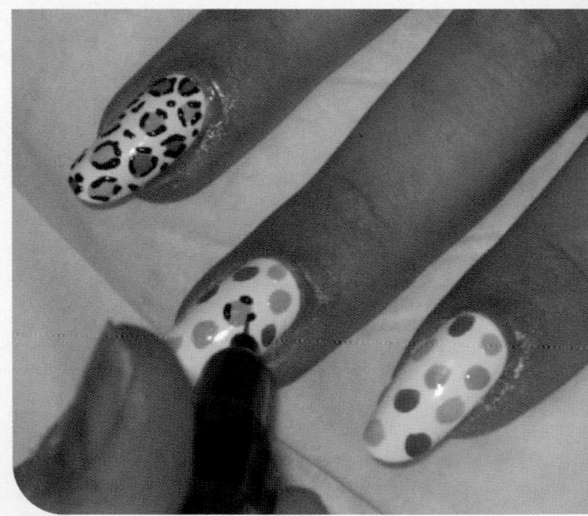

8 Con un rotulador de uñas negro, crea una secuencia aleatoria de tres líneas alrededor de un punto de color. Empieza con una línea recta en la parte superior y las otras dos, dejando un pequeño espacio entre cada una.

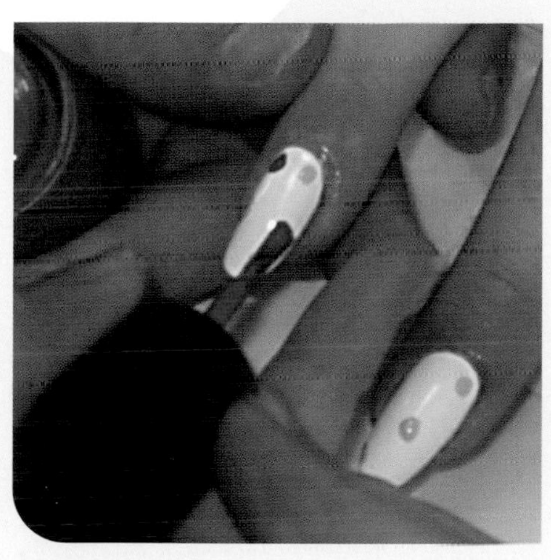

4 Añade otros tres o cuatro puntos en un segundo color, contrastando colores brillantes.

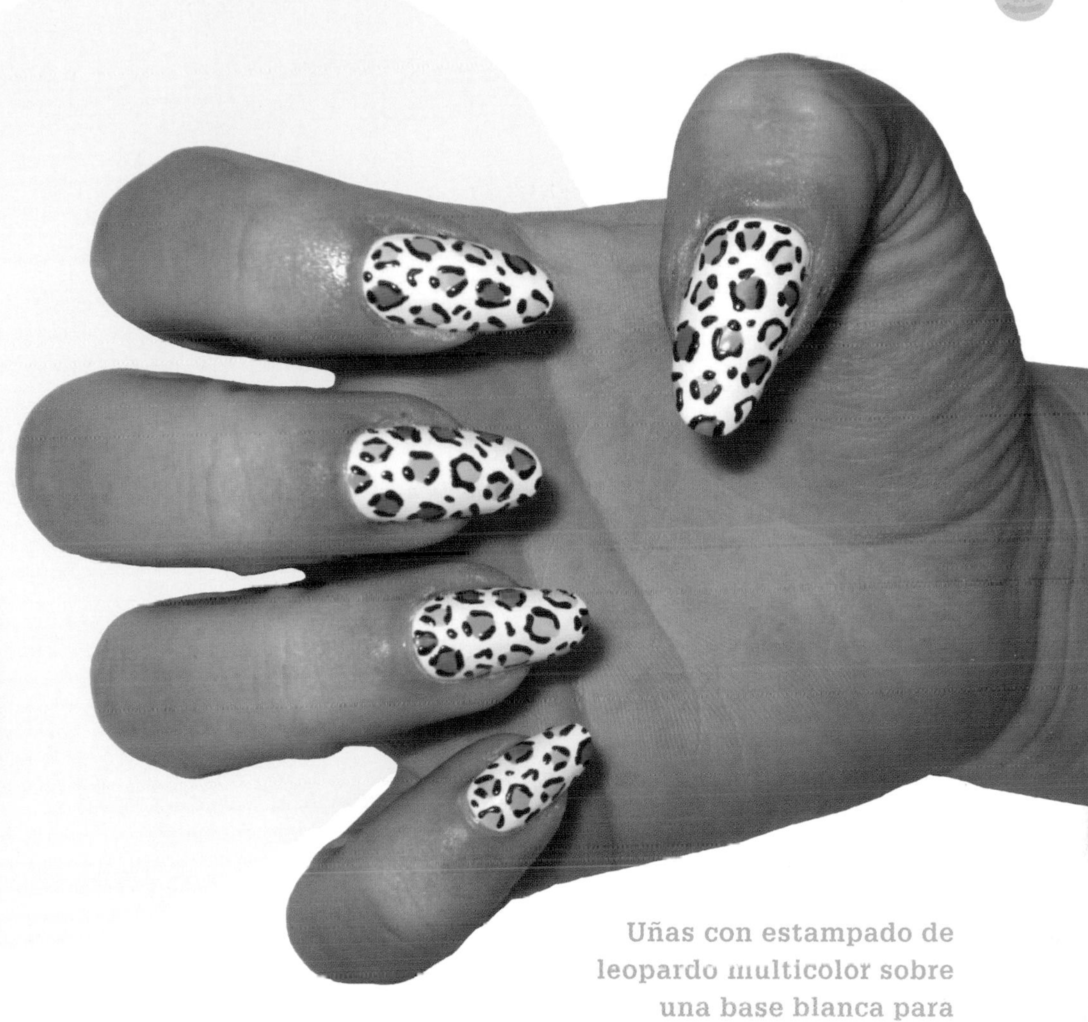

Uñas con estampado de leopardo multicolor sobre una base blanca para resaltar los colores.

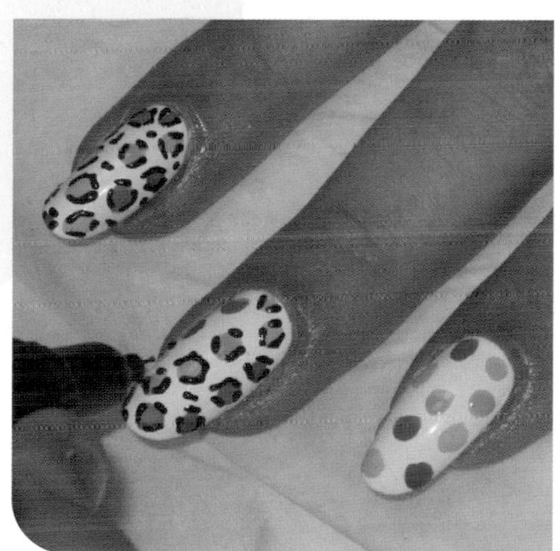

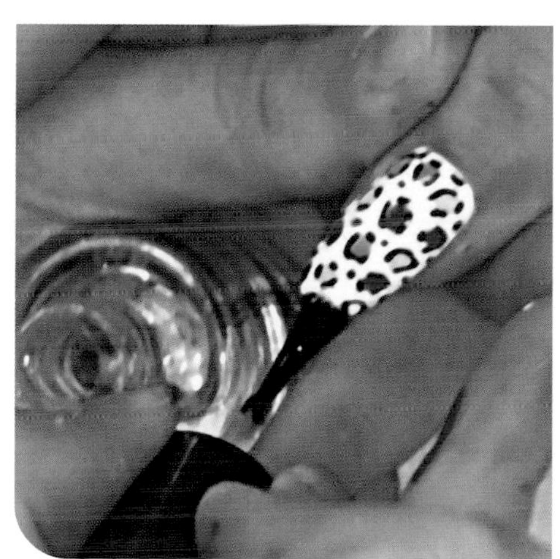

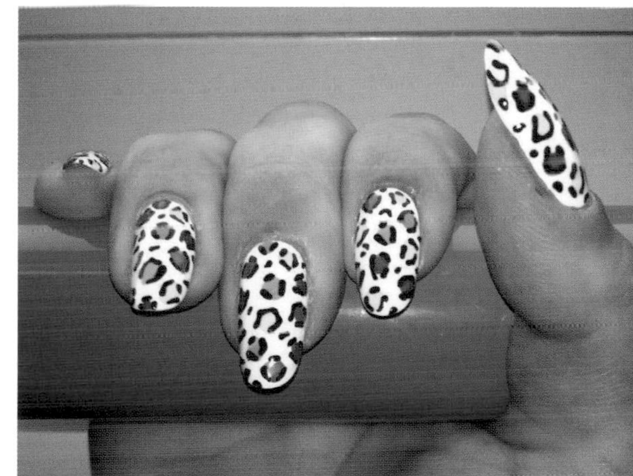

9 Continúa alrededor de todos los demás puntos de color y añade uno o dos puntos o líneas en las zonas blancas abiertas para evitar la uniformidad.

10 Repítelo en las otras uñas y séllalo con esmalte brillante.

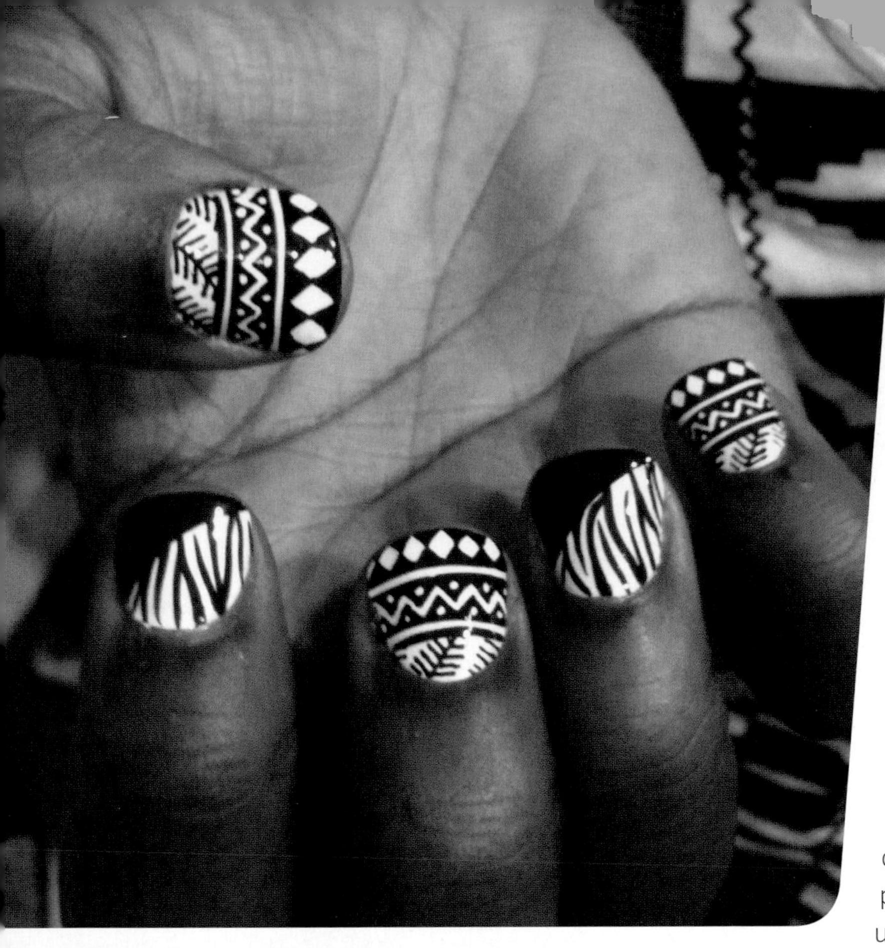

Fusión de moda

A un paso de las clásicas manicuras roja o francesa que se llevan para complementar todos los tejidos, el diseño de uñas se adapta cada vez más a las colecciones de ropa, con profesionales experimentados que crean uñas artísticas y de colores complementarios. Las casas de moda adoptan el arte de uñas *funky* como accesorio de sus colecciones de ropa.

El *nail art* para la moda a menudo requiere mucho tiempo de pensamiento para la creación. Los estilos pueden variar desde los colores o los patrones detallados e intrincados para que hagan juego con una prenda en concreto.

El *nail art*, un accesorio ideal de bajo coste, también puede servir como una herramienta para conjuntar un vestido o resaltar una ocasión, temporada o evento. Si se llevan los colores atrevidos o contrarios, pero el conjunto necesita un poco de alegría, los tonos pueden combinarse en las uñas con una serie de estampados o formas para animar el conjunto y desviar la atención de los tejidos.

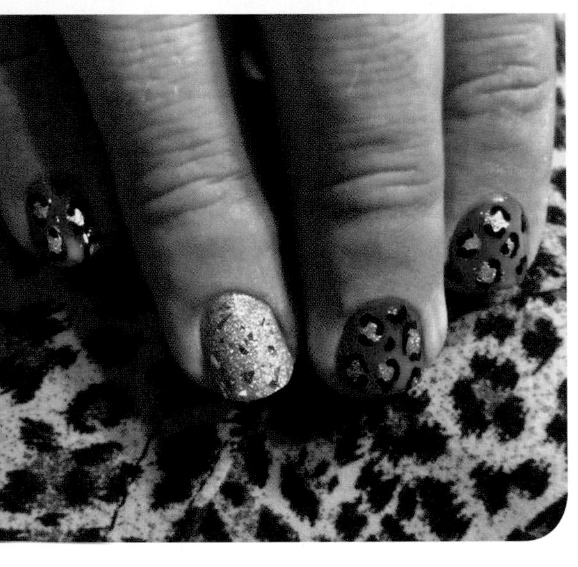

Arriba. *Surtido de uñas negras y blancas, hechas por Sophie Harris-Greenslade.*

Izquierda. *Uñas con estampado de leopardo con una uña distinta, hechas por Christina Rinaldi.*

Arriba a la derecha. *Diseño brillante con forma de escalera y decorado con puntos, hecho por Christina Rinaldi.*

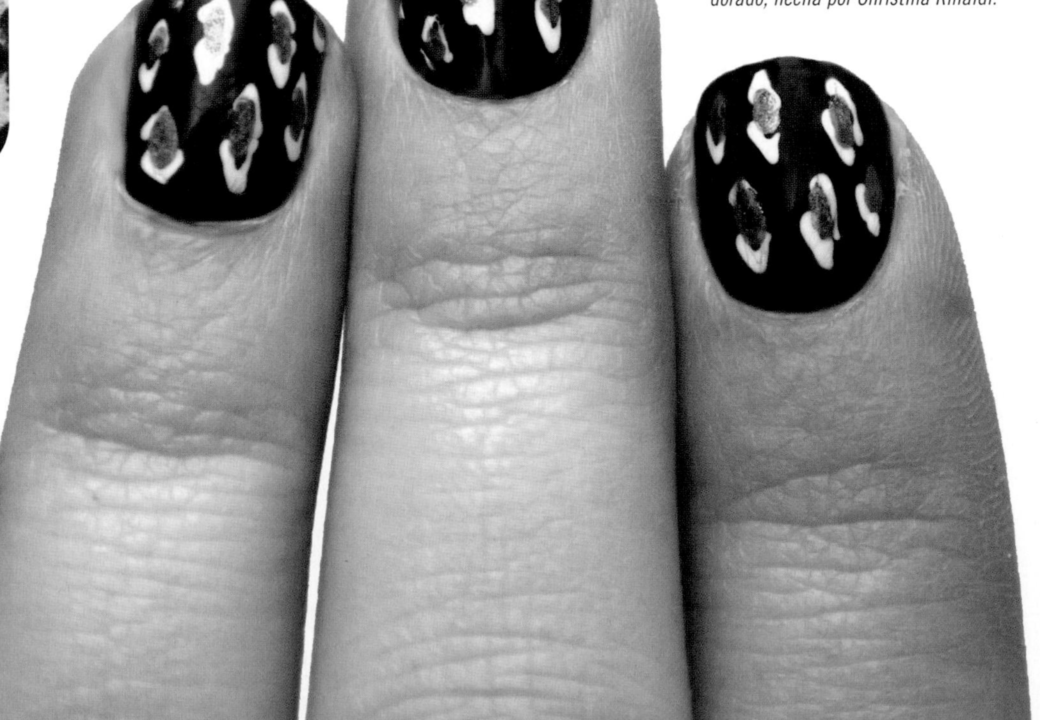

Abajo. *Elegante manicura negra con detalles aleatorios de color blanco y dorado, hecha por Christina Rinaldi.*

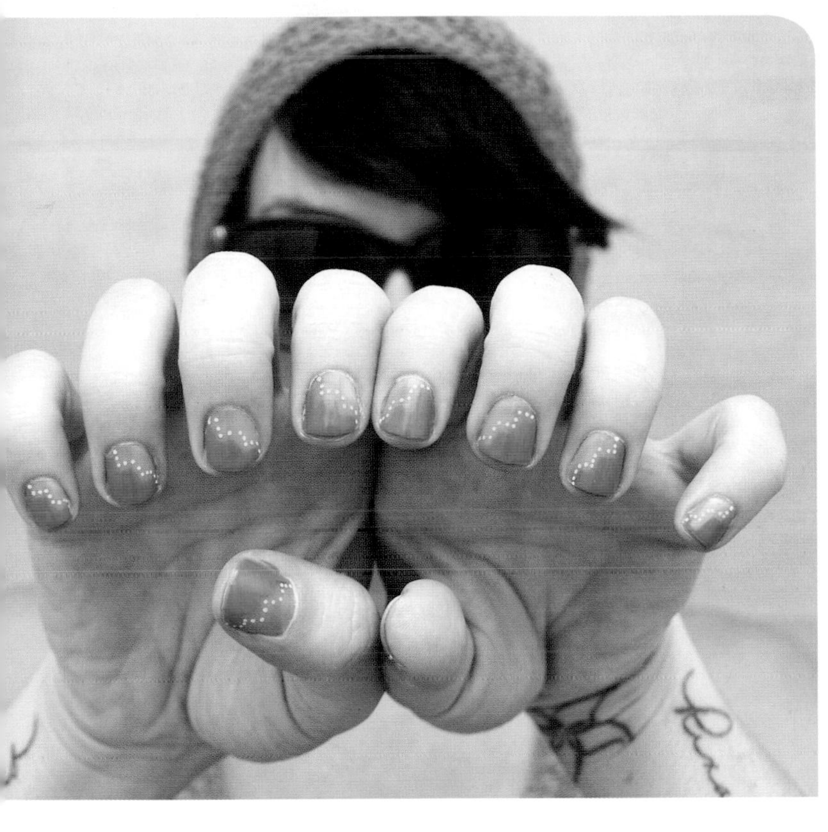

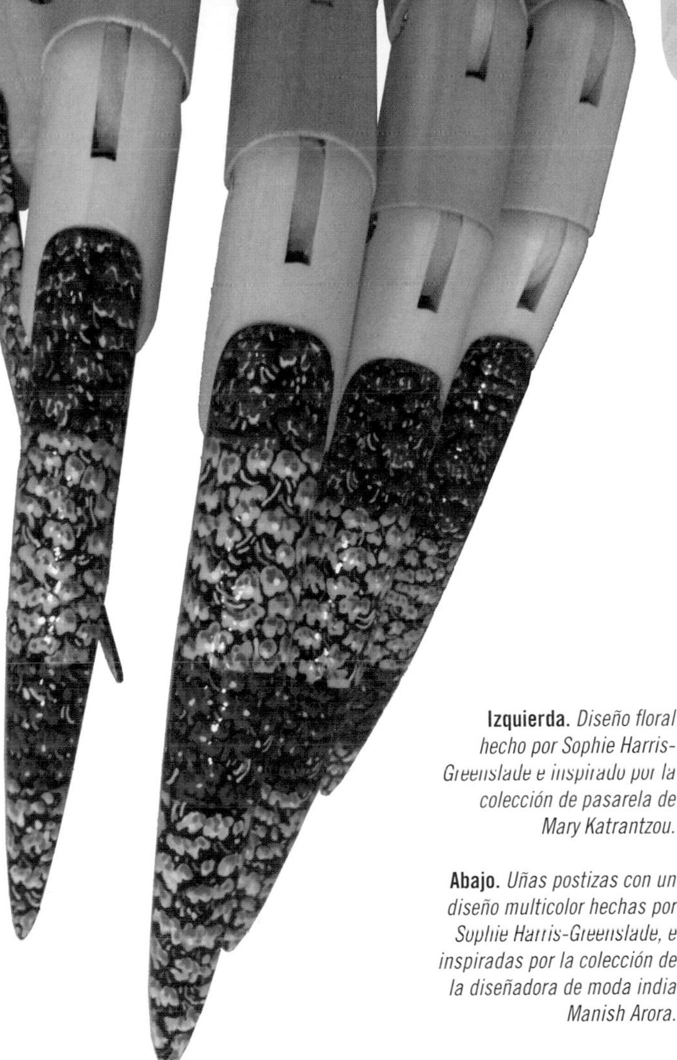

Izquierda. *Diseño floral hecho por Sophie Harris-Greenslade e inspirado por la colección de pasarela de Mary Katrantzou.*

Abajo. *Uñas postizas con un diseño multicolor hechas por Sophie Harris-Greenslade, e inspiradas por la colección de la diseñadora de moda india Manish Arora.*

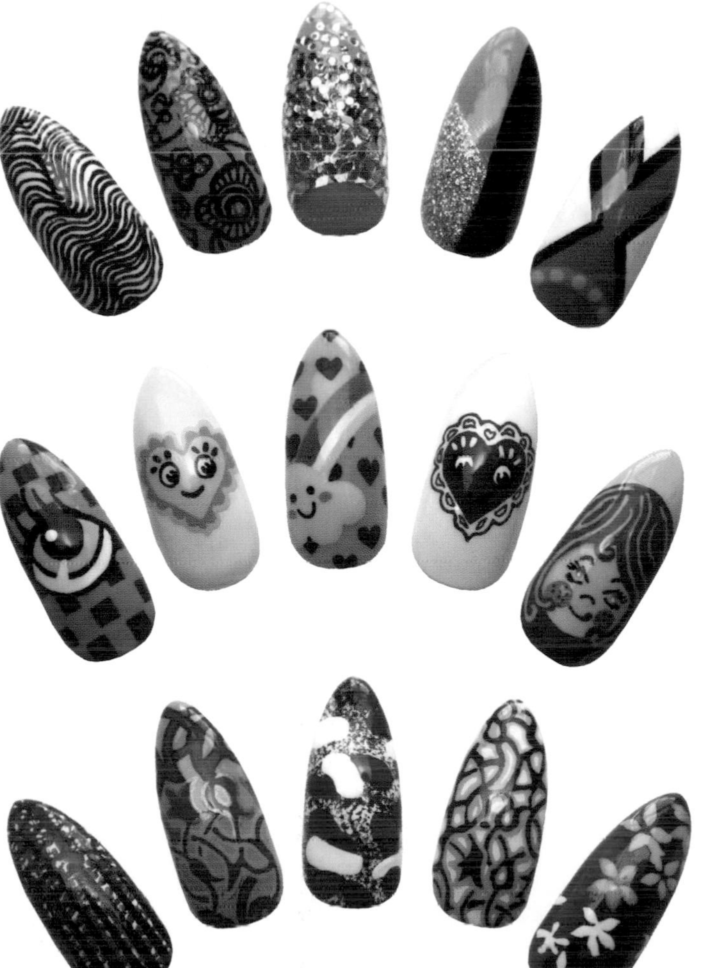

Izquierda (desde arriba). *Surtido de diseños en uñas postizas hechas por Sophie Harris-Greenslade, inspiradas en la colección de pasarela de Manish Arora.*

Surtido de diseños en uñas postizas hechas por Sophie Harris-Greenslade, inspiradas en la colección de pasarela de Meadhan Kirchhoff.

Surtido de diseños en uñas postizas hechas por Sophie Harris-Greenslade, inspiradas en la colección de pasarela de Peter Pilotto.

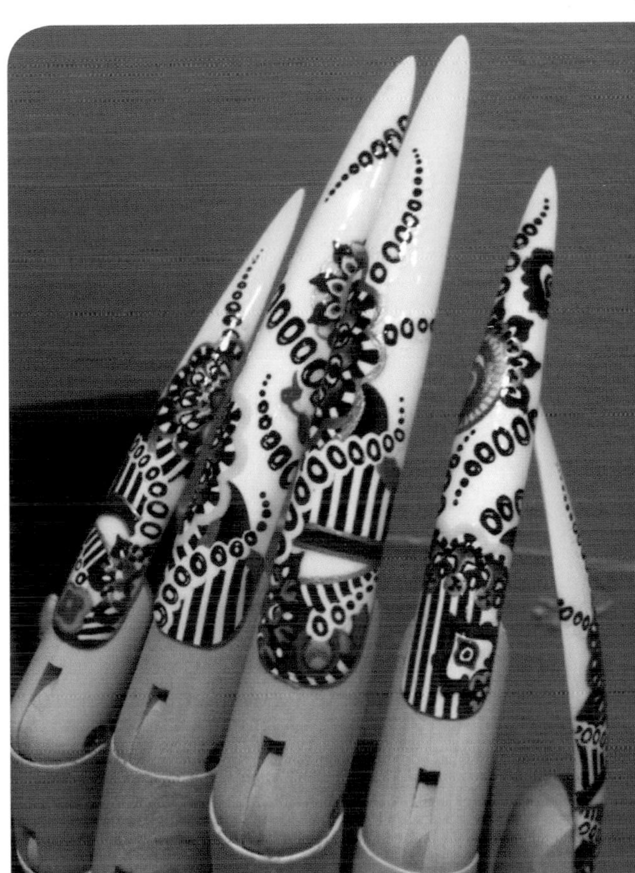

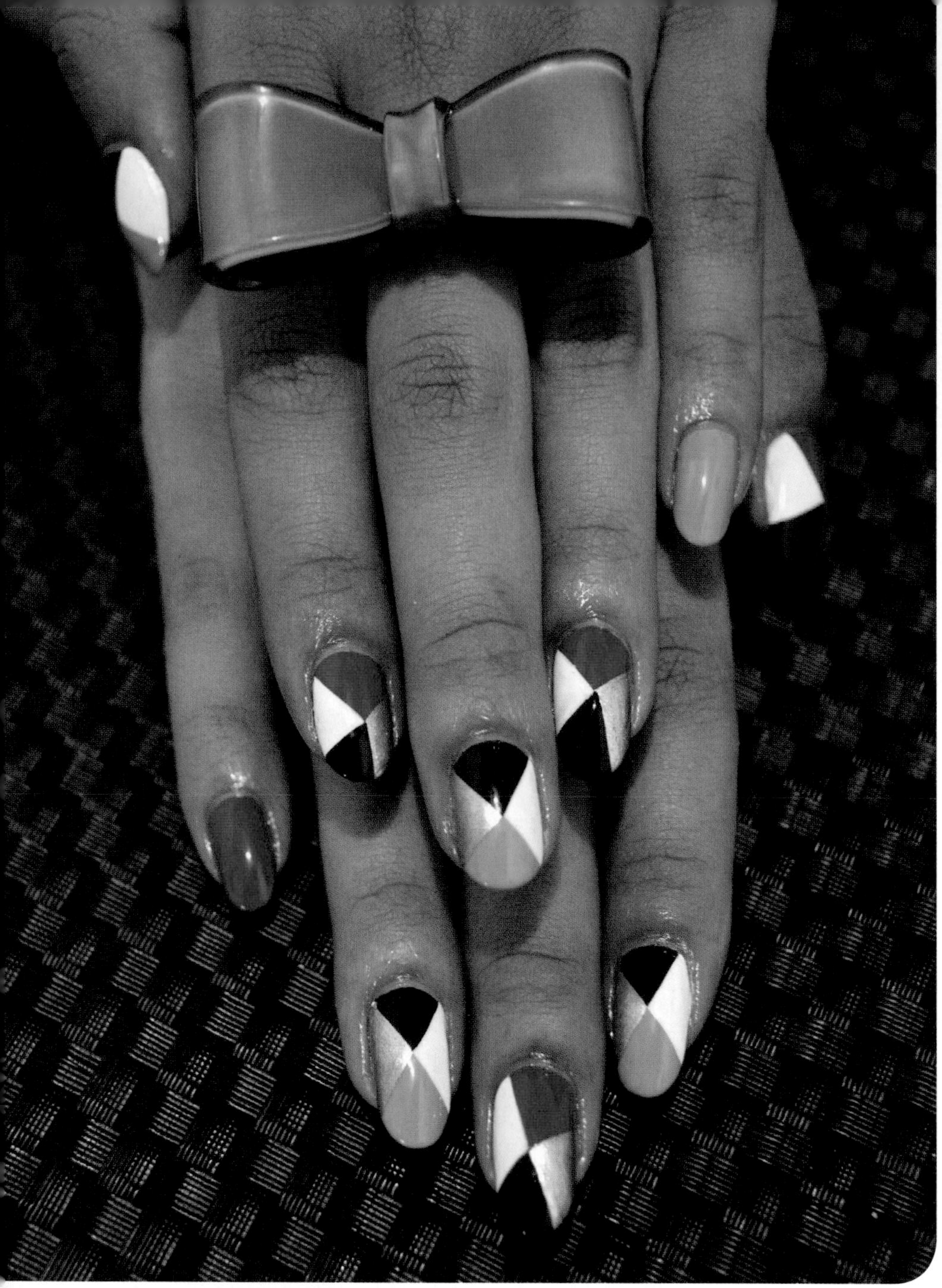

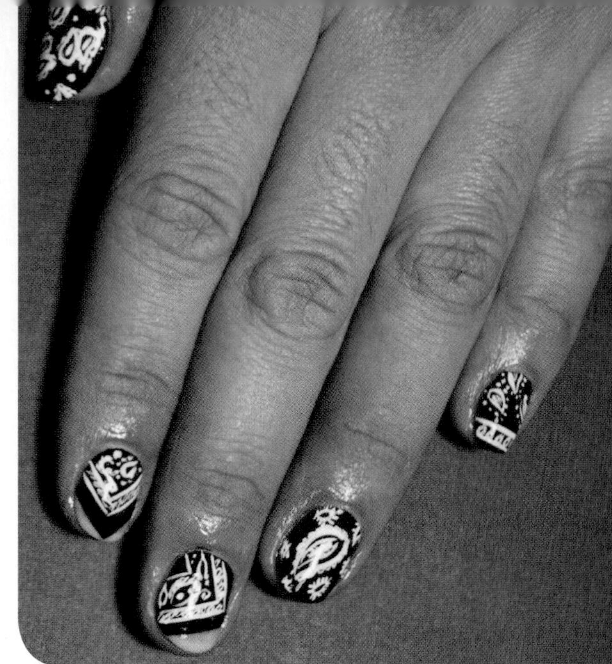

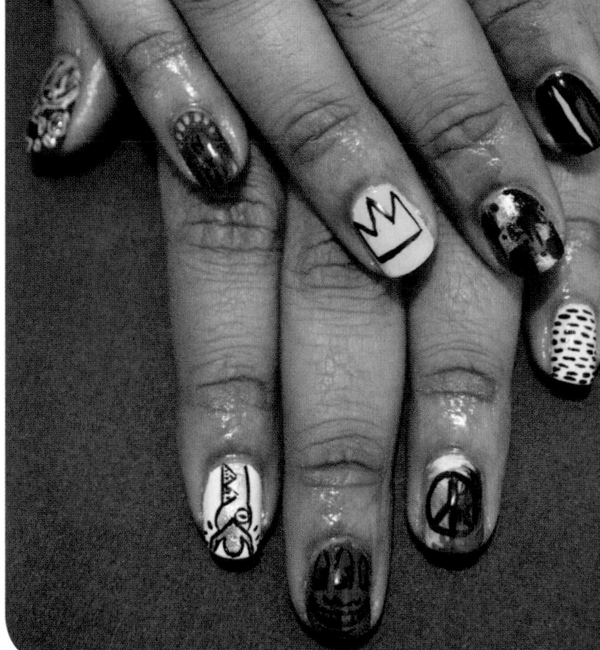

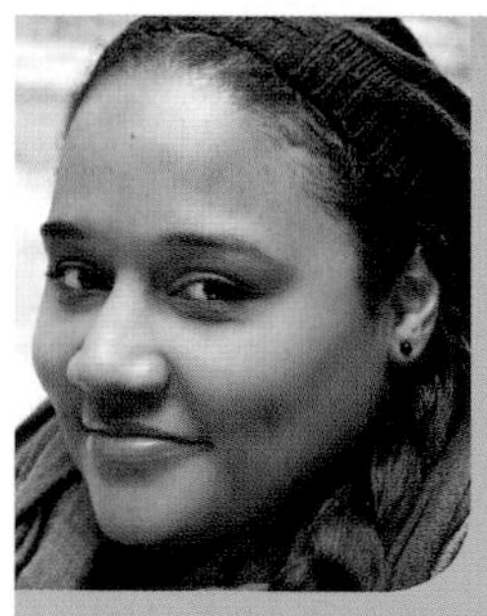

PERFIL DEL PROFESIONAL

Ami Vega, Estados Unidos

La artista de uñas Ami Vega tuvo su primer contacto con el *nail art* a una edad temprana, cuando ella y una amiga experimentaron con diferentes colores de esmalte en sus uñas. Entusiasmada por el arte de todo tipo, Ami empezó a elaborar la decoración de uñas y ahora es una artista muy solicitada en Nueva York. Se inspira en la cultura pop, los estampados atrevidos, los tejidos y la moda, y relata su trabajo y su trayectoria en su página web, El Salonsito.

Arriba. *Caleidoscopio con formas triangulares en cinco tonos que se complementan con el anillo de la modelo.*

Arriba a la derecha. *Uñas pintadas a mano alzada con morado intenso hechas por Ami Vega.*

Centro a la derecha. *Variedad de colores brillantes y diseños que incluyen una corona, una caricatura y el símbolo de la paz.*

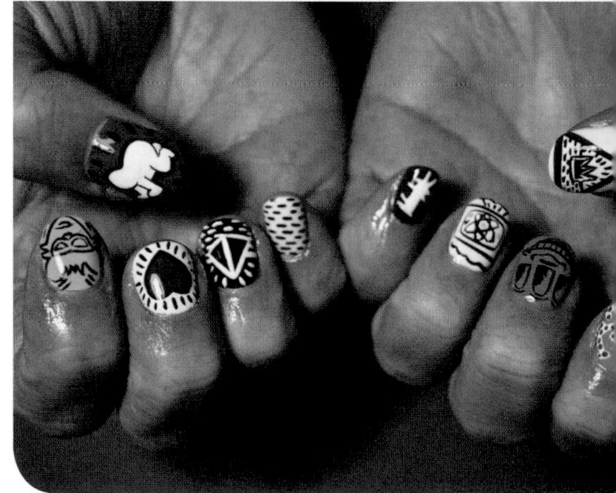

Arriba. *Mezcla de diseños inspirados por Keith Haring, un artista cuya obra se inspiraba en la cultura callejera neoyorquina de los años ochenta.*

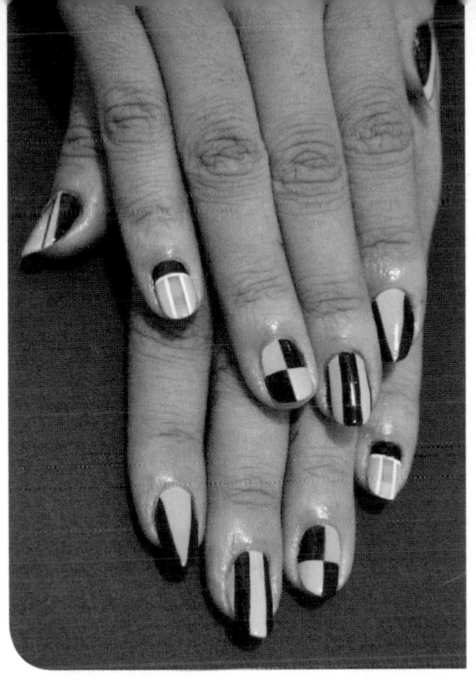

Izquierda. *Diseños geométricos variados en todas las puntas de los dedos con un amarillo neón.*

Derecha. *Diseños brillantes a mano alzada con referencias florales y gastronómicas.*

En el centro a la izquierda. *Uñas cuadrada-ovaladas con una mezcla de rosa brillante y purpurina con detalles a mano alzada y un estampado de leopardo.*

Abajo a la izquierda. *Uñas color* nude *con una gran variedad de colores vibrantes y diseños.*

Abajo. *Uñas con distintos colores neón y un estampado de leopardo.*

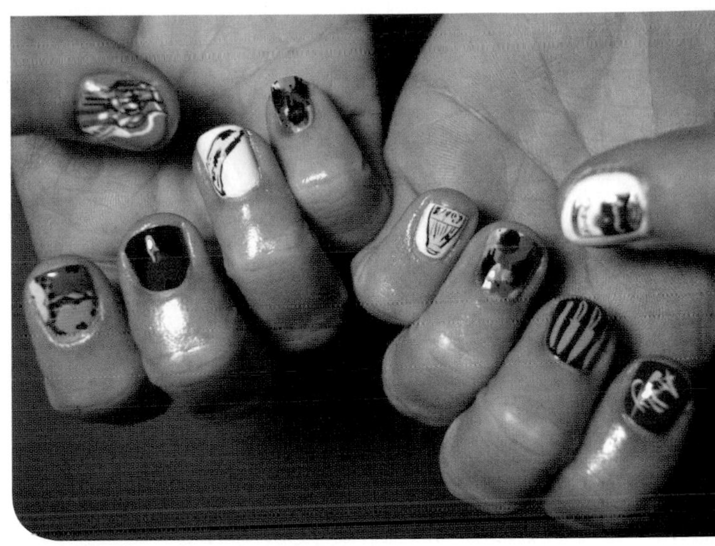

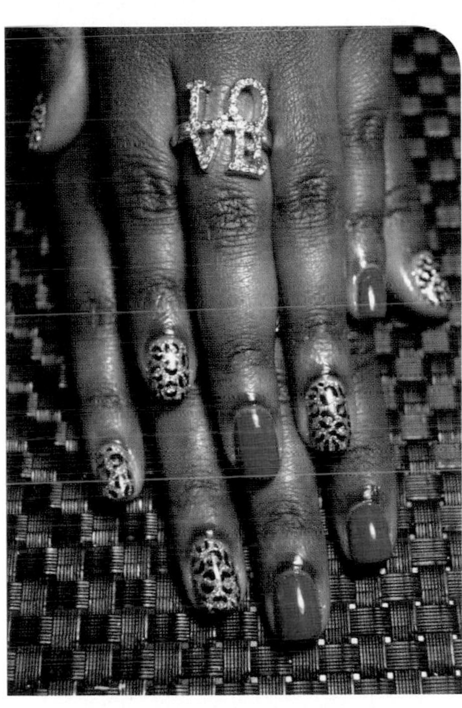

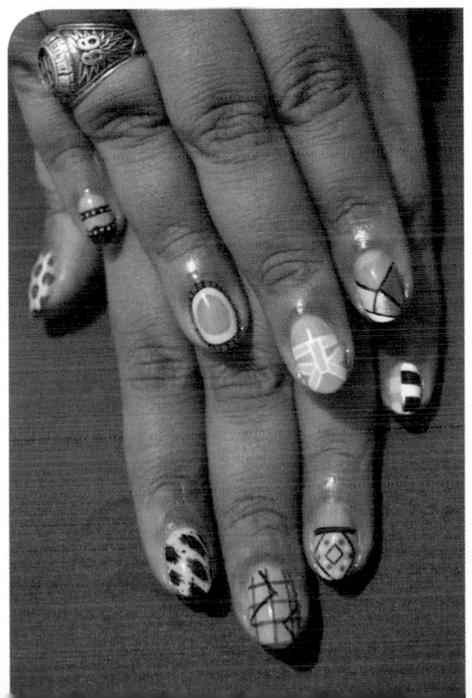

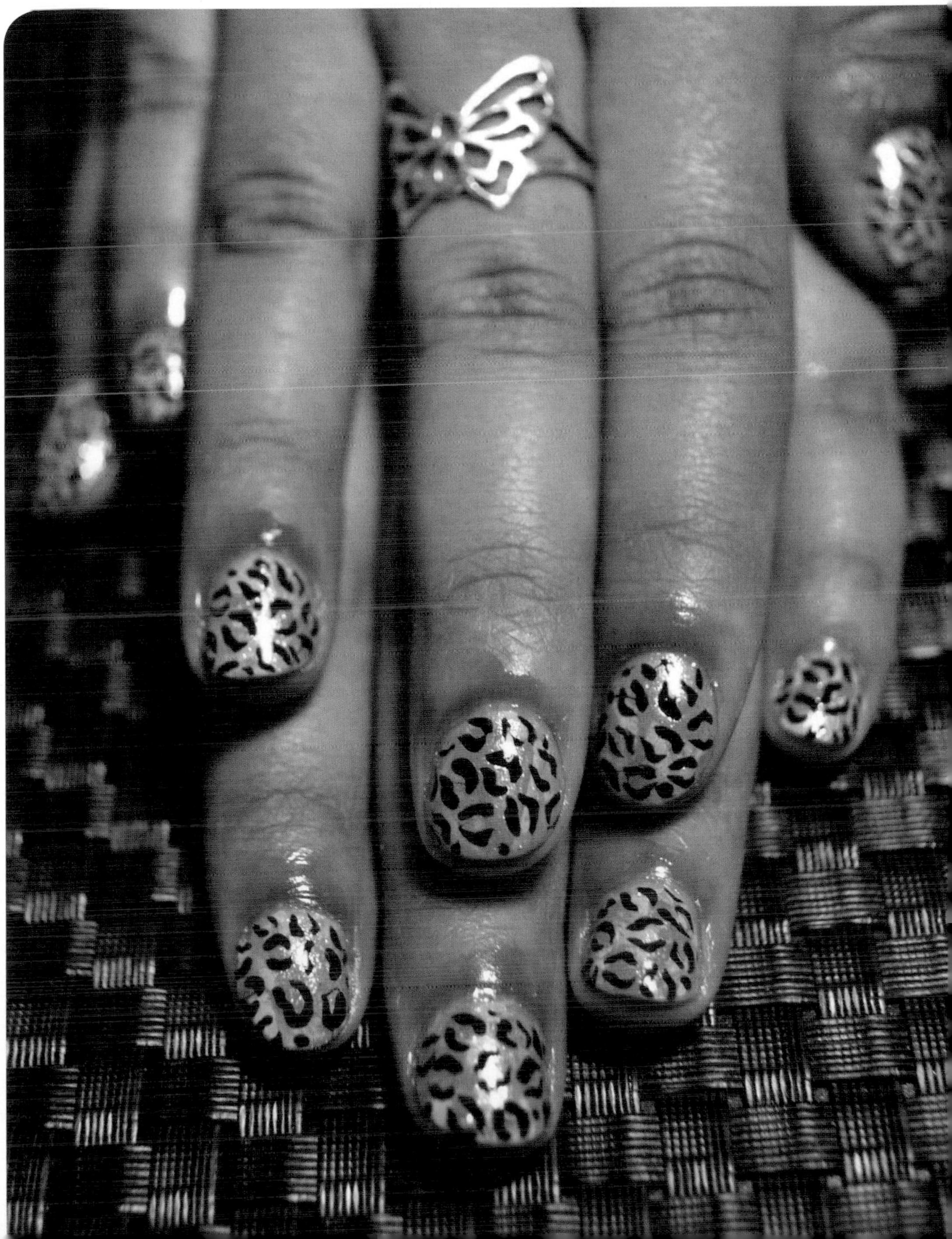

Uñas tribales

Los diseños de uñas tribales combinan motivos geométricos y colores brillantes y de contraste. Los lunares, las rayas y los zigzags son la clave, y la belleza de este estilo de *nail art* es que no hay límite en cuanto al número de colores utilizados en la uña. Es una opción para quienes disponen de un poco más de tiempo, una mano firme y cierta paciencia, ya que cada color debe secarse antes de pintar a su alrededor para evitar manchas y que se corra el color. Experimenta con el color base para complementar tejidos y modas.

PROYECTO: UÑAS TRIBALES de Ami Vega

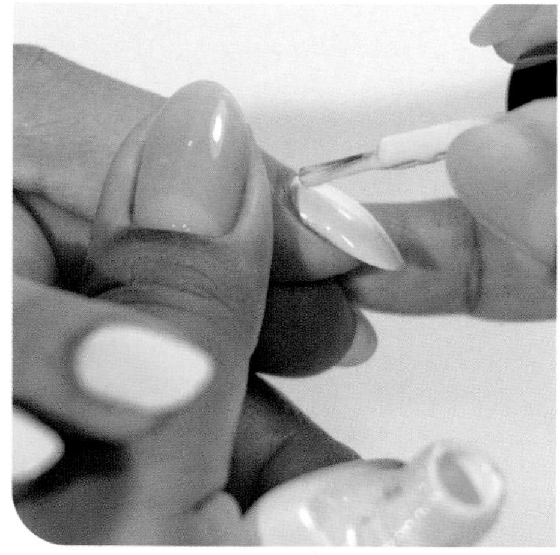

1 Aplica un esmalte base y luego dos capas finas de un esmalte de color brillante.

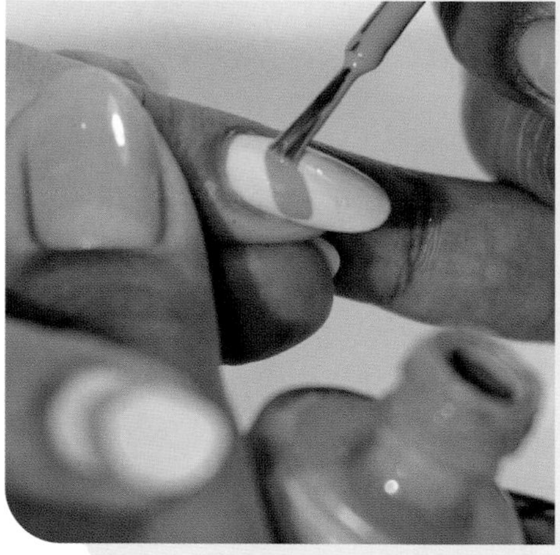

2 Crea una «V» en el medio de cada uña usando un esmalte gris..

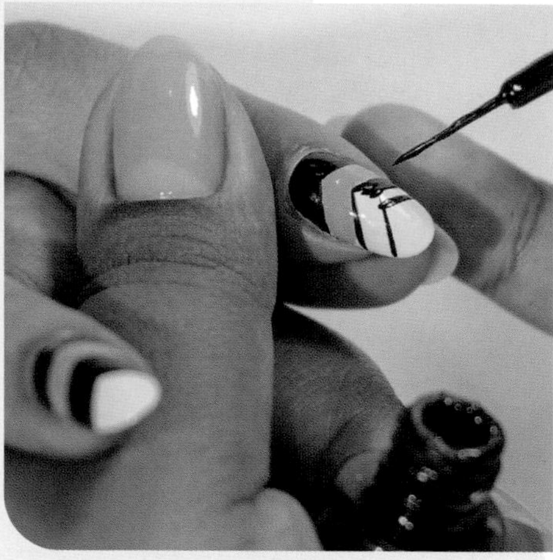

3 Rellena el espacio debajo de la «V» con un pintauñas negro y crea otra «V» encima de la primera.

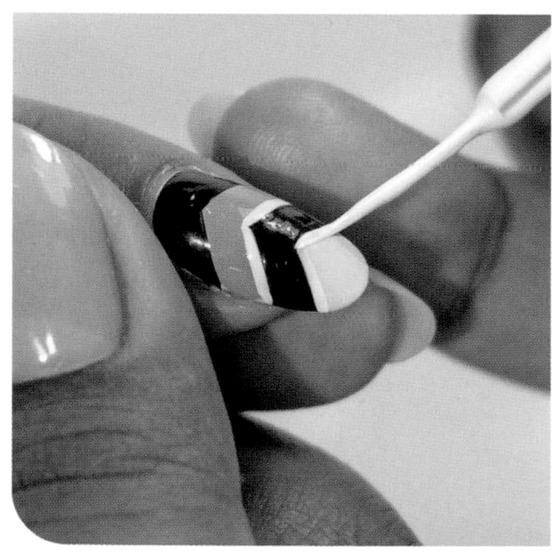

4 Perfila la «V» negra superior con una raya blanca y déjela secar.

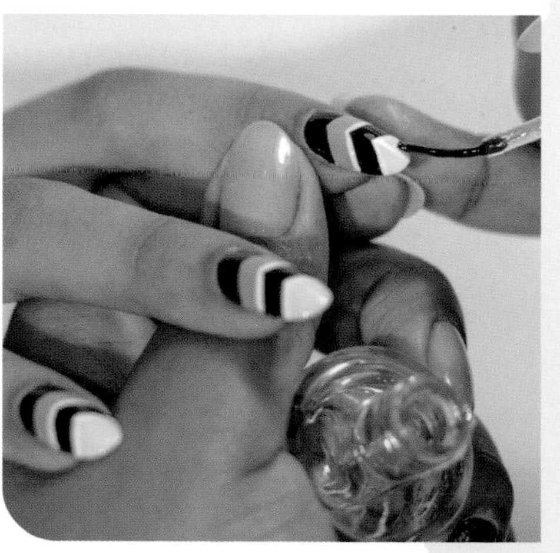

5 Aplica una capa de acabado para sellar el diseño y dejar un acabado brillante.

Sugerencia de color

Tono Pippa de Zoya
Tono Alexandra's Hot Gray de Brucci
Esmaltes blanco y negro de Q-Art *nail art*

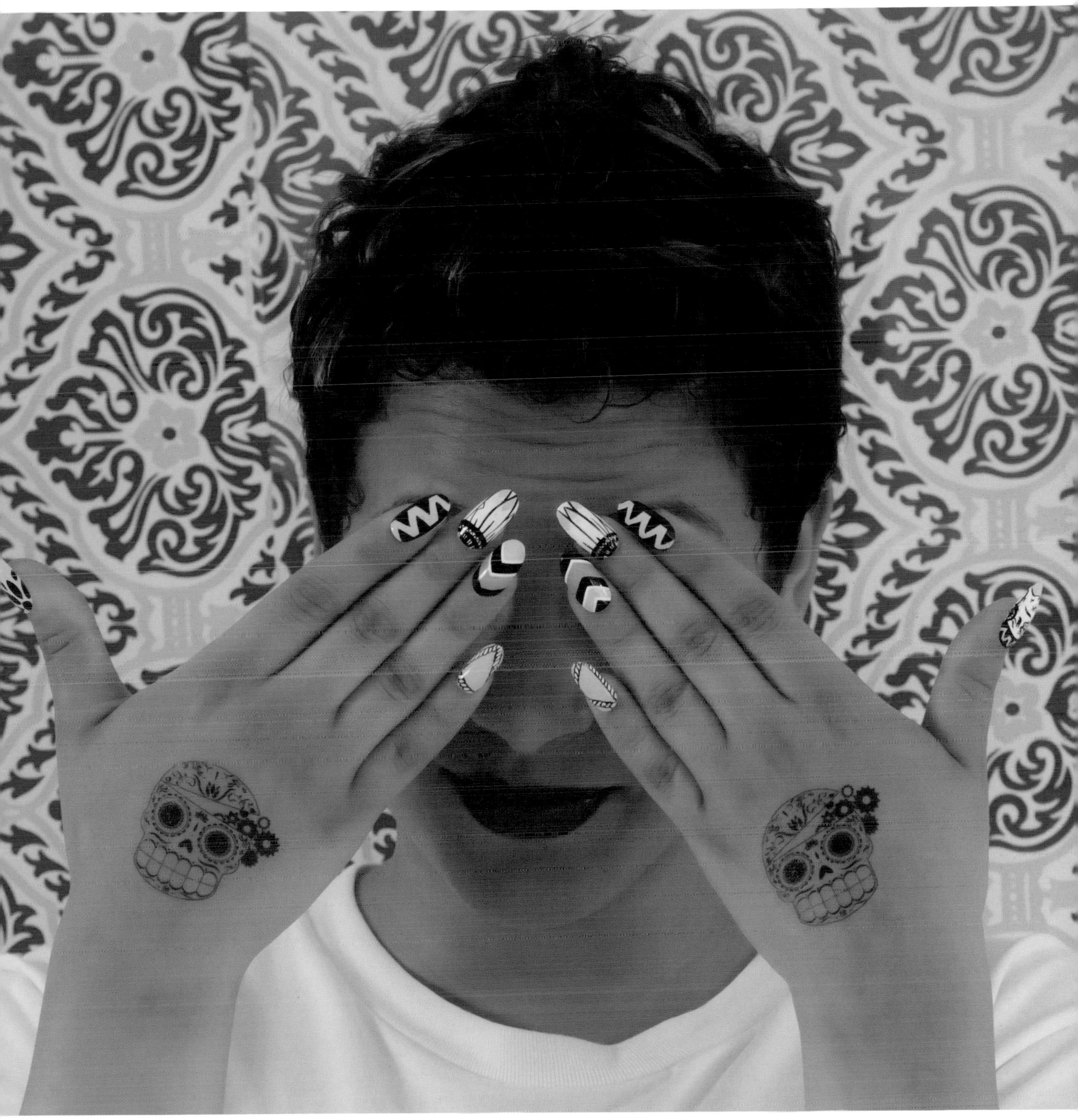

Una modelo muestra sus uñas con diseños variados en solo cuatro tonos, entre los quc se encuentra el efecto «cuerda» y un estampado a rayas de estilo tribal.

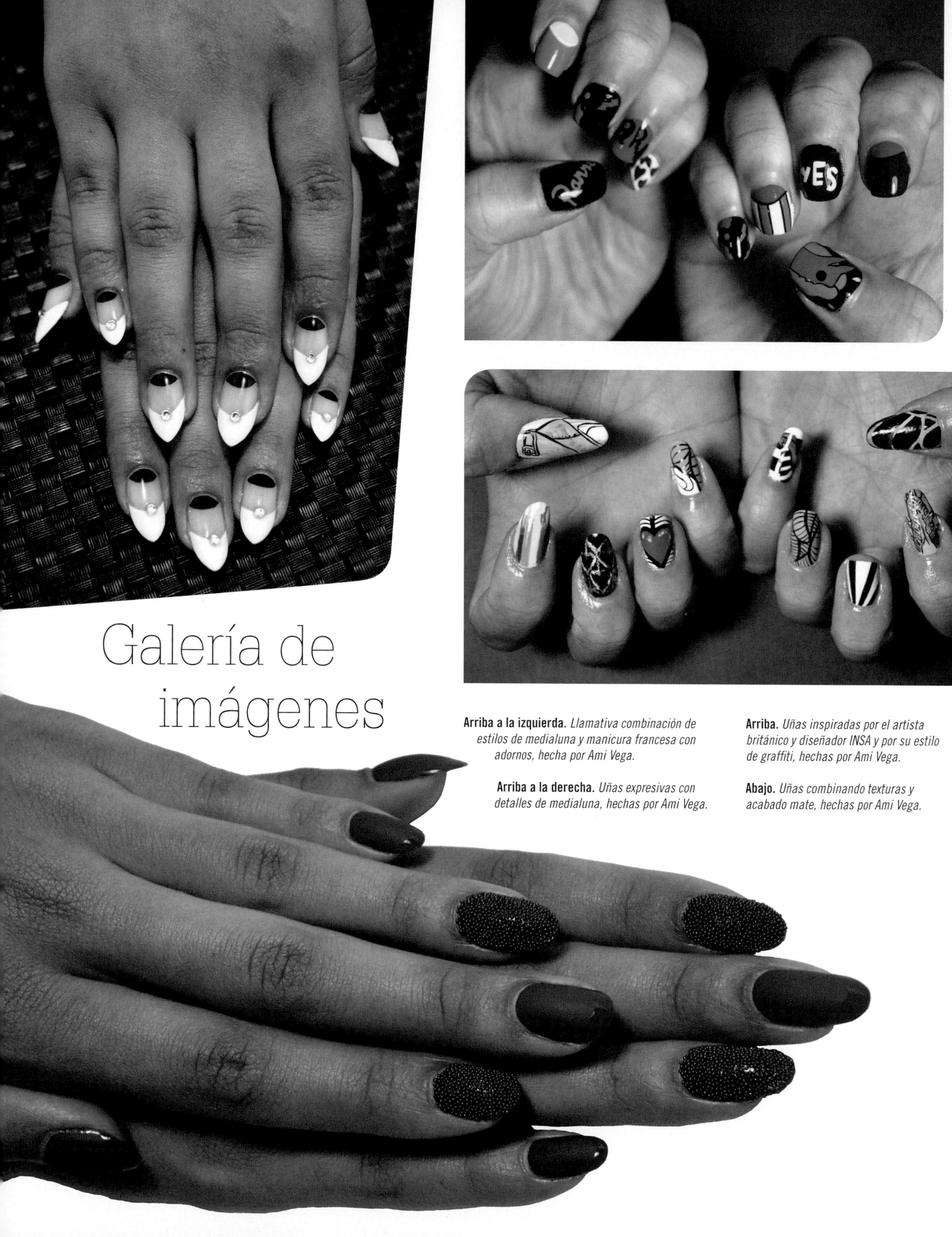

Galería de imágenes

Arriba a la izquierda. *Llamativa combinación de estilos de medialuna y manicura francesa con adornos, hecha por Ami Vega.*

Arriba a la derecha. *Uñas expresivas con detalles de medialuna, hechas por Ami Vega.*

Arriba. *Uñas inspiradas por el artista británico y diseñador INSA y por su estilo de graffiti, hechas por Ami Vega.*

Abajo. *Uñas combinando texturas y acabado mate, hechas por Ami Vega.*

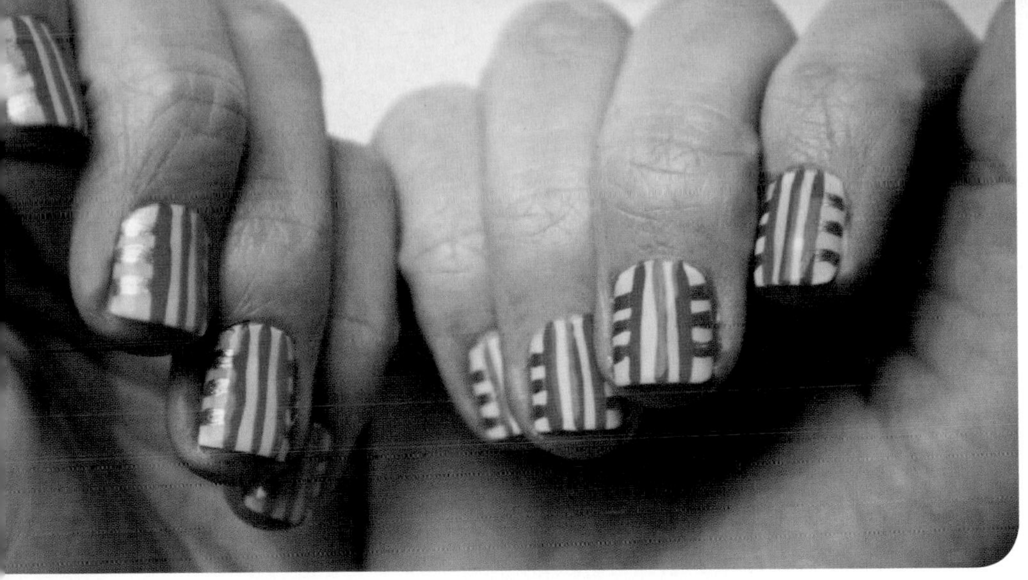

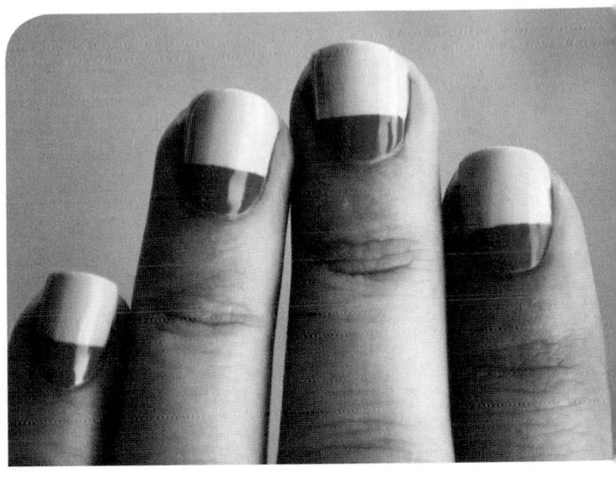

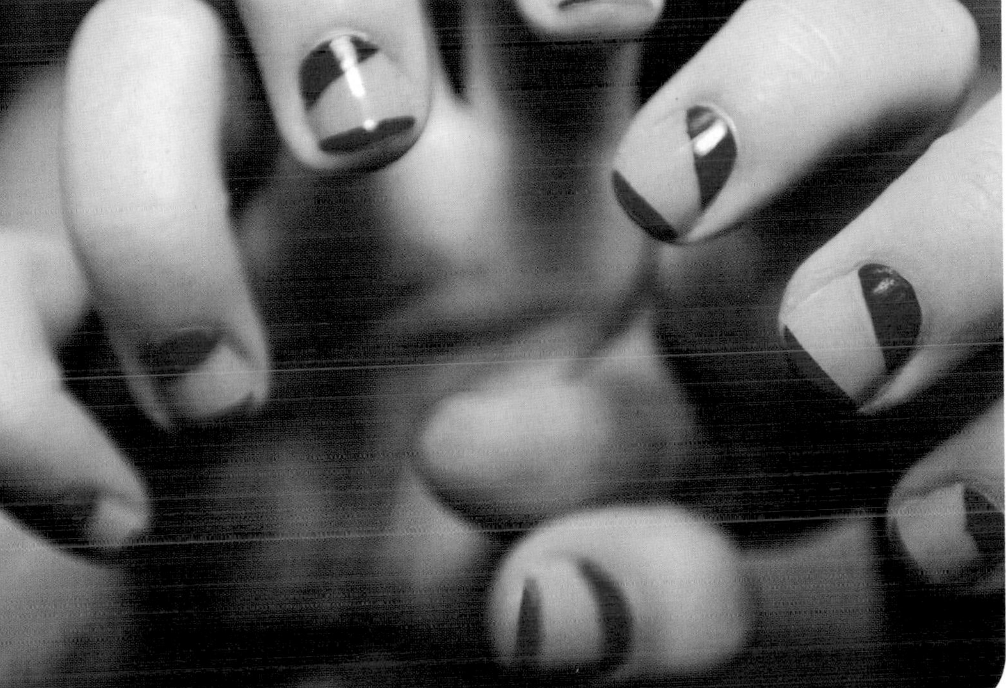

Arriba. *Uñas color* nude *y naranjas con el estilo de medialuna alisado, hechas por Christina Rinaldi.*

Arriba a la izquierda. *Uñas con rayas de color dorado y coral, hechas por Christina Rinaldi.*

Izquierda. *Uñas beige oscuro con efectos de color rojos de Christina Rinaldi.*

Abajo a la izquierda. *Uñas inspiradas en una cerilla hechas por Christina Rinaldi.*

Abajo. *Manicura floral con una uña destacando con diseño gradual.*

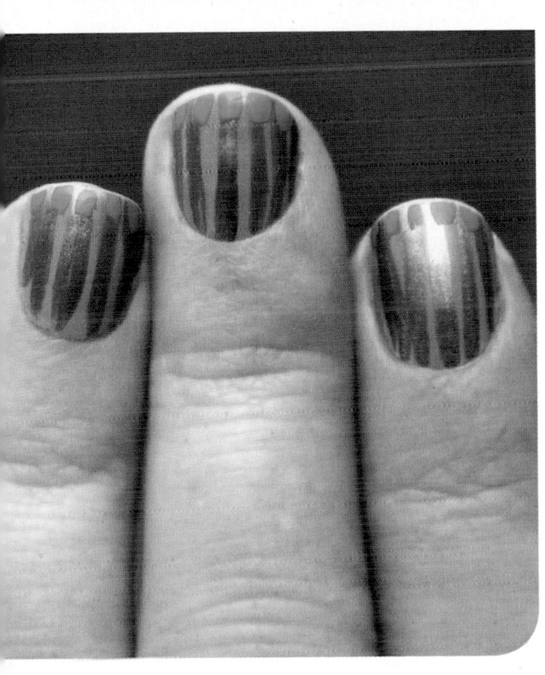

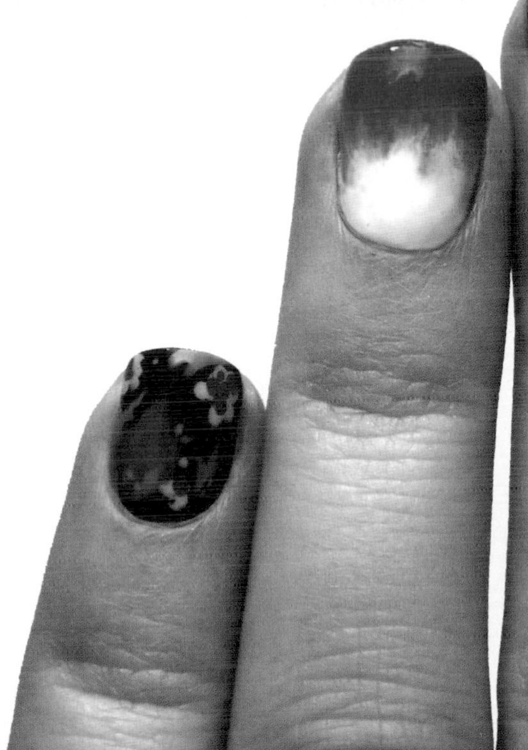

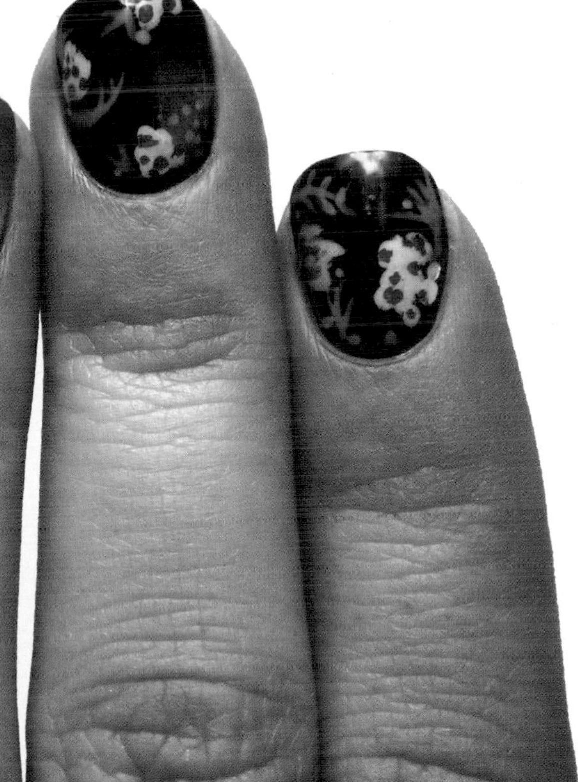

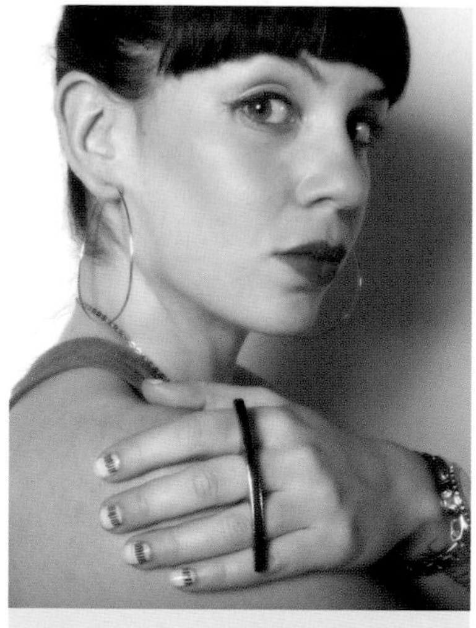

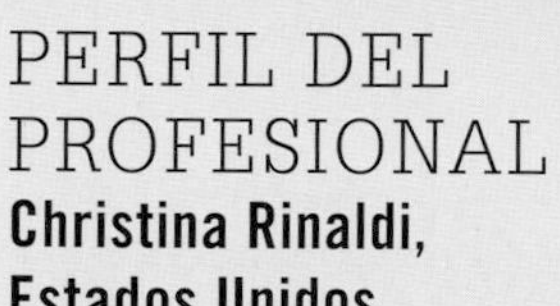

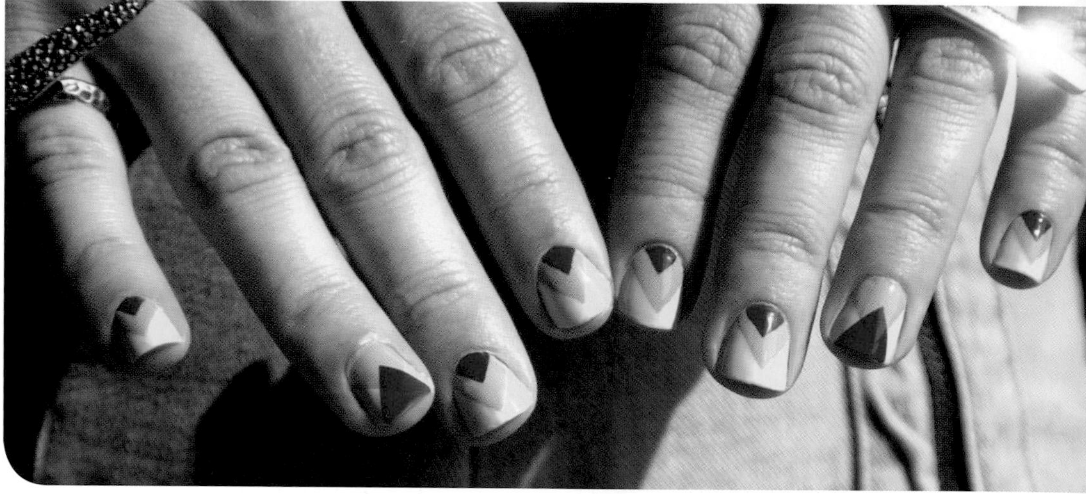

PERFIL DEL PROFESIONAL

Christina Rinaldi, Estados Unidos

Christina Rinaldi es una especialista del *nail art* y una diseñadora de Brooklyn. Usa métodos poco convencionales como el estarcido y la mezcla de colores. Cada conjunto de uñas que produce es un estudio de técnica y composición. Está formada en diseño gráfico y se inspira en la cultura y las pasarelas para crear sus precisos diseños de uñas. Christina ha colaborado con la importante cadena Sephora para crear estilosos *sets* de esmaltes de uñas inspirados en la moda callejera.

Arriba. Set *de tres colores con el dedo anular distinto para resaltar el diseño.*

Derecha. *Uñas inspiradas en el método de pintura goteando.*

Abajo. *Uñas multicolor al estilo* chevron.

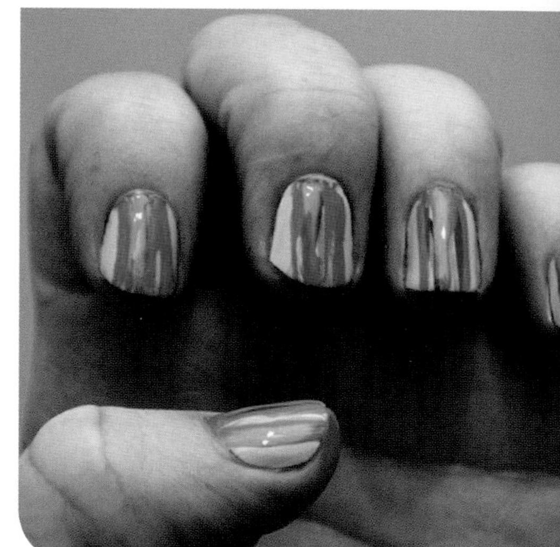

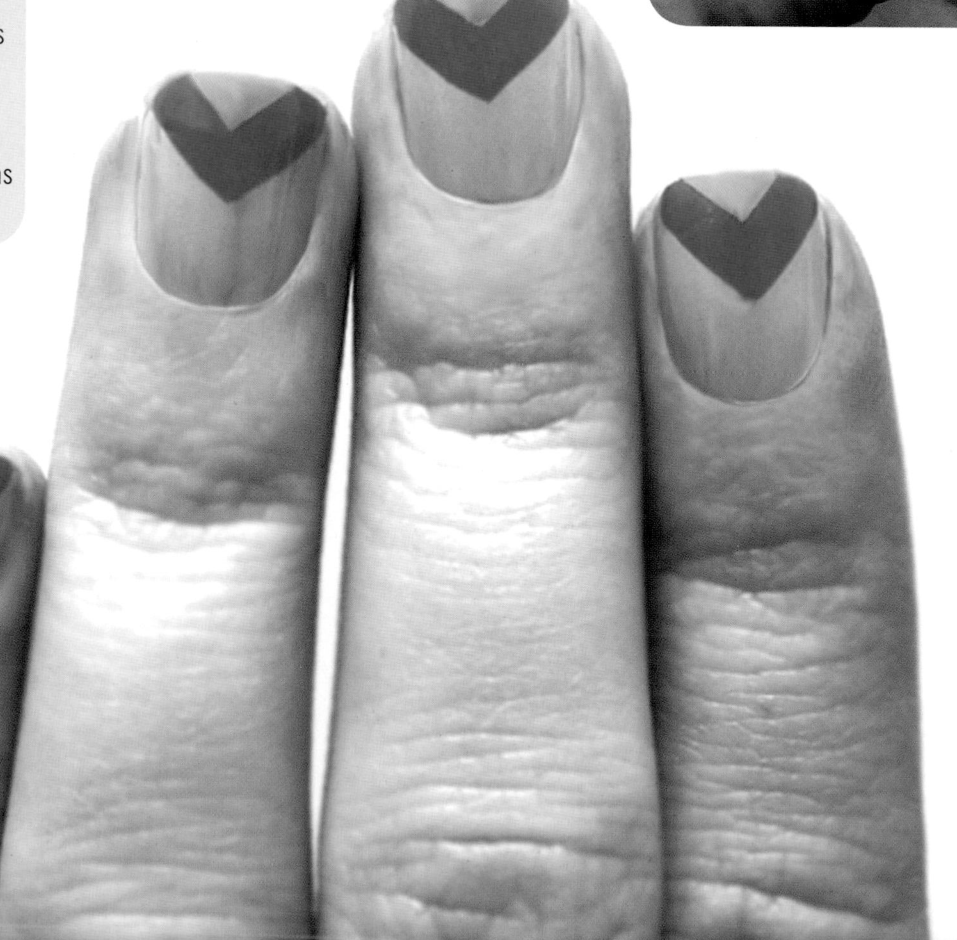

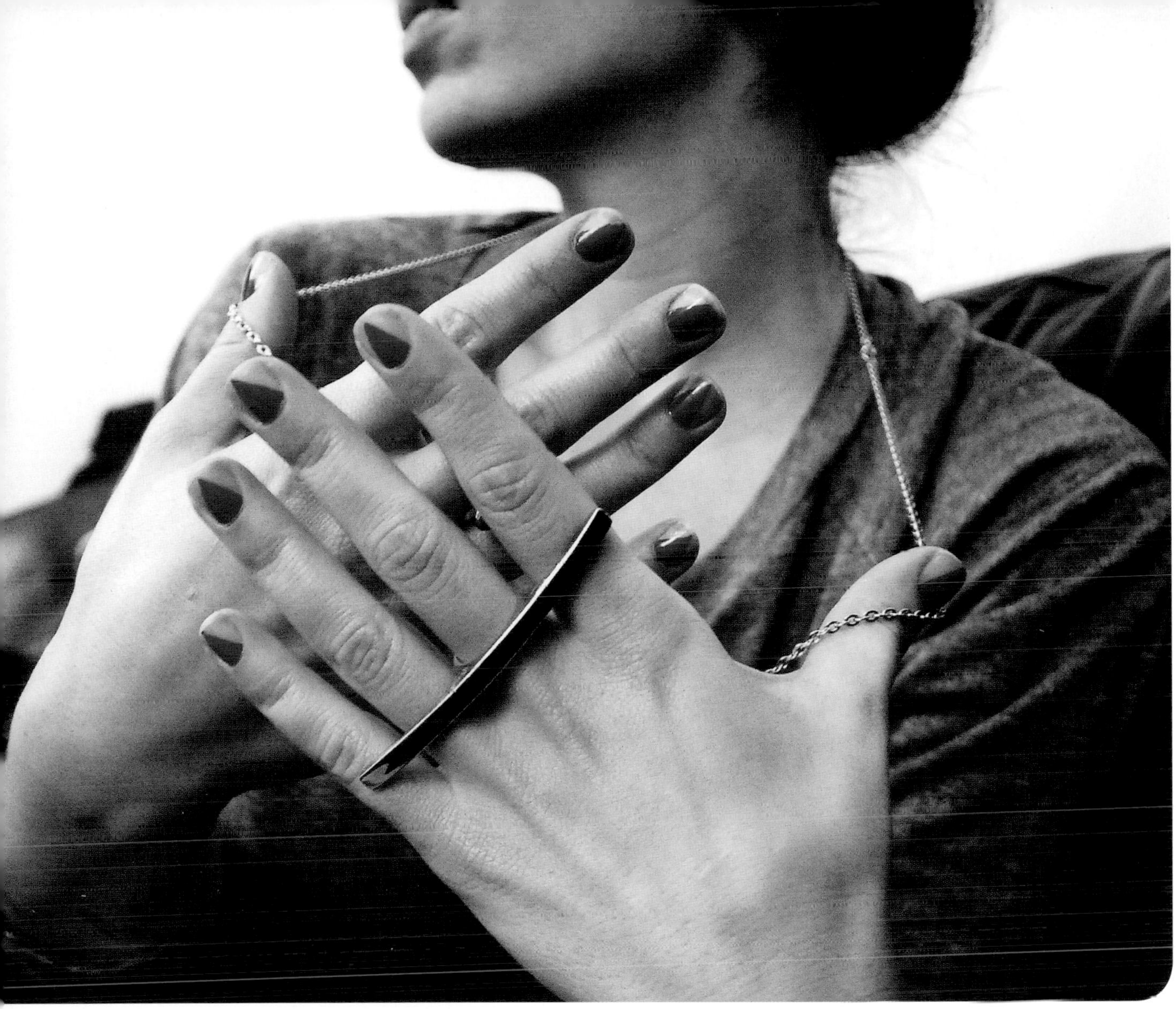

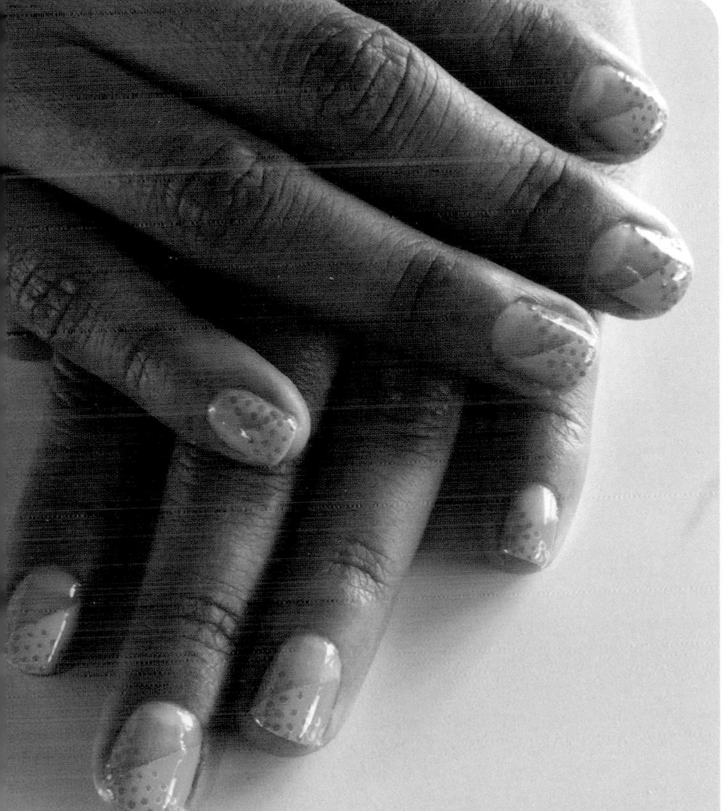

Arriba. *Uñas diseñadas para crear la ilusión de pequeñas garras.*

Izquierda. *Cruce de colores con puntos de neón.*

Abajo. *Extensión de la manicura de medialuna con detalles de puntos.*

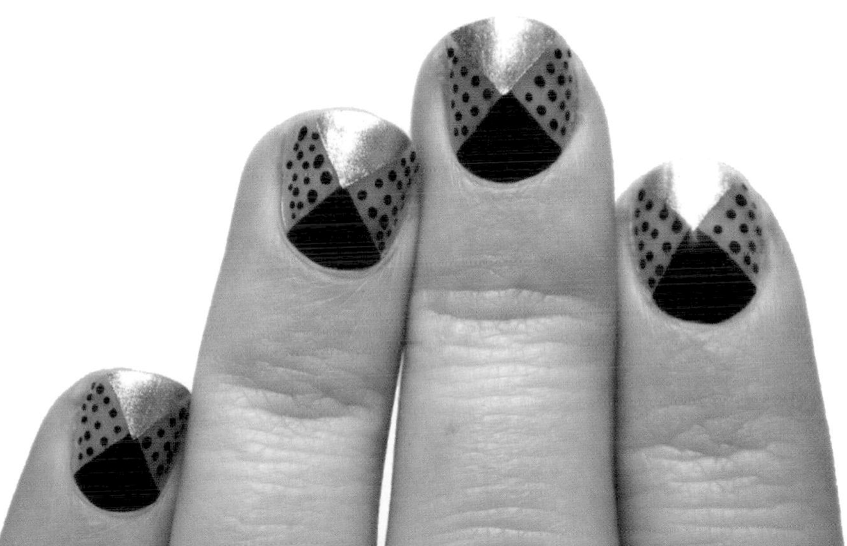

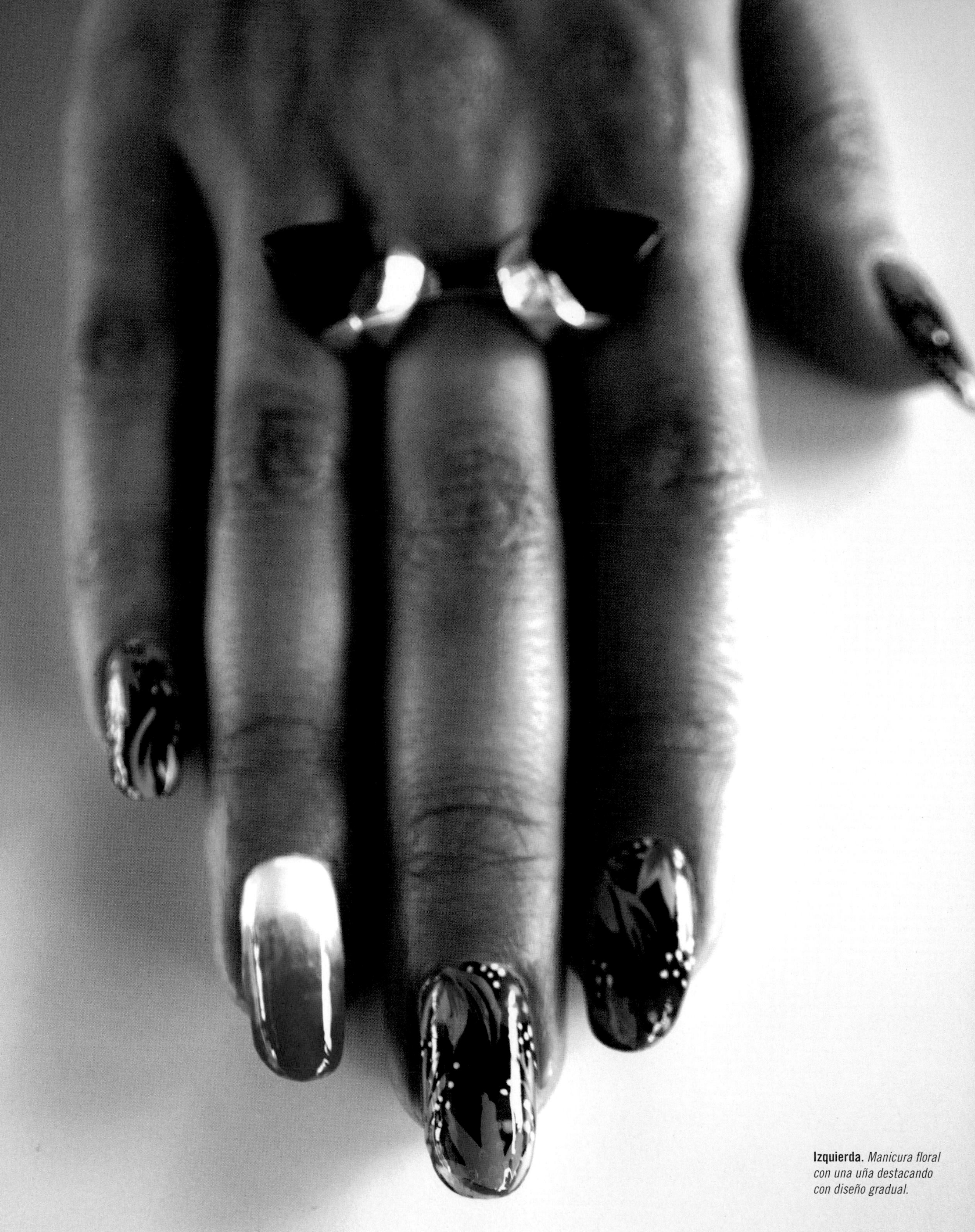

Izquierda. *Manicura floral con una uña destacando con diseño gradual.*

PROYECTO: UÑAS CRUZADAS CON PUNTOS de Christina Rinaldi

Combina el estilo callejero con colores llamativos y da un giro a la manicura de medialuna creando un diseño cruzado que es rápido de hacer pero que requiere precisión. Elige un tono oscuro como color principal y un tono brillante que contraste en los puntos para conseguir un *look* extravagante.

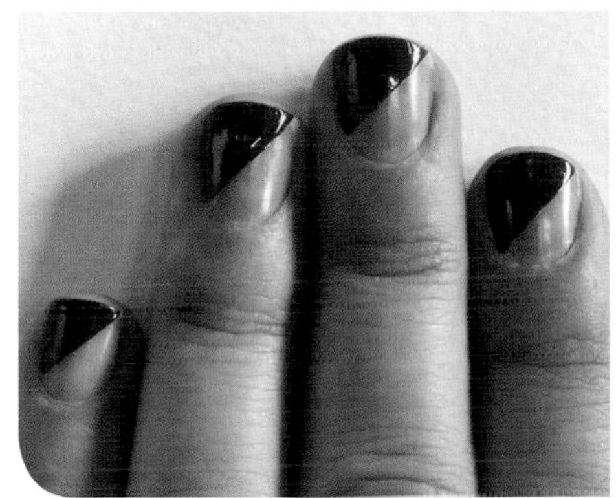

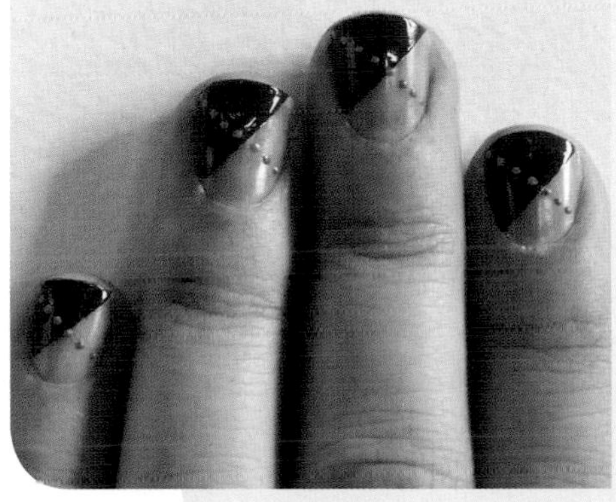

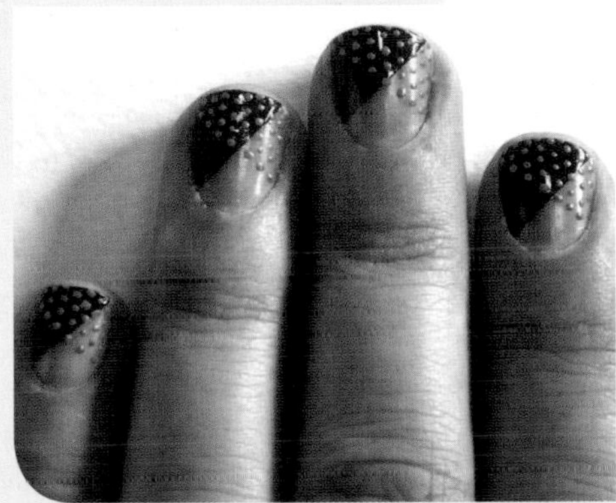

1 Después de aplicar una capa base o de color *nude*, aplica el color elegido en una línea diagonal desde la esquina de la medialuna hasta el borde libre. Aplica dos capas de esmalte en la mitad superior de la línea y deja que se seque.

2 Utilizando un punteador y un pulidor o rayador en un color que contraste, crea una línea de puntos en la dirección opuesta desde el otro lado de la medialuna hacia su borde libre opuesto.

3 Usando la primera línea de puntos como guía, aplica más puntos en un ángulo recto direccionado hacia el borde libre de la uña. Repite el proceso en todas las uñas y aplica una capa de esmalte brillante cuando estén completamente secas.

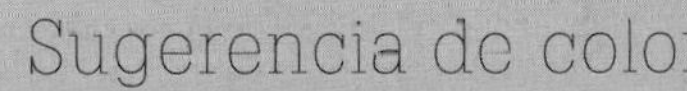

Sugerencia de color

Esmalte Ciaté Pain en el tono Power Dressing
Esmalte Orly en el tono Hotshot

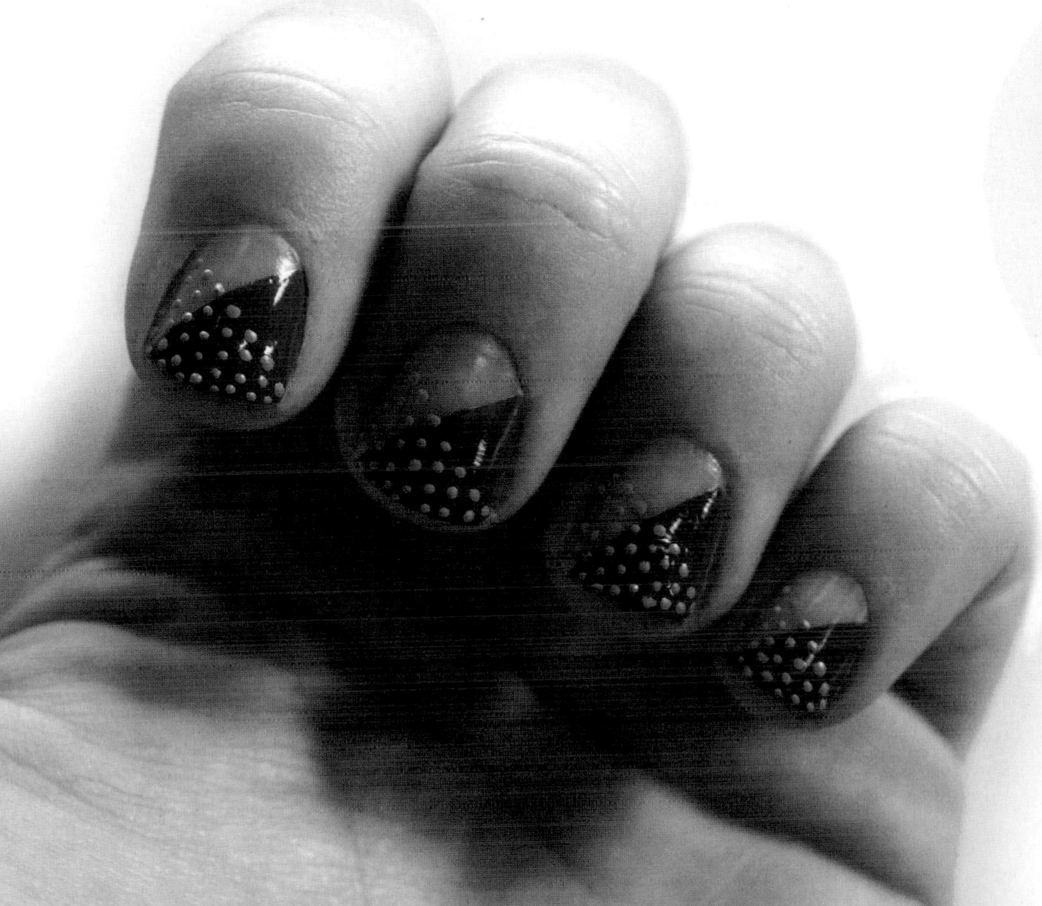

Uñas de color *nude* y verde azulado con el estampado de puntos neón que dan un efecto sencillo pero llamativo.

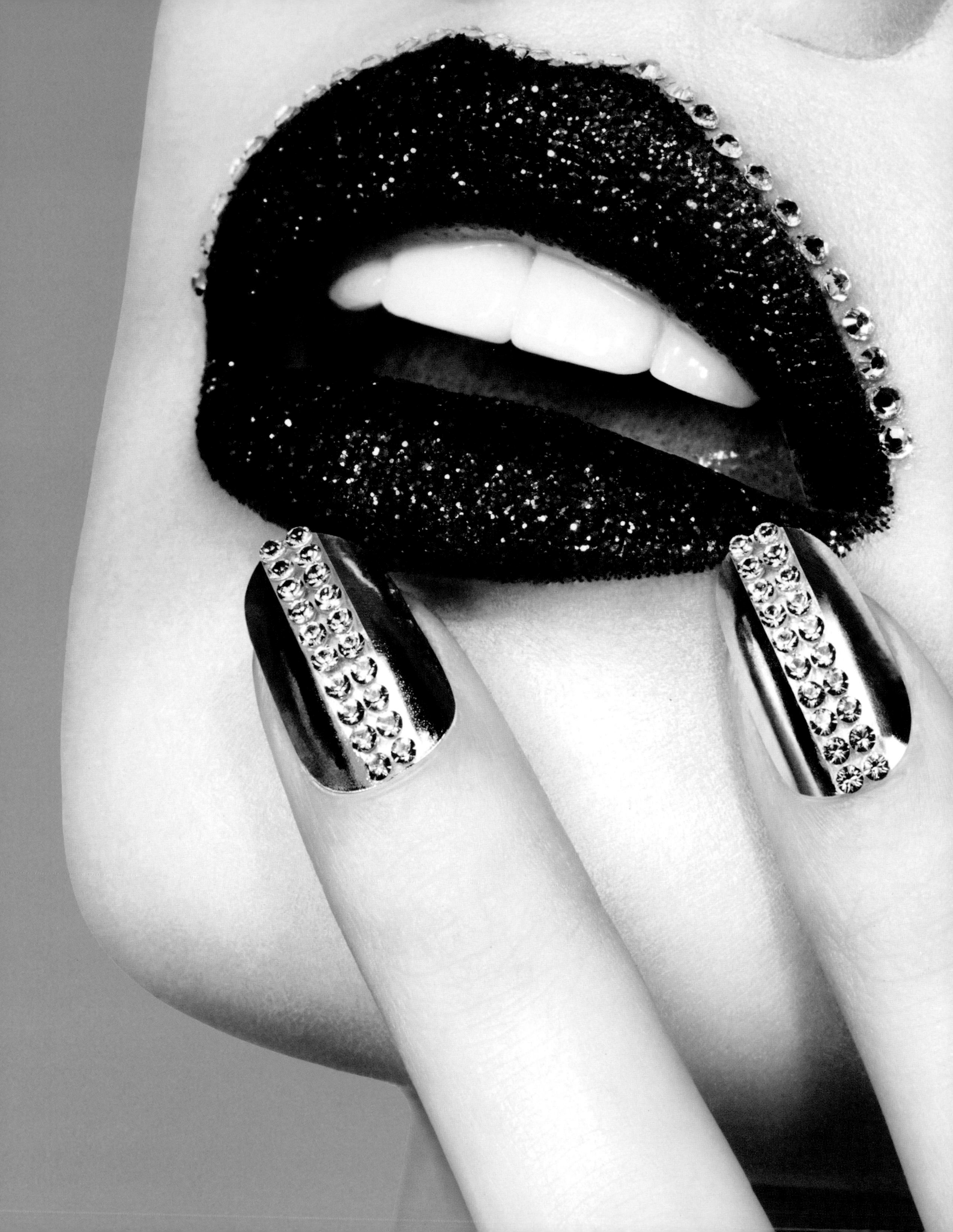

CAPÍTULO CUATRO:

TODO BIEN ENVUELTO

El año 2007 fue testigo de la llegada de Minx, una lámina para uñas que, al ser sujetada con calor por un estilista de uñas, se encoge para adaptarse a uñas artificiales o naturales. Las versiones de consumo del concepto siguieron poco a poco después de que las láminas de efecto instantáneo, o «envolturas», tuvieran éxito entre hombres y mujeres como una opción rápida y llamativa para la creación del *nail art*.

Aunque requieren cierta precisión, las láminas de uñas son fáciles de poner y quitar, no necesitan tiempo de secado y se presentan en numerosos diseños que se adaptan a todas las tendencias y ocasiones. Una vez colocadas, duran aproximadamente una semana, y son las favoritas de quienes no tienen tiempo y de quienes desean dar un toque especial a sus uñas luciendo un diseño personalizado o las últimas tendencias. También se pueden cortar y moldear para adaptarlas a la uña o para jugar con tendencias pasadas y presentes, como la manicura en medialuna. No es difícil entender por qué los envoltorios de uñas han sido revolucionarios en el diseño de uñas práctico e intrigante.

Izquierda. *Envolturas plateadas de Nail Rock con elementos de cristal de Swarovski, diseñadas y aplicadas por Zoe Pocock.*

Aplicación del envoltorio

Zoe Pocock, la directora creativa de Naik Rock, nos muestra cómo aplicar los envoltorios de uñas.

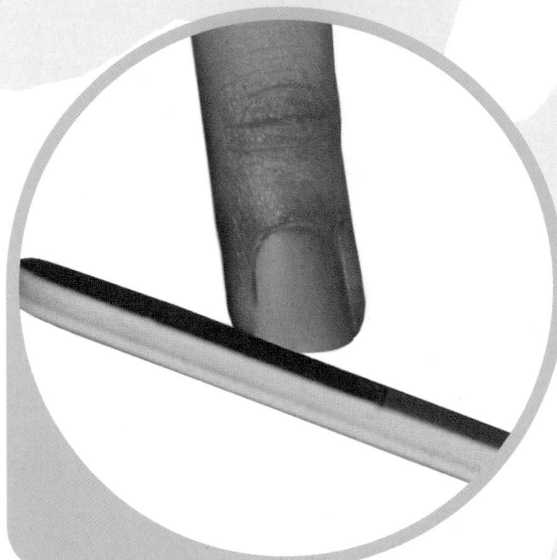

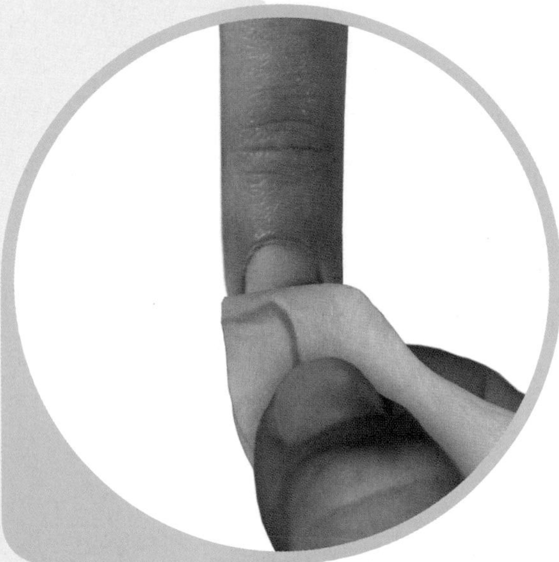

1 Empuja hacia atrás la cutícula, da forma y lima el borde de la uña. Elimina suavemente el brillo superficial con un pulidor de uñas o una lima de uñas lisa.

2 Limpia la uña con un desinfectante o una toallita de uñas. Selecciona la envoltura más similar al tamaño de la cutícula (recórtala si es necesario), y calienta la envoltura entre los dedos o con el aire de un secador de pelo antes de retirarla de la lámina de soporte.

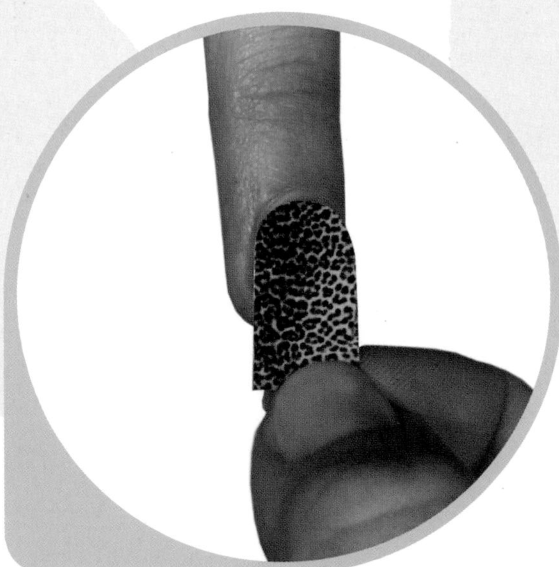

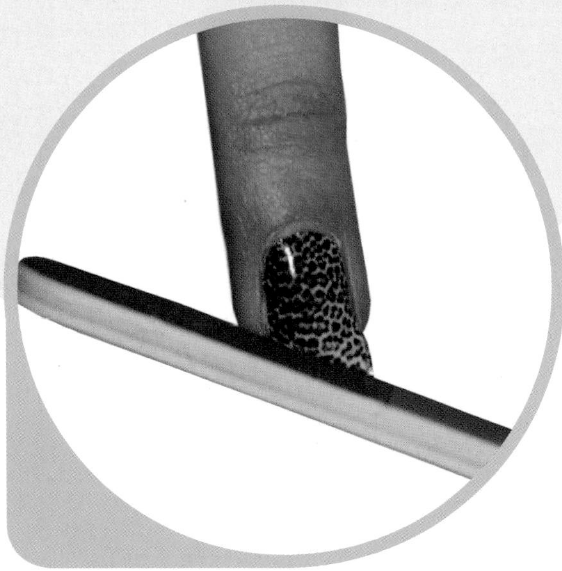

3 Coloca la envoltura cerca del borde de la cutícula. Presiona firmemente sobre la uña y trabaja desde el borde de la cutícula, ejerciendo presión y alisando la envoltura desde el centro hacia los bordes exteriores de la uña.

4 Alisa los pliegues levantando ligeramente el envoltorio y estirando hacia atrás sobre la uña, antes de aplicar presión y alisar de nuevo. Extiende la envoltura sobre el borde libre de la uña y lima el exceso.

Abajo. *Envoltorio con estampado de guepardo amarillo de Nail Rock diseñados y aplicados por Zoe Pocock.*

Final de página. *Envoltorio con estampado de jirafa dorado de Nail Rock diseñados y aplicados por Zoe Pocock.*

Derecha. *Envoltorio con estampado de huevos de codorniz de Nail Rock diseñados y aplicados por Zoe Pocock.*

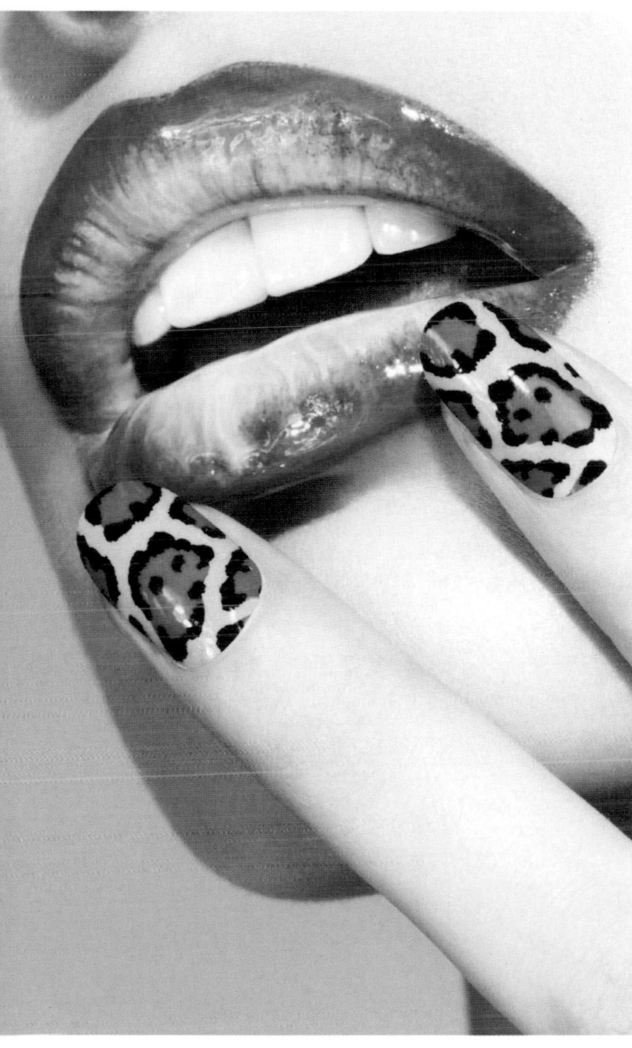

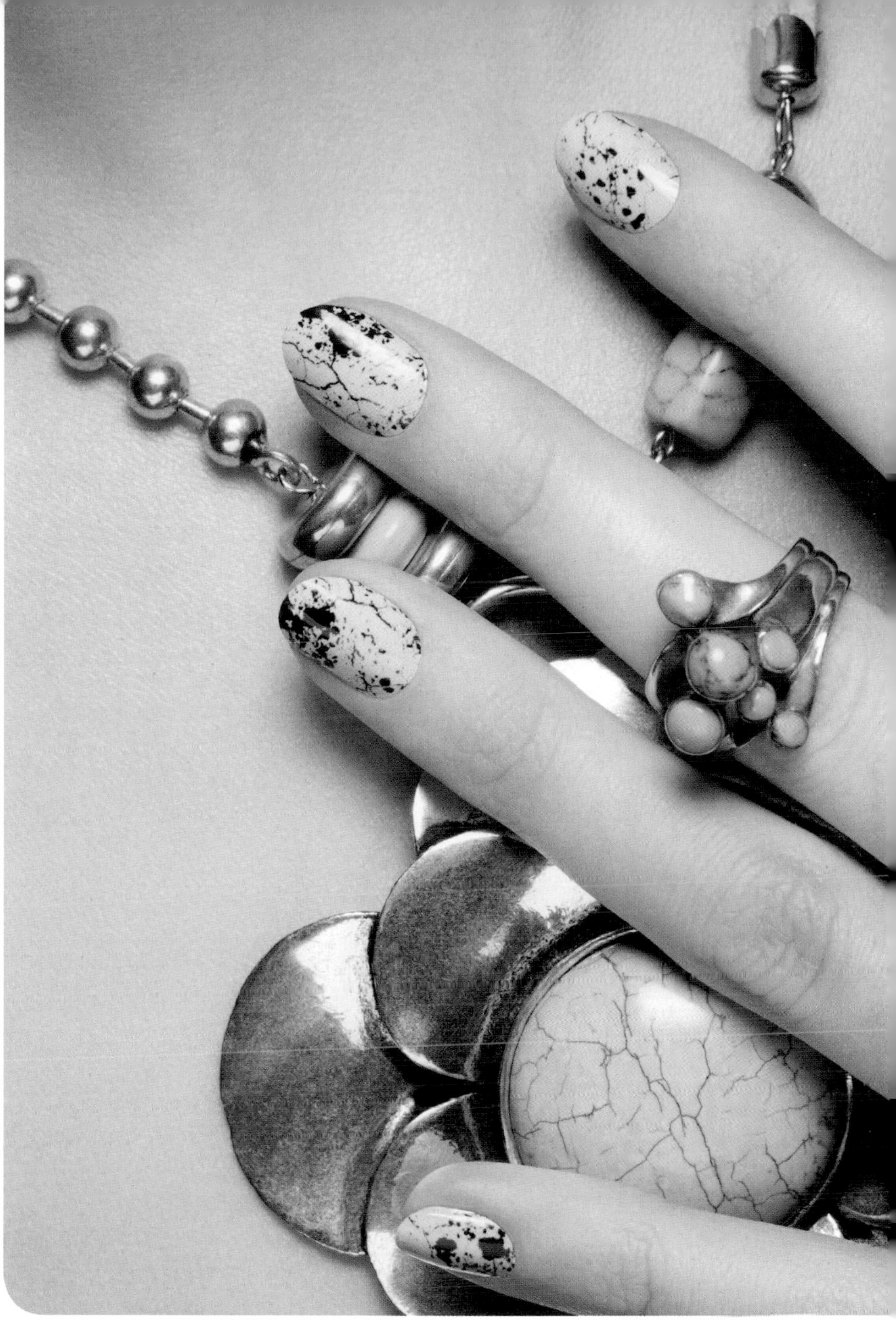

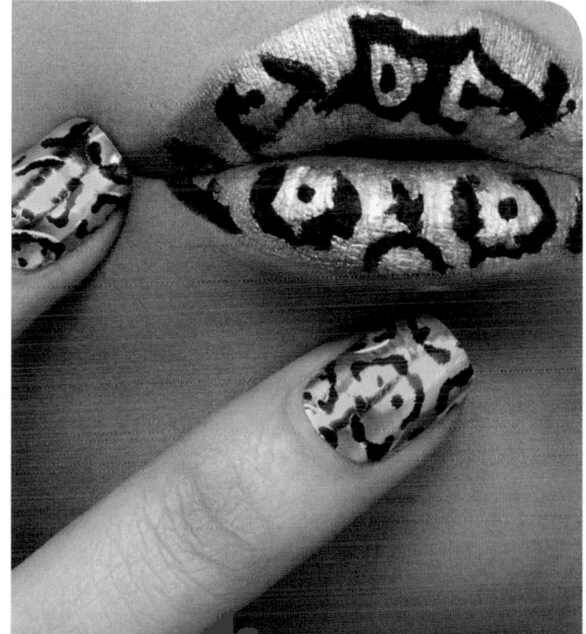

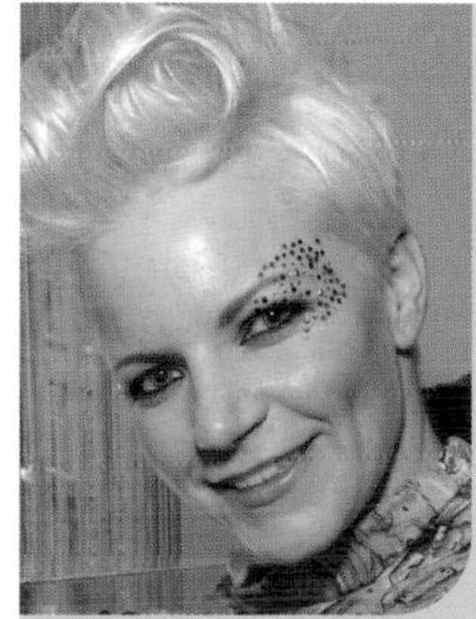

PERFIL DEL PROFESIONAL

Zoe Pocock, Reino Unido

La famosa estilista de uñas Zoe Pocock es la directora creativa de Nail Rock, la marca británica líder en envoltorios de uñas, que ofrece diseños fáciles de aplicar inspirados en las tendencias. Zoe lanza nuevos diseños de temporada para Nail Rock y no es ajena a las colaboraciones de alto nivel con diseñadores de moda y marcas de estilo de vida. Famosa por dar un giro icónico e innovador a la manicura estándar, Zoe cree firmemente en las uñas como accesorio de moda y ha colaborado con las principales casas de diseño, como Mulberry, Folli Follie y Meadham Kirchhoff de Nueva York.

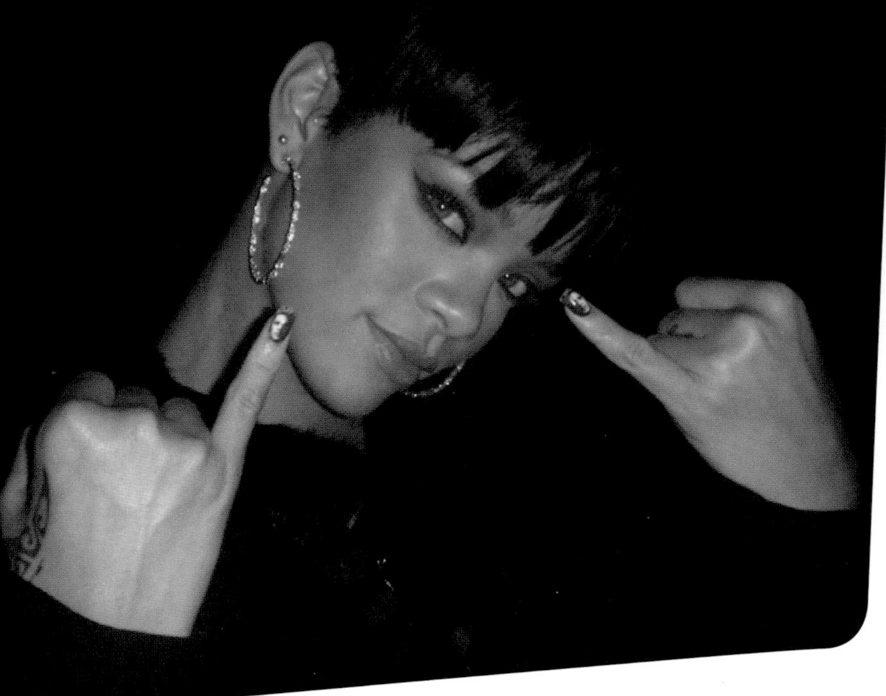

Estrellas del envoltorio y desfiles

Minx y otros diseños de envoltura de uñas reflejan los *looks* de temporada y han aparecido en numerosos desfiles de moda y sesiones fotográficas para revistas. Los envoltorios pueden personalizarse a medida, aplicarse y darles forma en cuestión de minutos para adaptarse a una colección de ropa.

Arriba. *La cantante Rihanna usando los envoltorios de Minx diseñados con una impresión de Barack Obama, aplicados por Kimmie Kyees.*

Abajo. *Beyoncé llevando un envoltorio estilo holograma dorado de Minx, y aplicado por Lisa Logan.*

Un producto muy popular entre las famosas por su rápida aplicación, los envoltorios de uñas también tienen un acabado brillante o reflectante que los convierte inmediatamente en el centro de atención de las fotografías. Los envoltorios personalizados también pueden llevar caras y logotipos, y los diseños de banderas son los preferidos por los patriotas.

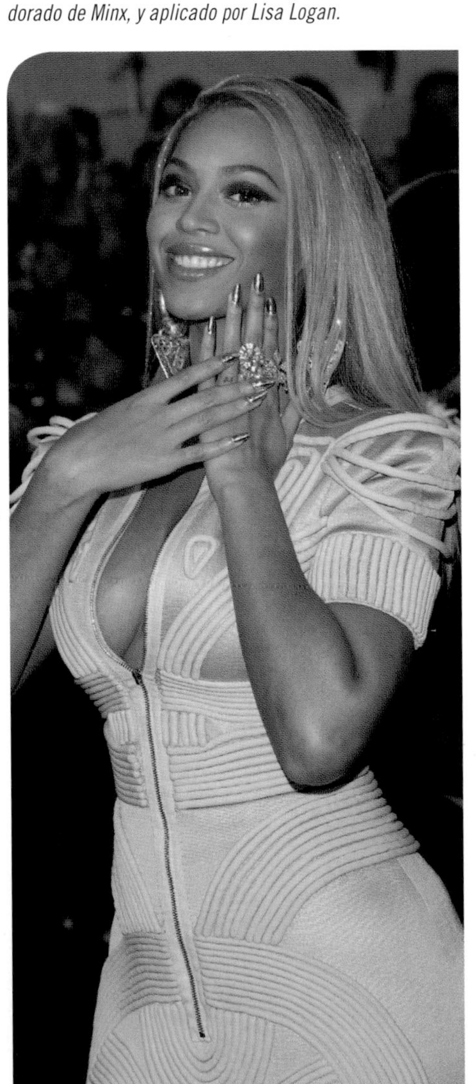

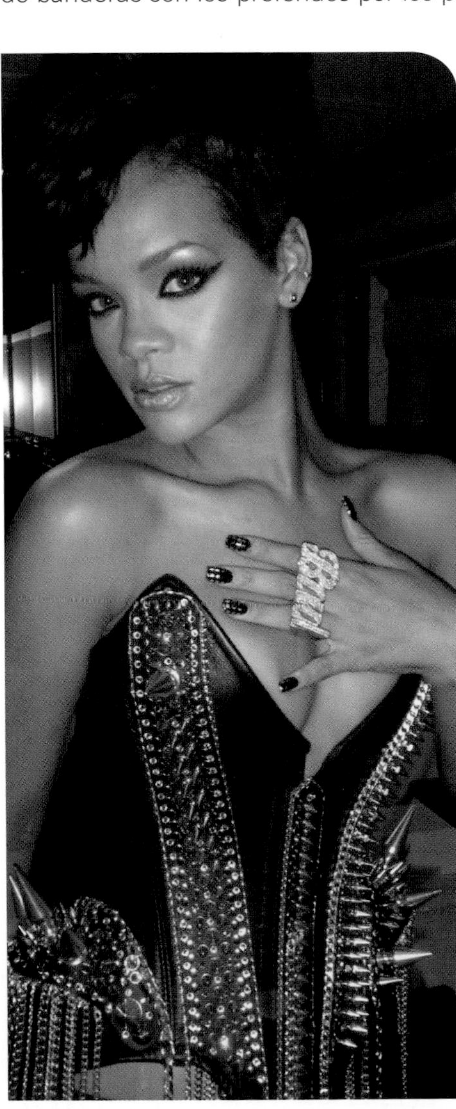

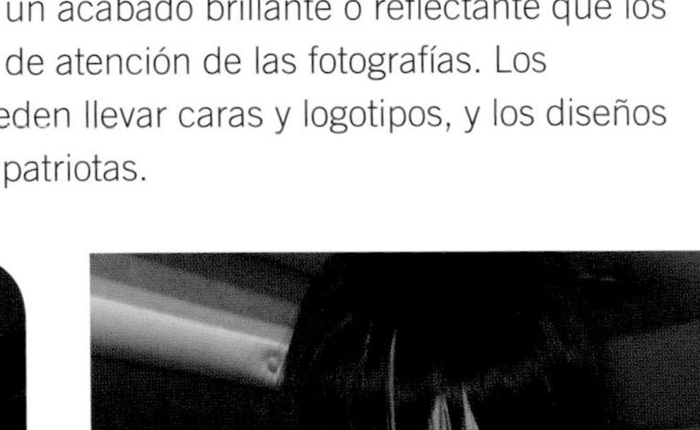

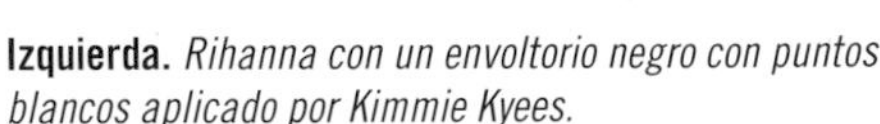

Izquierda. *Rihanna con un envoltorio negro con puntos blancos aplicado por Kimmie Kyees.*

Arriba. *La estrella del pop Katy Perry llevando el envoltorio Silver Lightning, aplicado por Kimmie Kyees.*

Arriba a la derecha. *La cantante Eve llevando un envoltorio con estilo piel de serpiente metalizada de Minx, aplicado por Naja Rickette.*

Derecha. *La cantante de pop Ke$ha llevando un envoltorio de Minx con adornos adicionales, aplicado por Kimmie Kyees.*

Izquierda. *La cantante Jordin Sparks llevando el envoltorio Golden Lightning de Minx para un videoclip, aplicado por Kimmie Kyees.*

Abajo. *La cantante Fergie llevando un envoltorio con líneas blancas y negras de Minx aplicado por Naja Rickette.*

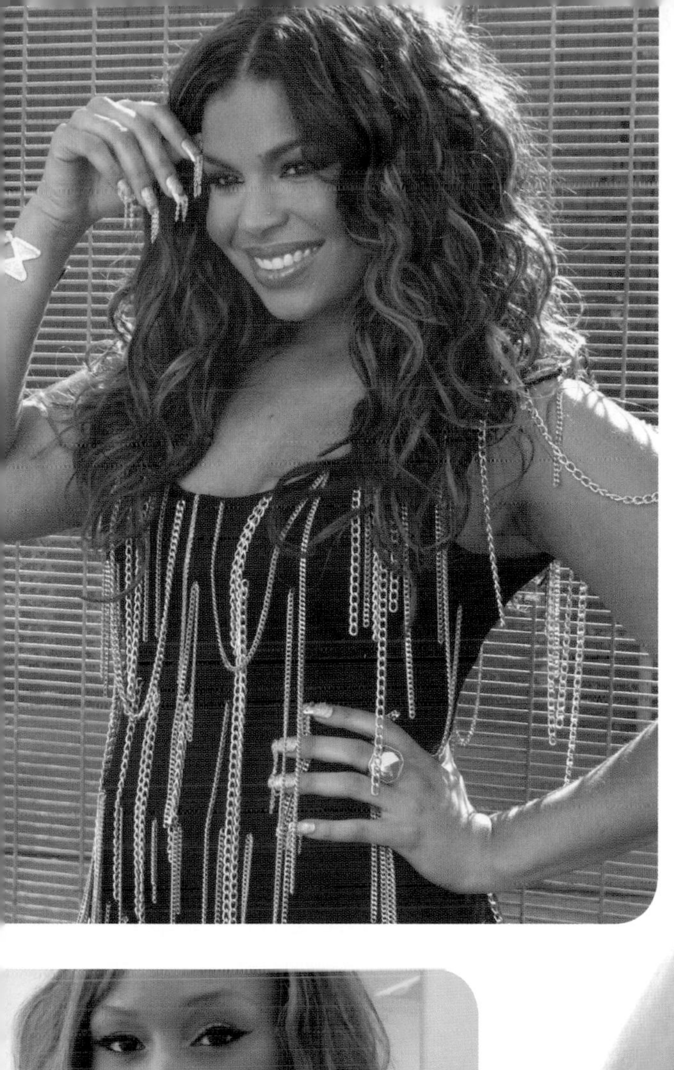

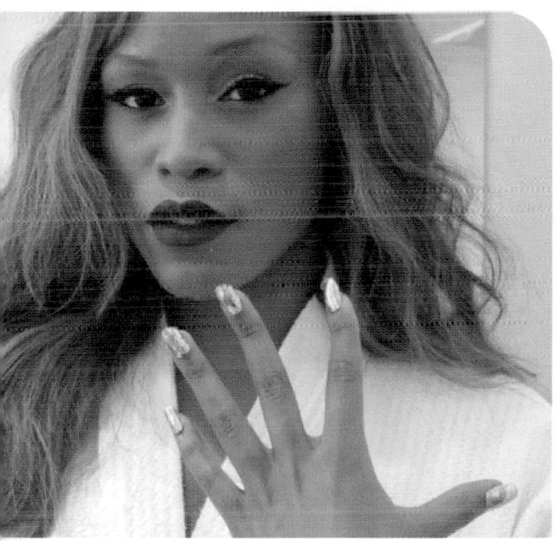

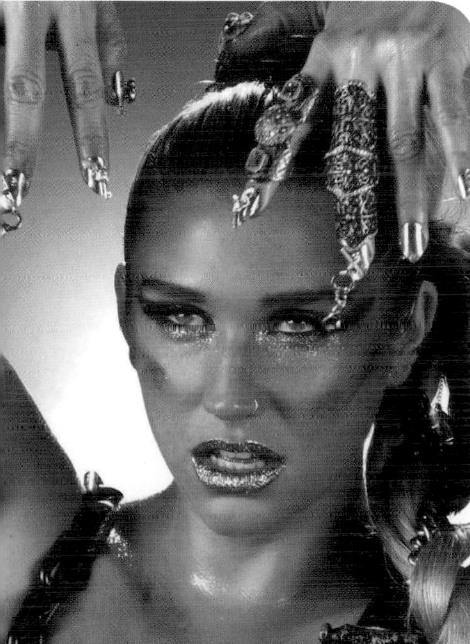

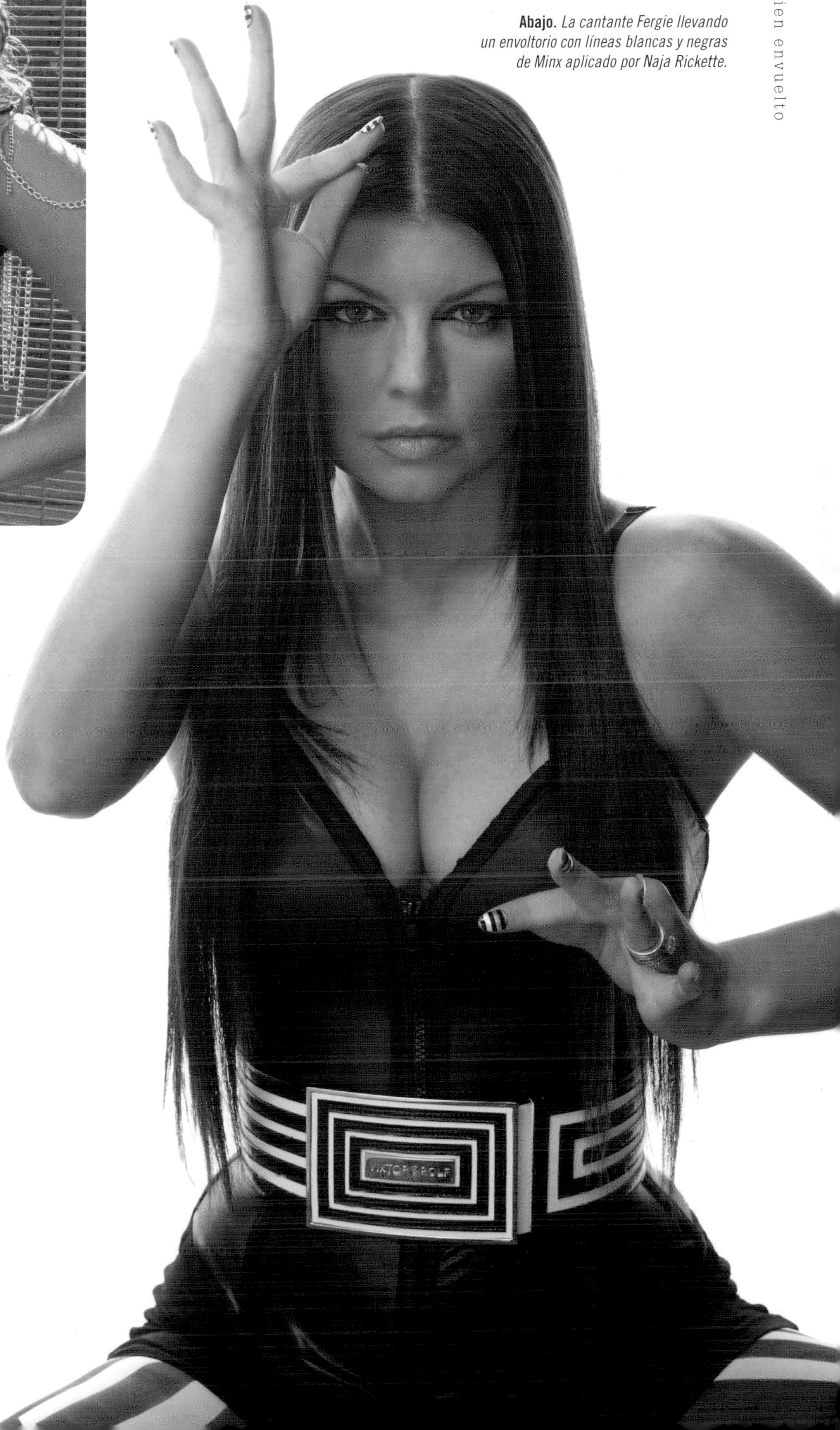

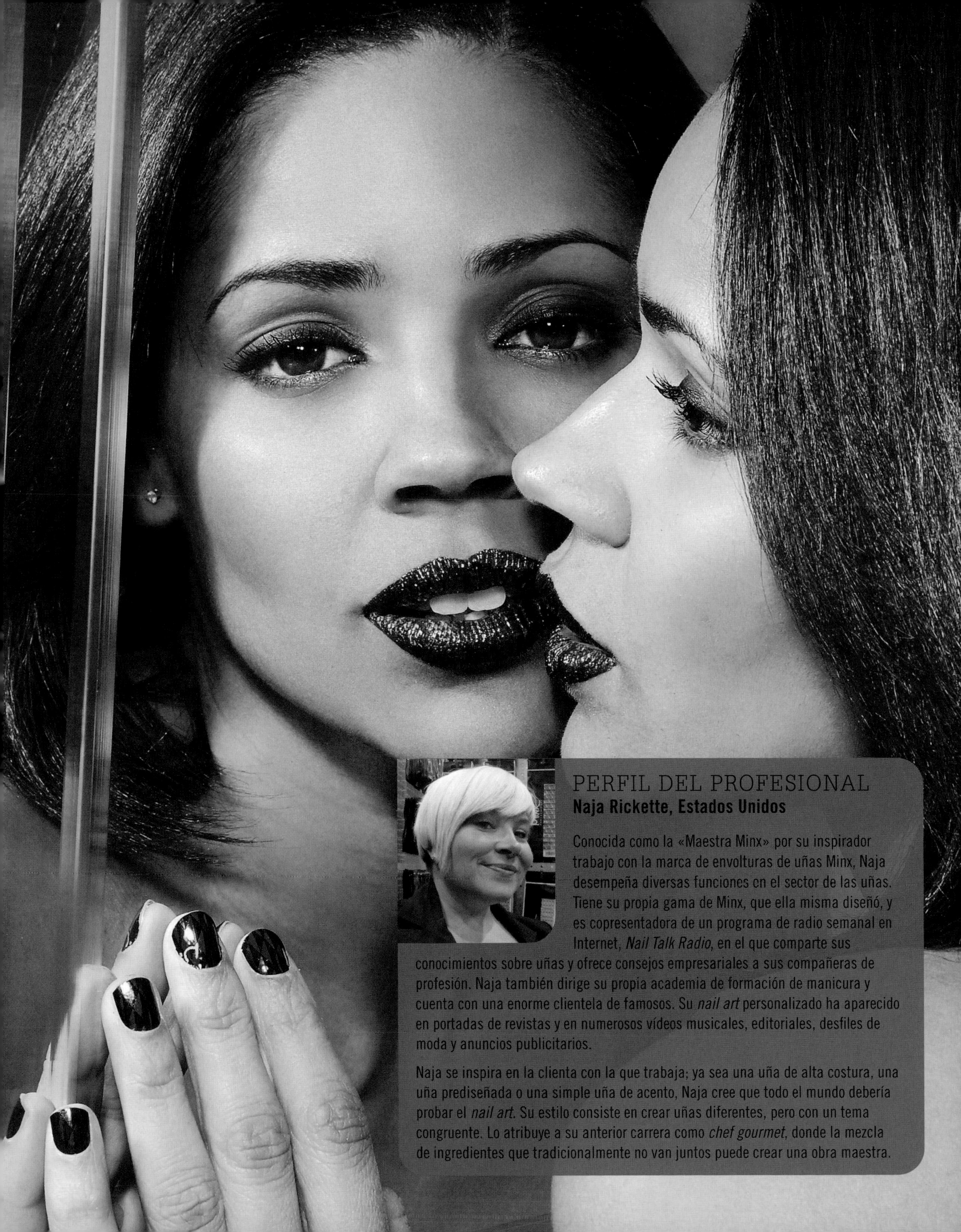

PERFIL DEL PROFESIONAL

Naja Rickette, Estados Unidos

Conocida como la «Maestra Minx» por su inspirador trabajo con la marca de envolturas de uñas Minx, Naja desempeña diversas funciones en el sector de las uñas. Tiene su propia gama de Minx, que ella misma diseñó, y es copresentadora de un programa de radio semanal en Internet, *Nail Talk Radio*, en el que comparte sus conocimientos sobre uñas y ofrece consejos empresariales a sus compañeras de profesión. Naja también dirige su propia academia de formación de manicura y cuenta con una enorme clientela de famosos. Su *nail art* personalizado ha aparecido en portadas de revistas y en numerosos vídeos musicales, editoriales, desfiles de moda y anuncios publicitarios.

Naja se inspira en la clienta con la que trabaja; ya sea una uña de alta costura, una uña prediseñada o una simple uña de acento, Naja cree que todo el mundo debería probar el *nail art*. Su estilo consiste en crear uñas diferentes, pero con un tema congruente. Lo atribuye a su anterior carrera como *chef gourmet*, donde la mezcla de ingredientes que tradicionalmente no van juntos puede crear una obra maestra.

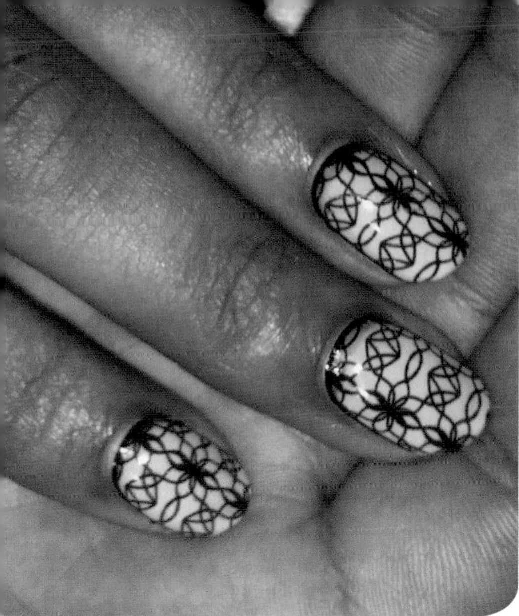

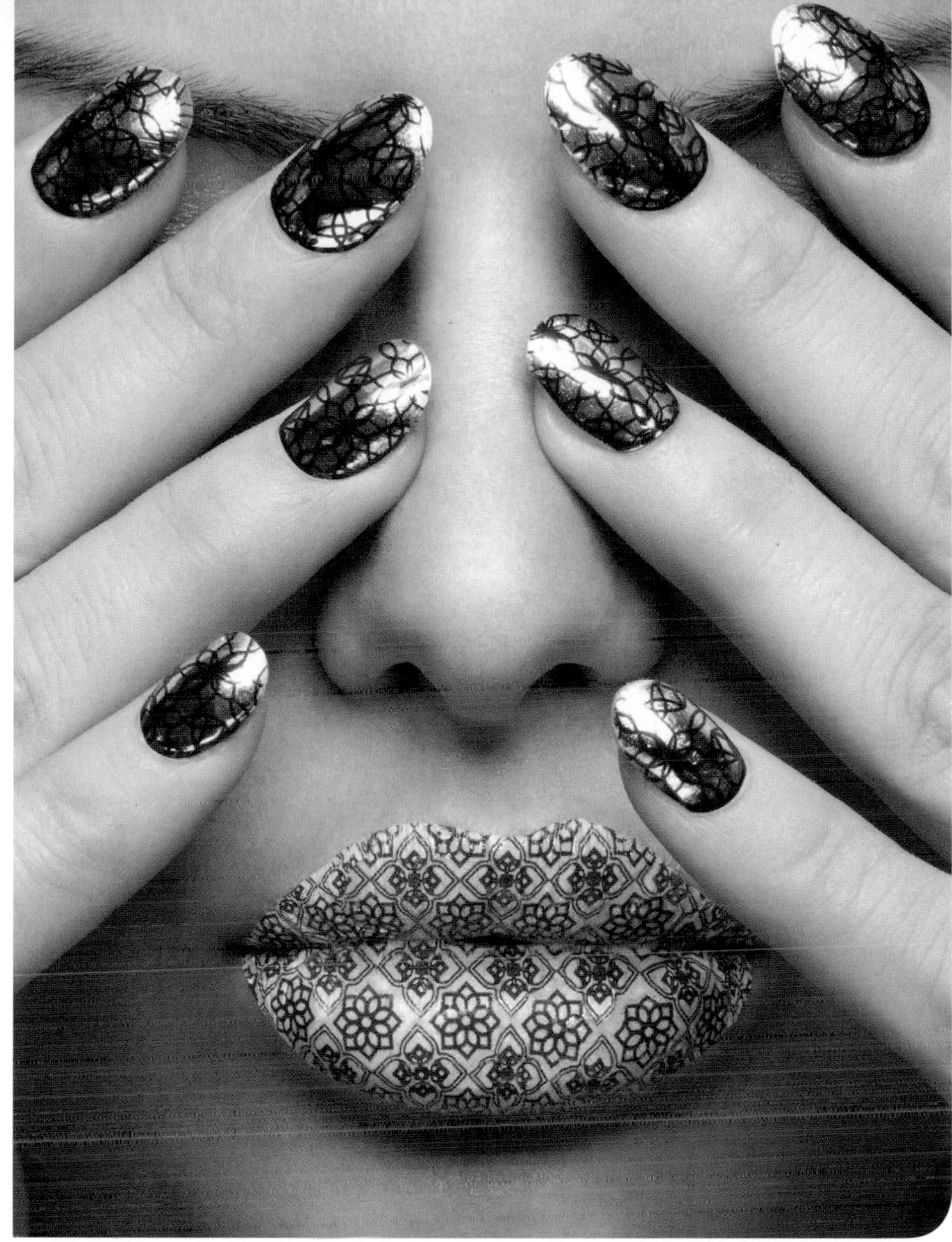

Arriba. *Lámina Minx translúcida sobre uñas de color, aplicada por Naja Rickette.*

Derecha. *Lámina de uñas Minx diseño transparente «Johnny» sobre el estilo «Lusion».*

Abajo. *Naja lleva láminas de monocromo de estilo tribal.*

Abajo a la derecha. *Láminas Minx de estampado de leopardo en una mano, contrastando con las láminas plateadas y a cuadros en la otra.*

Enfrente. *Una modelo luce un diseño de uñas rojo y negro creado con láminas Minx para complementar el tono de sus labios.*

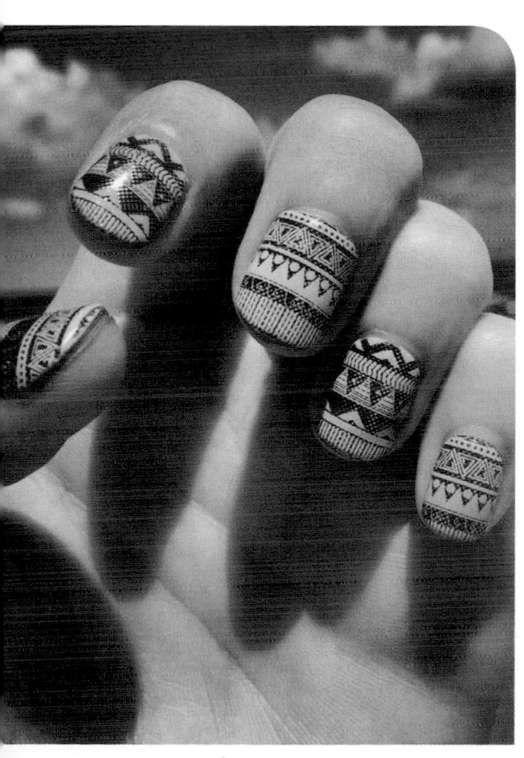

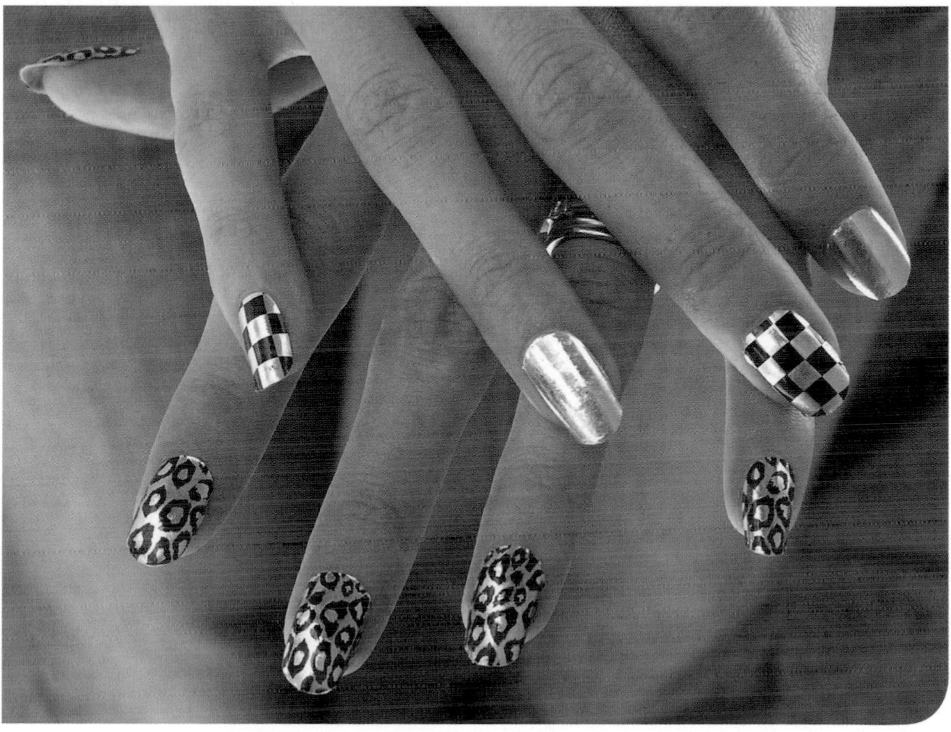

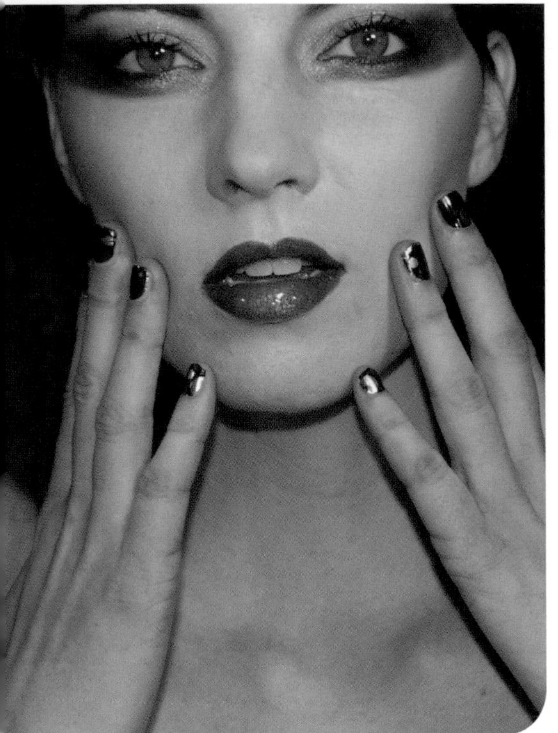

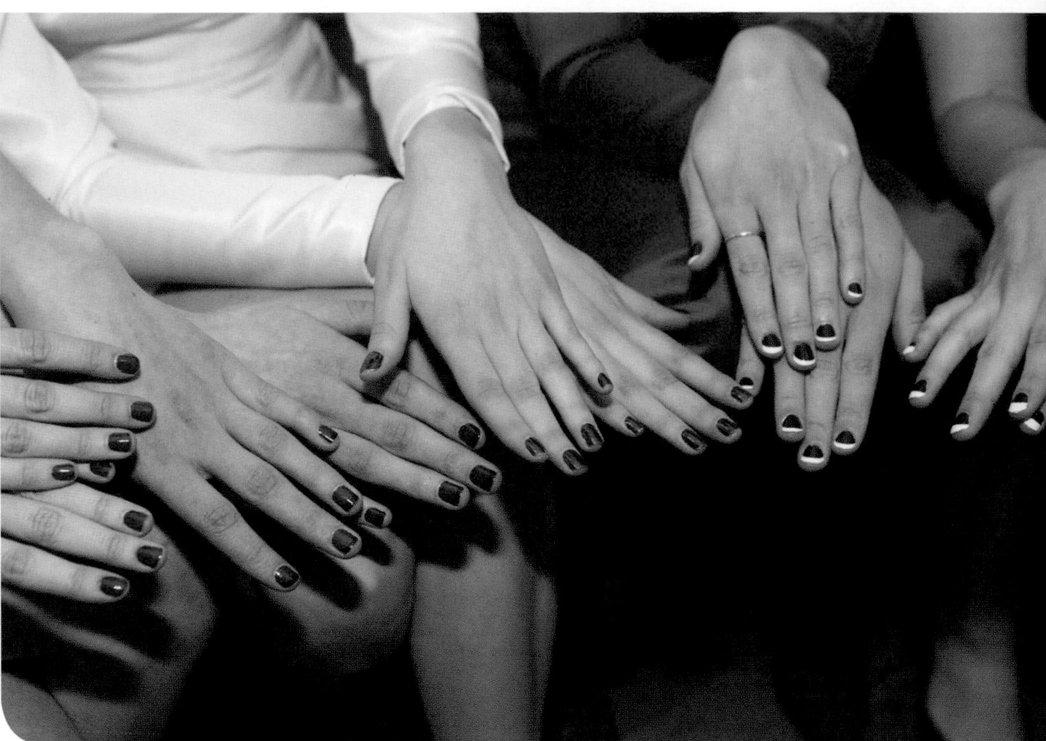

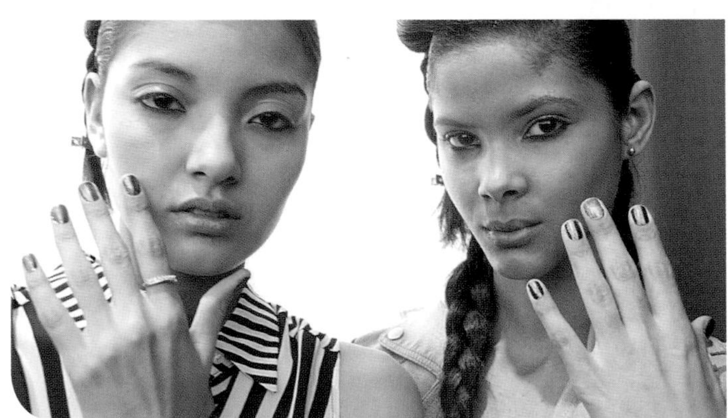

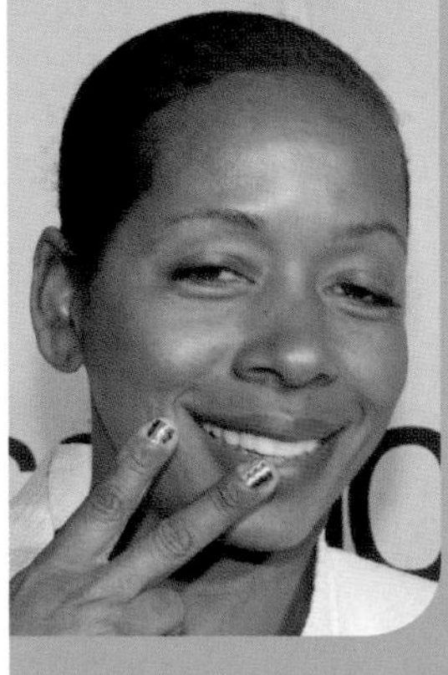

PERFIL DEL PROFESIONAL

Lisa Logan, Estados Unidos

La famosa manicurista Lisa Logan ha ofrecido servicios de cuidado de uñas de alta gama a las artistas desde mediados de los noventa, y su experiencia la ha convertido en una de las profesionales en uñas más solicitadas. Los rasgos distintivos de manicura y pedicura de Lisa son la precisión de su aplicación, los diseños de *nail art* personalizados y sus conocimientos sobre el cuidado general de las uñas. A menudo viaja entre Nueva York y Los Ángeles para atender a las famosas. Lisa es contratada habitualmente por los mejores fotógrafos y las principales revistas para editoriales y portadas. En 2008, Lisa comenzó a utilizar uñas Minx en sus clientes y desde entonces ha diseñado su propia línea de Minx. Tiene su propia agencia y salón, y también actúa como asesora en varias empresas de belleza estadounidenses.

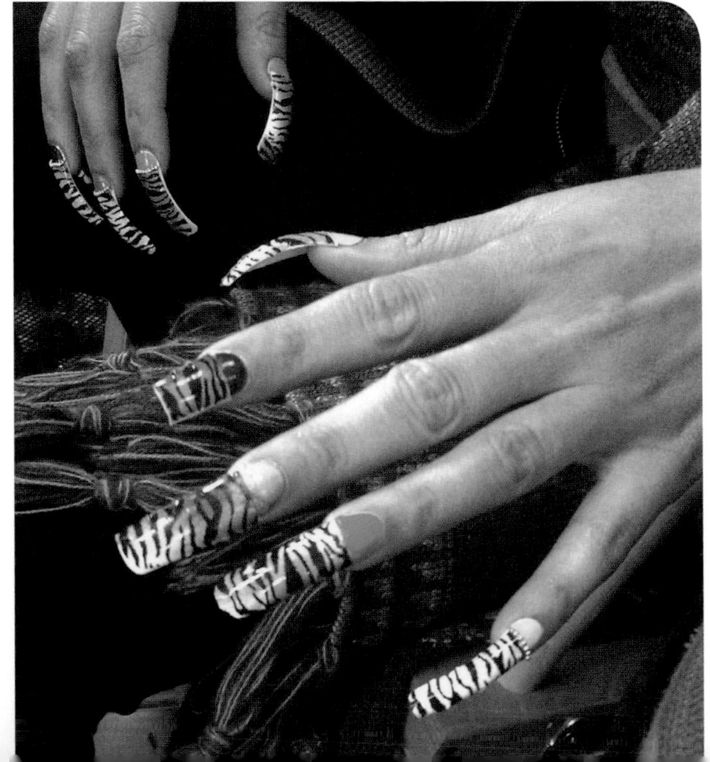

Arriba a la izquierda. *Modelo para la casa Bess NYC, lleva el envoltorio Happy Dots de Minx diseñado y aplicado por Lisa.*

Arriba a la derecha. *Manicuras personalizadas para desfiles de moda hechas con las láminas de Minx con el diseño de Katie Emilio.*

Centro a la izquierda. *Láminas de Minx personalizadas para una colección de la diseñadora Daniella Kallmeyer, aplicadas por Lisa y el equipo Nail Taxi, USA.*

Izquierda. *Manicura multicolor con láminas de animal-print de Minx, aplicadas por Lisa para una sesión de fotos de* Vogue Italia.

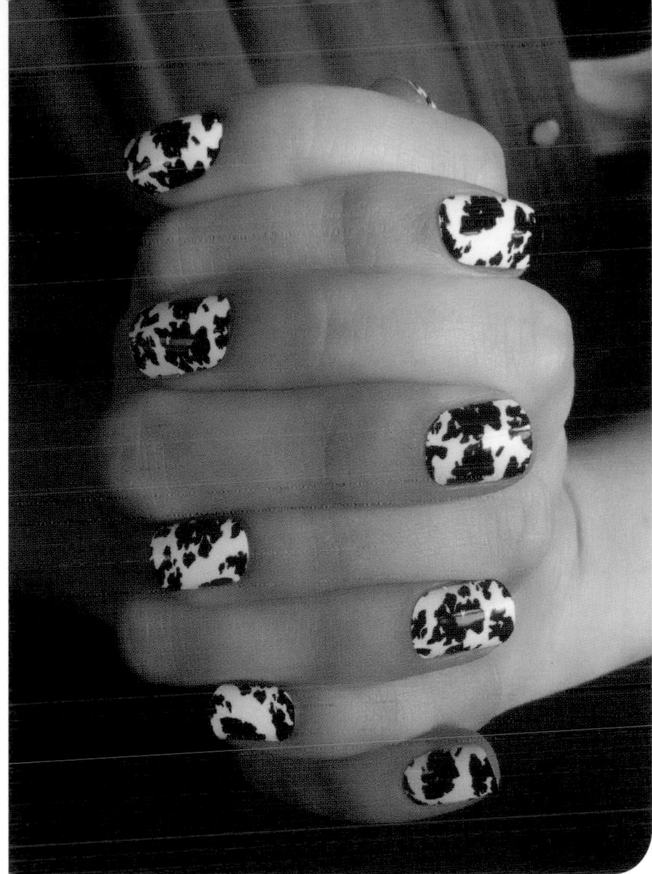

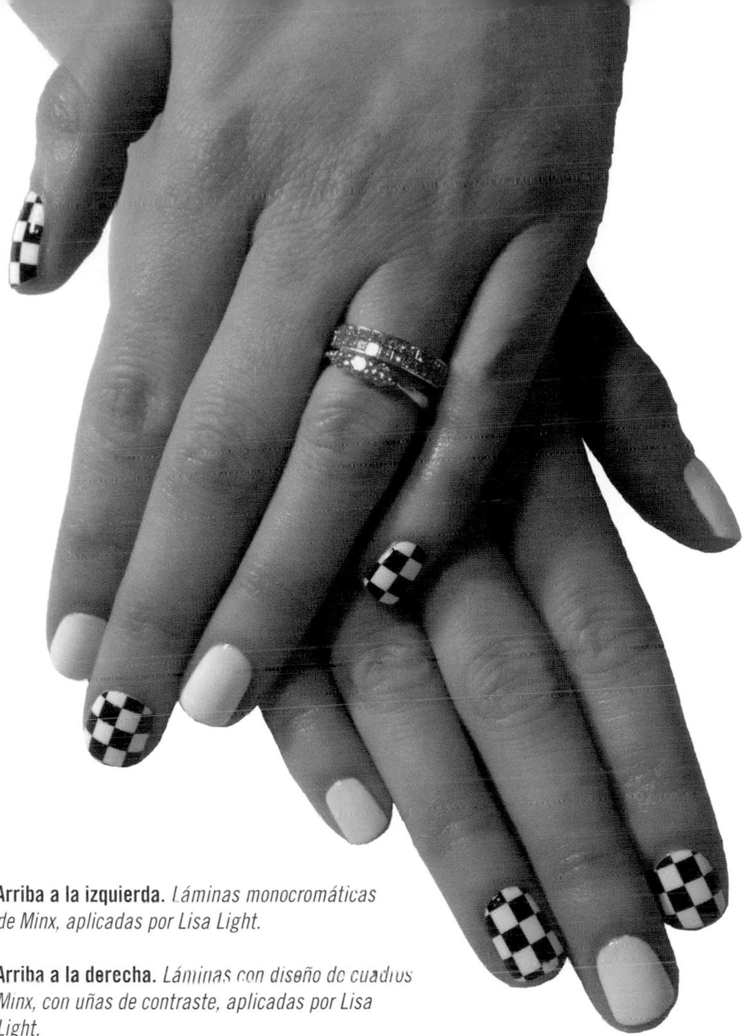

Galería de imágenes

Arriba a la izquierda. *Láminas monocromáticas de Minx, aplicadas por Lisa Light.*

Arriba a la derecha. *Láminas con diseño de cuadros Minx, con uñas de contraste, aplicadas por Lisa Light.*

Abajo a la izquierda. *Una modelo lleva una lámina de Minx verde, aplicada por Lisa Logan.*

Abajo a la derecha. *Uñas Minx con el colorido diseño Barcode Maze aplicadas por Lisa Light.*

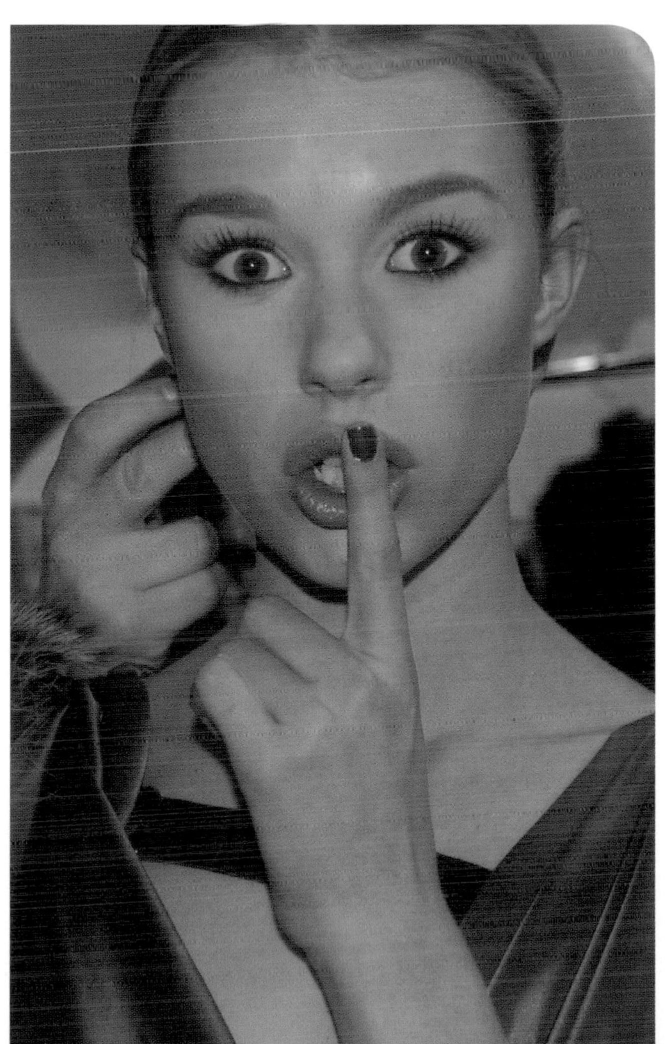

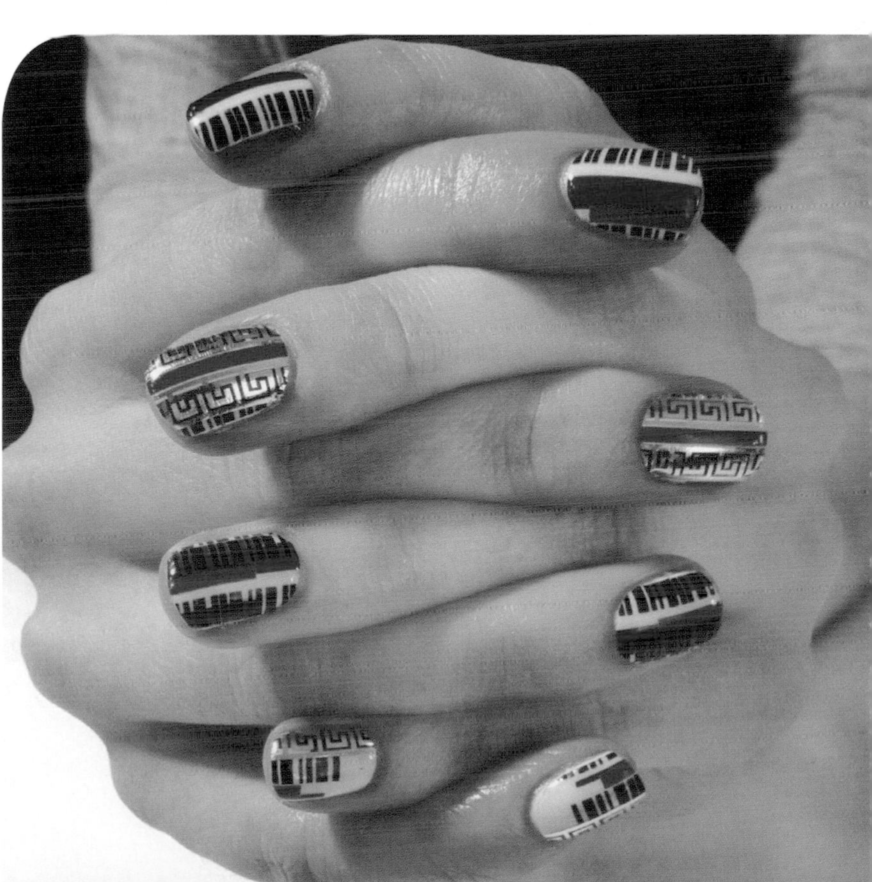

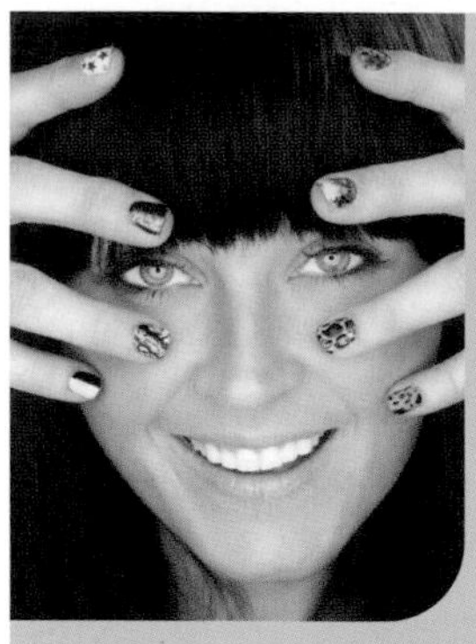

PERFIL DE PROFESIONAL

Kimmie Kyees, Estados Unidos

La artista de uñas independiente Kimmie Kyees tiene una amplia gama de créditos, desde grandes celebridades hasta eventos de alto nivel, campañas de moda, editoriales y vídeos musicales. Famosa por su atención al detalle, Kimmie es una profesional de uñas licenciada desde 1994 y ha diseñado una línea de envolturas de uñas profesionales para Minx. Ha sido entrevistada como manicurista de famosas para una gran variedad de revistas y reportajes en línea y es conocida por ofrecer una amplia gama de servicios de uñas que están a la última moda.

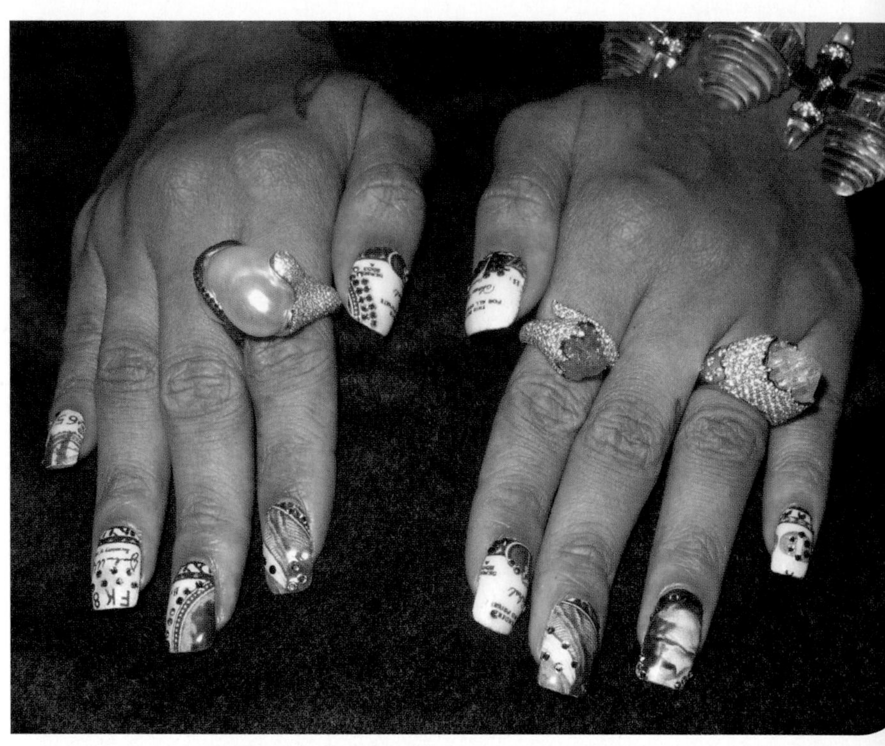

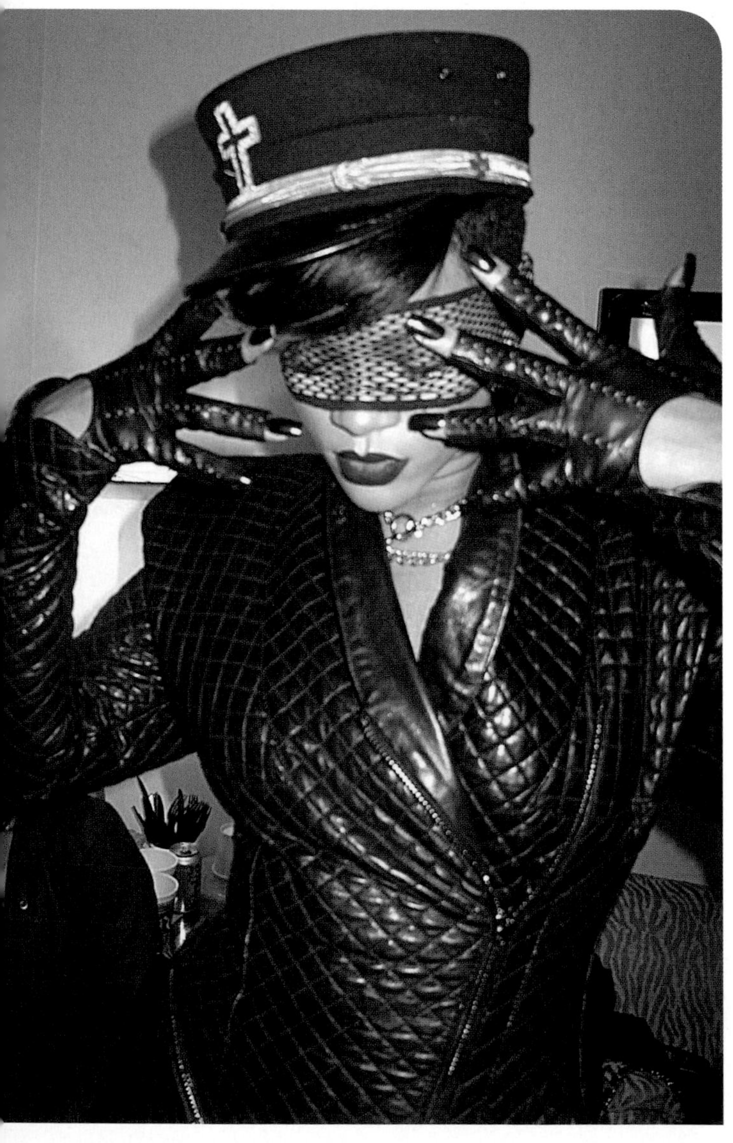

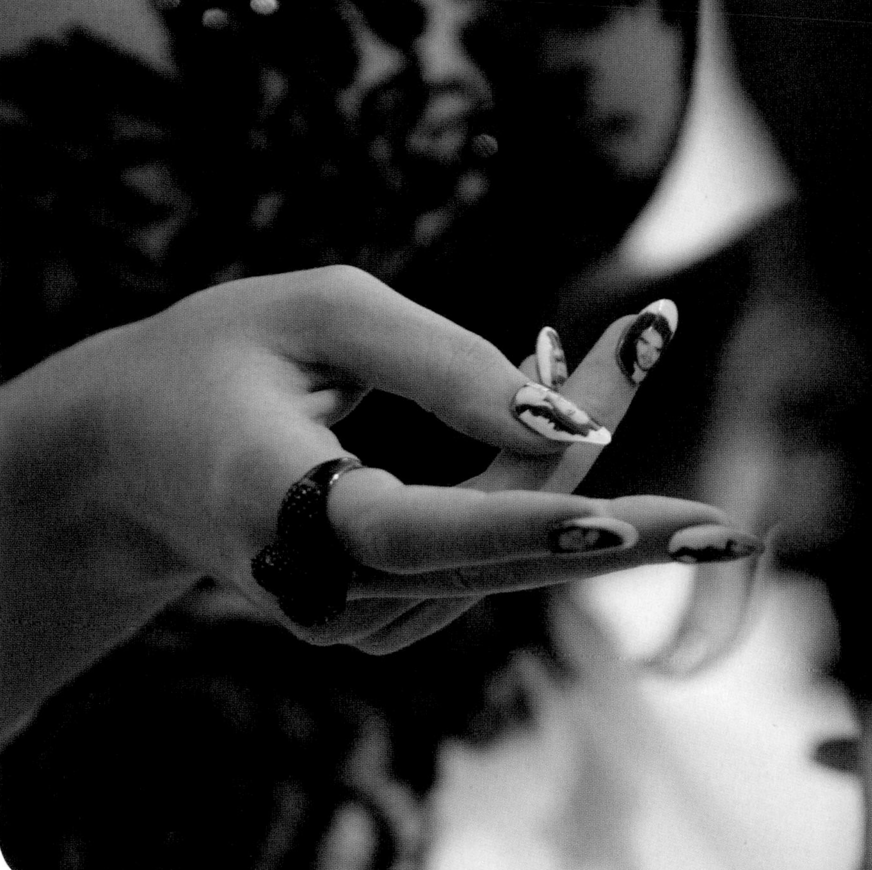

Arriba de la página. *Envoltorios de uñas Minx personalizados en un diseño de dinero llevados por la cantante Rihanna.*

Izquierda. *La cantante Rihanna llevando el envoltorio Minx, Ruby Red Lightning para un show televisivo.*

Arriba. *Envoltorios de uñas Minx personalizados con la cara del comediante Russell Brand, llevados por la cantante Katy Perry.*

Derecha. *Jordin Sparks llevando los envoltorios Minx personalizados con cadenas doradas.*

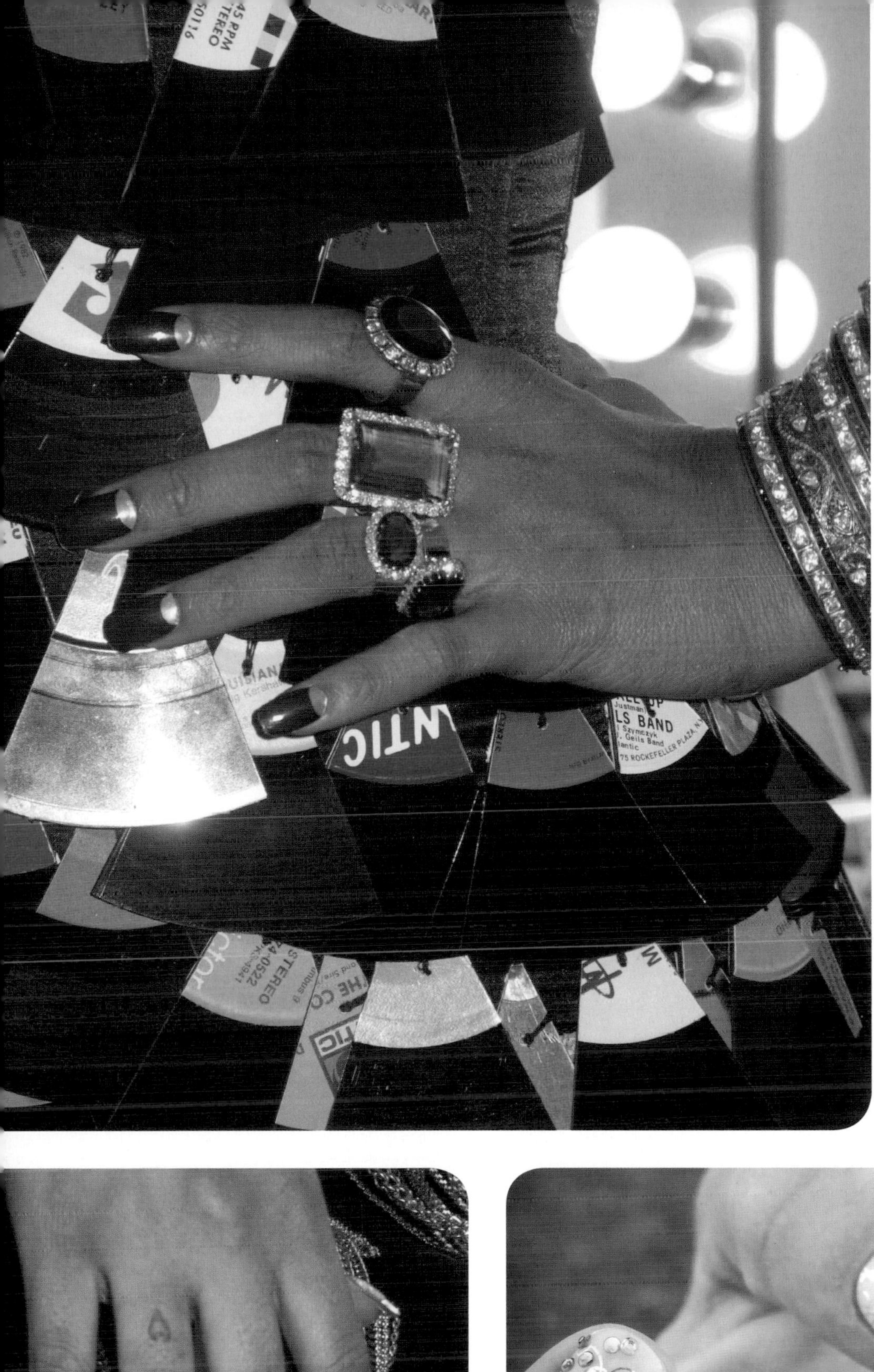

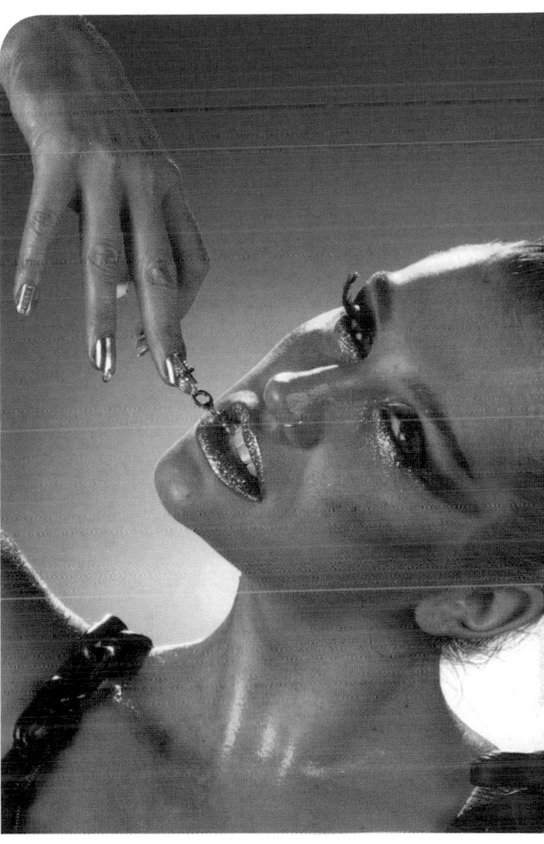

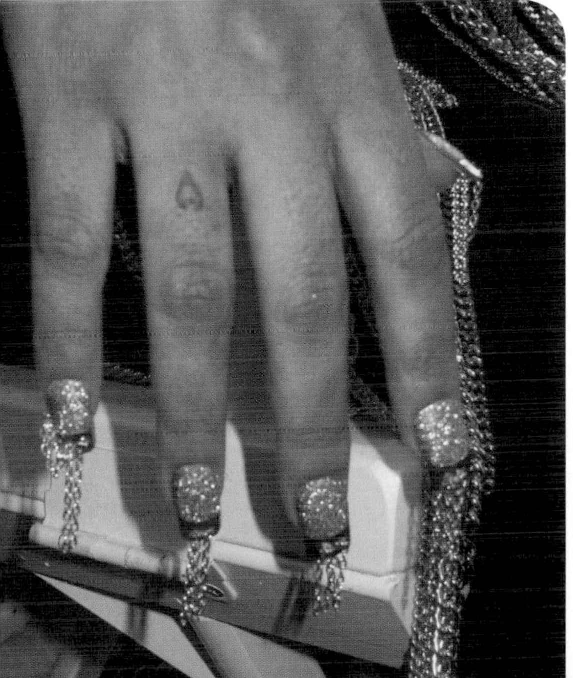

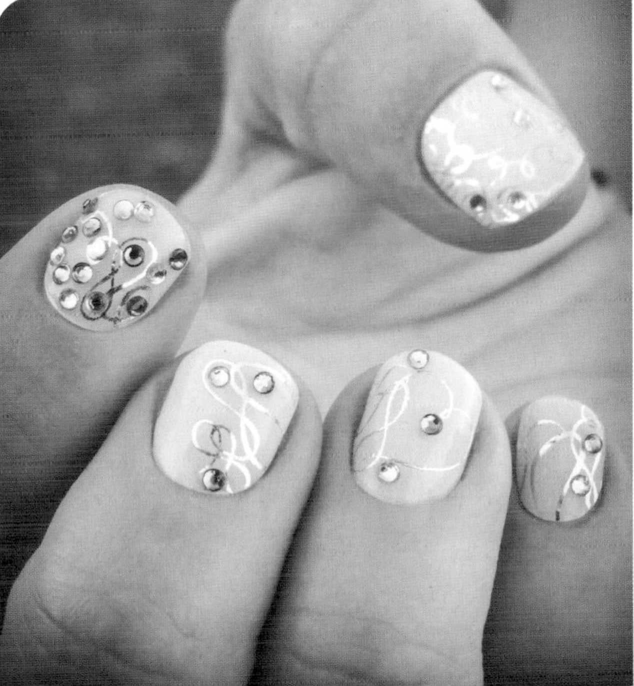

Arriba. *La cantante Ke$ha con unas uñas personalizadas con envoltorios Minx para un videoclip*

Arriba la izquierda. *Rihanna llevando una manicura de medialuna con envoltorios Minx.*

Izquierda. *Uñas de boda personalizadas con adornos de diamantes 3D.*

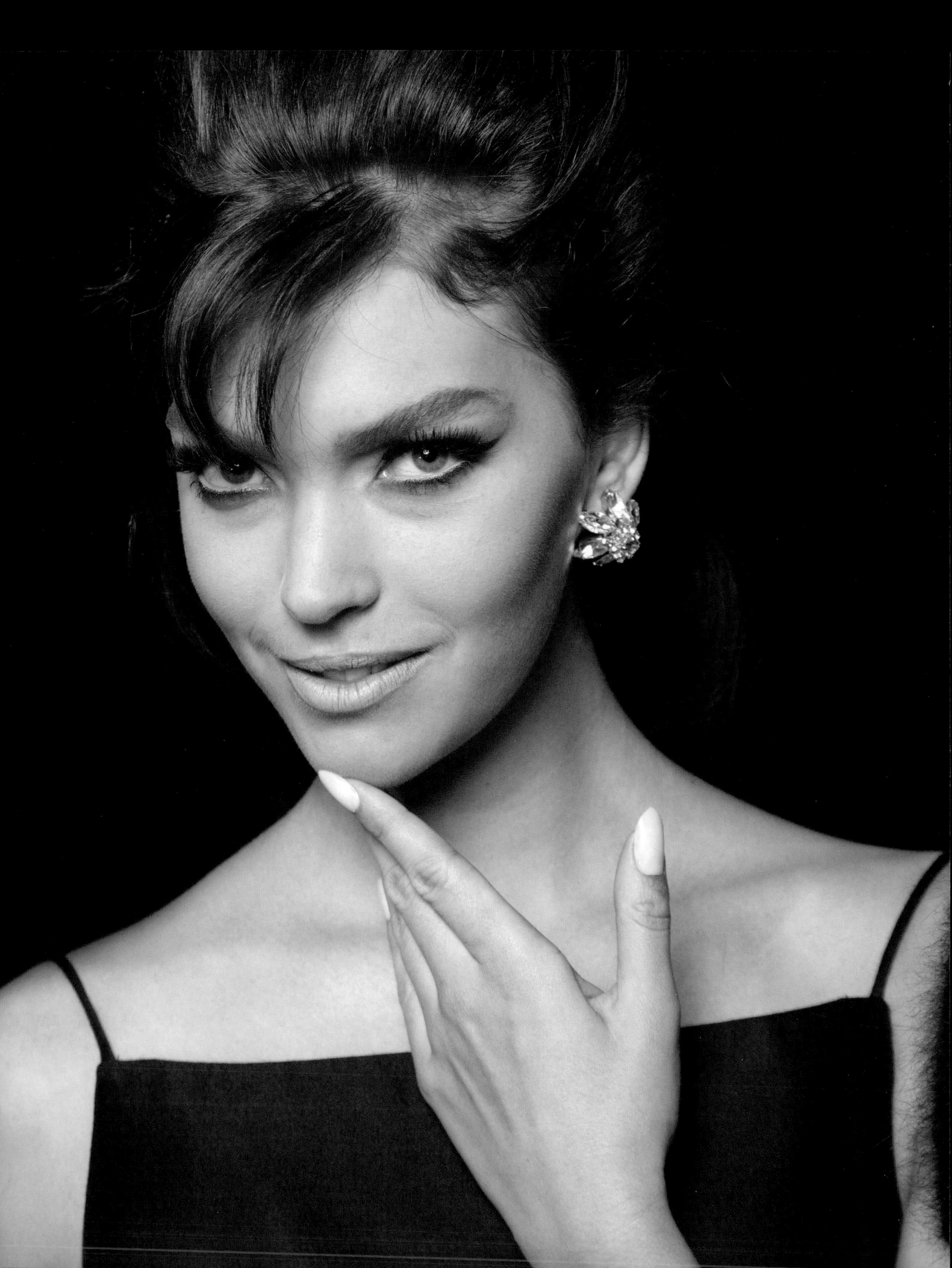

CAPÍTULO CINCO:

DEDOS A LA MODA

Los estilos de uñas de las pasarelas, en particular, allanan el camino para las tendencias del *nail art* y los tonos de temporada. Aunque el color *nude* ha sido el preferido como «uña de moda» durante décadas por su versatilidad, en los últimos años se ha experimentado más con el estilo y la forma para conseguir uñas que formen parte del *look* general de una colección de moda.

Semanas antes de un desfile, los diseñadores de moda se reúnen con peluqueros, maquilladores y estilistas de uñas para hablar de los *looks* de la colección. Según la opinión del diseñador, las uñas de las modelos pueden ser de un solo color en un tono característico de la colección, largas y esculpidas, con o sin calcomanías, o con un estampado que complemente la colección. Los envoltorios de uñas pueden hacerse a medida antes del desfile para reproducir exactamente los estilos de los tejidos, y los colores de los esmaltes pueden mezclarse o superponerse para conseguir tonos exactos.

Aunque el esmalte de uñas tradicional sigue estando muy extendido entre bastidores, el tiempo de secado hace que las modelos y sus tocadores puedan mancharse. Tras la introducción en 2010 de los esmaltes híbridos y de gel, que se secan en menos de dos minutos bajo luz UV y en menos de 20 segundos bajo luz LED, muchos técnicos de uñas han empezado a utilizarlos en su lugar. El servicio puede completarse casi tan rápido como la aplicación de un esmalte tradicional y los esmaltes de gel tienen una gama de colores parecida.

La abundancia de materiales que proporcionan efectos rápidos en las uñas ha sido un factor importante en el auge del *nail art* en las pasarelas de todo el mundo, ya que la preparación de los desfiles de moda tiene un calendario muy apretado. No hay tiempo suficiente entre bastidores si el *look* de uñas requiere calcomanías engorrosas o varias fases de trabajo, por lo que un especialista en uñas y su equipo preproducirán el *look* en uñas postizas o puntas de uñas entre cientos, y luego las ajustarán y darán forma a la uña de cada modelo el día del desfile.

La moda de uñas en las pasarelas puede ser tan creativa y detallada como desee el diseñador, y ahora es tan importante como el peinado y el maquillaje, ya que los diseñadores reconocen que las uñas saldrán en las fotografías tanto como el resto del conjunto. La moda de uñas de las pasarelas es una pieza de la colección que puede imitarse en casa para replicar la tendencia.

Izquierda. *Uñas pálidas almendradas de Antonio Sacripante para Dsquared2.*

¿Qué hace que una uña esté a la moda?

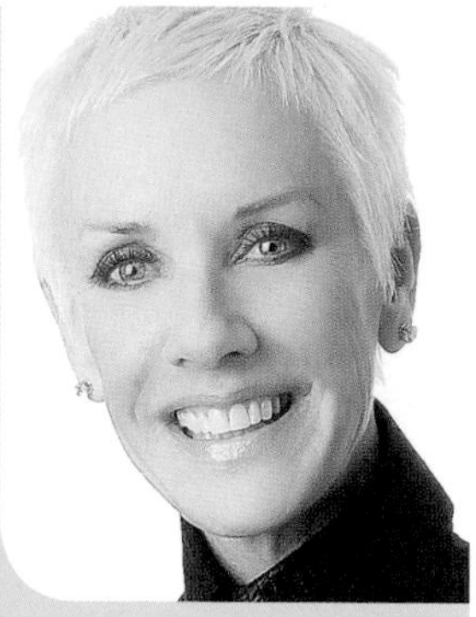

PERFIL DEL PROFESIONAL

Jan Arnold

Jan Arnold es cofundadora y directora de estilo de CND (antes Creative Nail Design), líder mundial en belleza y cuidado de uñas. Conocida a menudo como «la primera dama de las uñas de la moda», Jan es un vínculo clave entre la belleza profesional de las uñas y la alta costura internacional y ha sido pionera en la creación de estilos de uñas personalizados para grandes diseñadores de todo el mundo.

«Las uñas son el accesorio de moda por excelencia: la culminación perfecta de un atuendo y una personalidad,

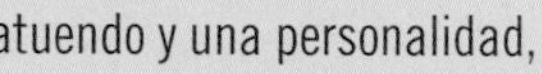

y una declaración de estilo –afirma–. Con las uñas, hay más de 20 oportunidades para crear. Las tendencias en color y diseño de uñas se desarrollan en las pasarelas y varían cada temporada. Desde su debut en la Semana de la Moda de 1996, la CND ha contribuido a que las uñas se conviertan en accesorios de moda. La participación en la Semana de la Moda ha validado un lugar para las uñas, como lo ha hecho la peluquería y el maquillaje. Los diseñadores ahora pueden concebir el *look* completo con el toque final de una uña interesante».

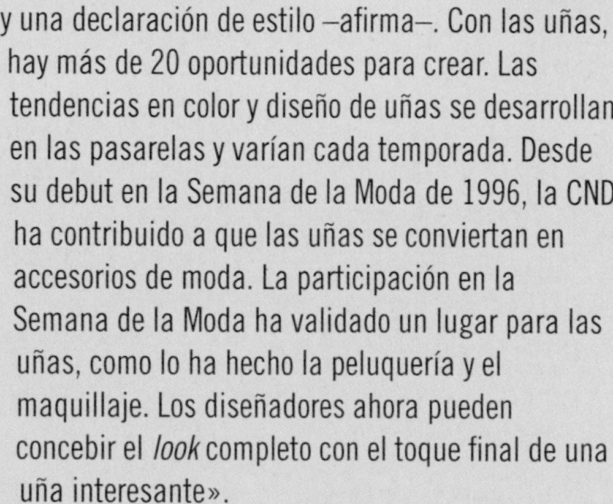

«El estilo de las uñas puede inspirarse en el diseño y la textura, o la musa de un diseñador a la hora de crear la colección. ¿Cuál es su personalidad, sus caprichos, su alter ego? Esto revela la actitud de las uñas. ¿Suaves y dulces o afiladas y femeninas? ¿De *femme fatale*? Del mismo modo que las tendencias se crean a partir de lo que se ve en los tejidos, las siluetas y los colores en las pasarelas, hay tendencias que surgen a partir del *look* de las uñas.

«En los últimos años, los principales diseñadores experimentan con el color, el diseño y la textura. El *nail art* se está convirtiendo por fin en una tendencia dominante. En los últimos años, la definición de «nail art» ha pasado de ser, literalmente, decoraciones de estrellas y arcoíris a diseños más sofisticados, que ahora se consideran moda de uñas.

«Las uñas son el accesorio de moda por excelencia. ¡El poder está en tus manos!».

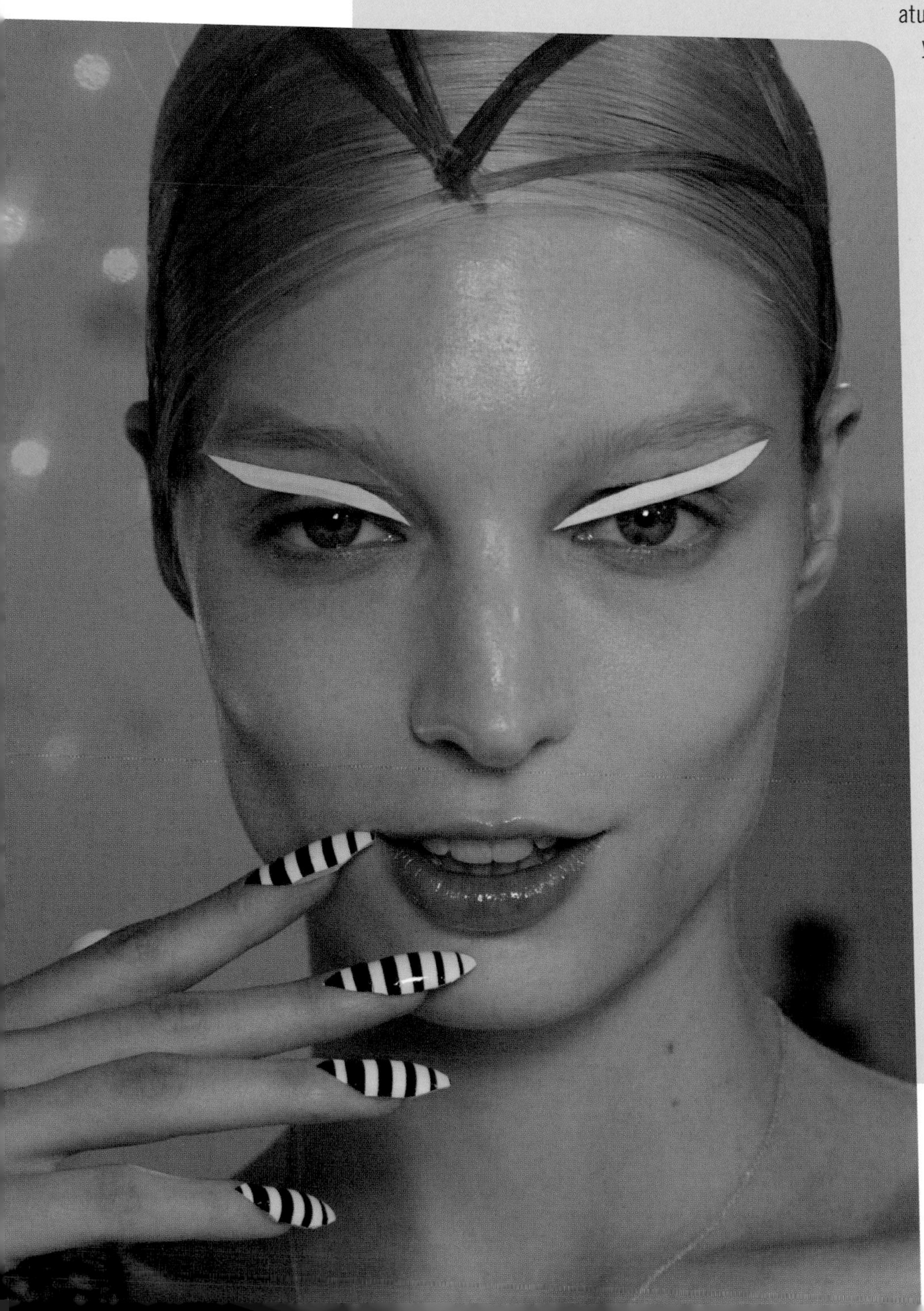

Izquierda. *Una modelo para una colección de Gareth Pugh luce un look de uñas en blanco y negro conceptualizado por Marian Newman.*

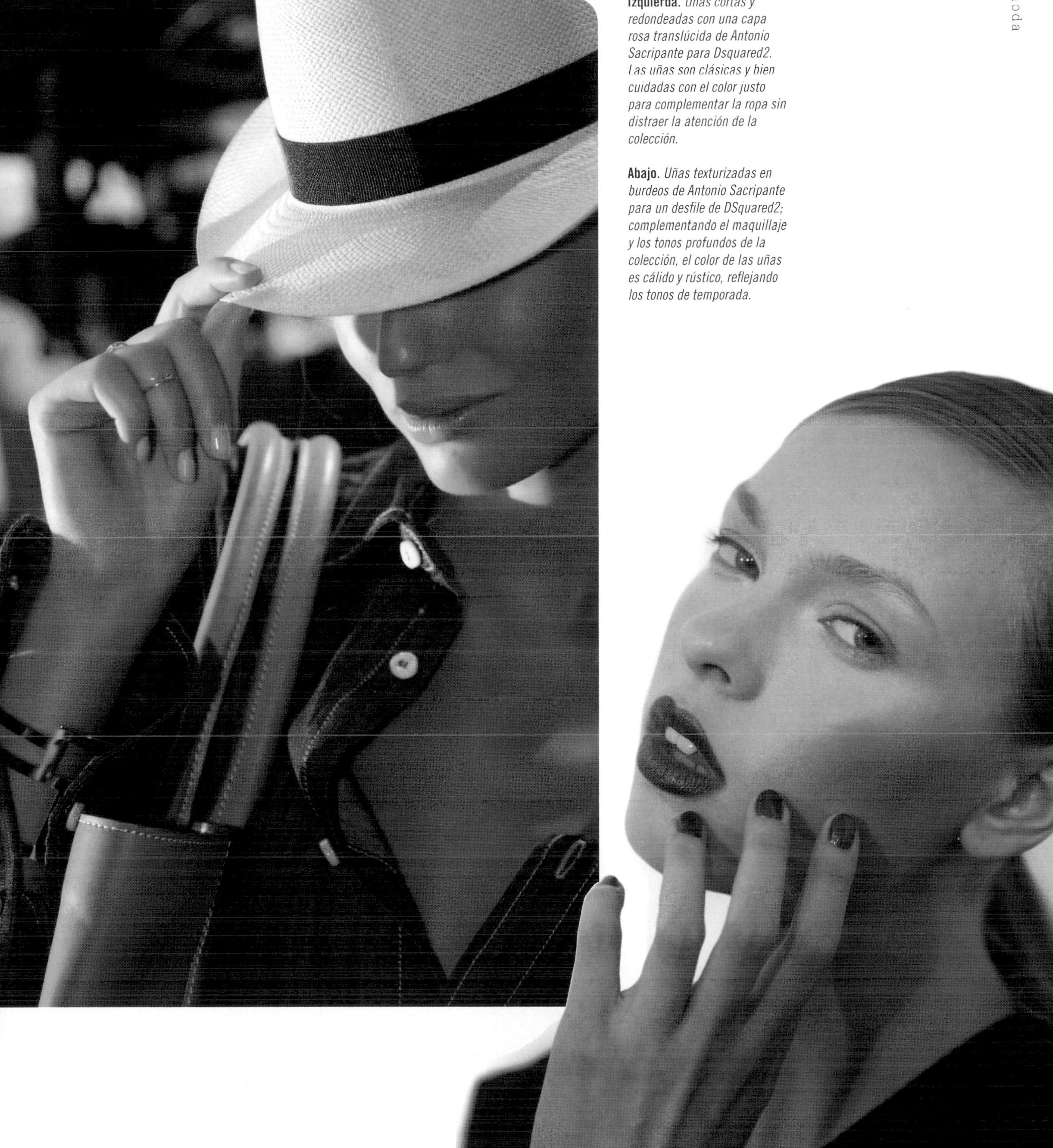

Izquierda. *Uñas cortas y redondeadas con una capa rosa translúcida de Antonio Sacripante para Dsquared2. Las uñas son clásicas y bien cuidadas con el color justo para complementar la ropa sin distraer la atención de la colección.*

Abajo. *Uñas texturizadas en burdeos de Antonio Sacripante para un desfile de DSquared2; complementando el maquillaje y los tonos profundos de la colección, el color de las uñas es cálido y rústico, reflejando los tonos de temporada.*

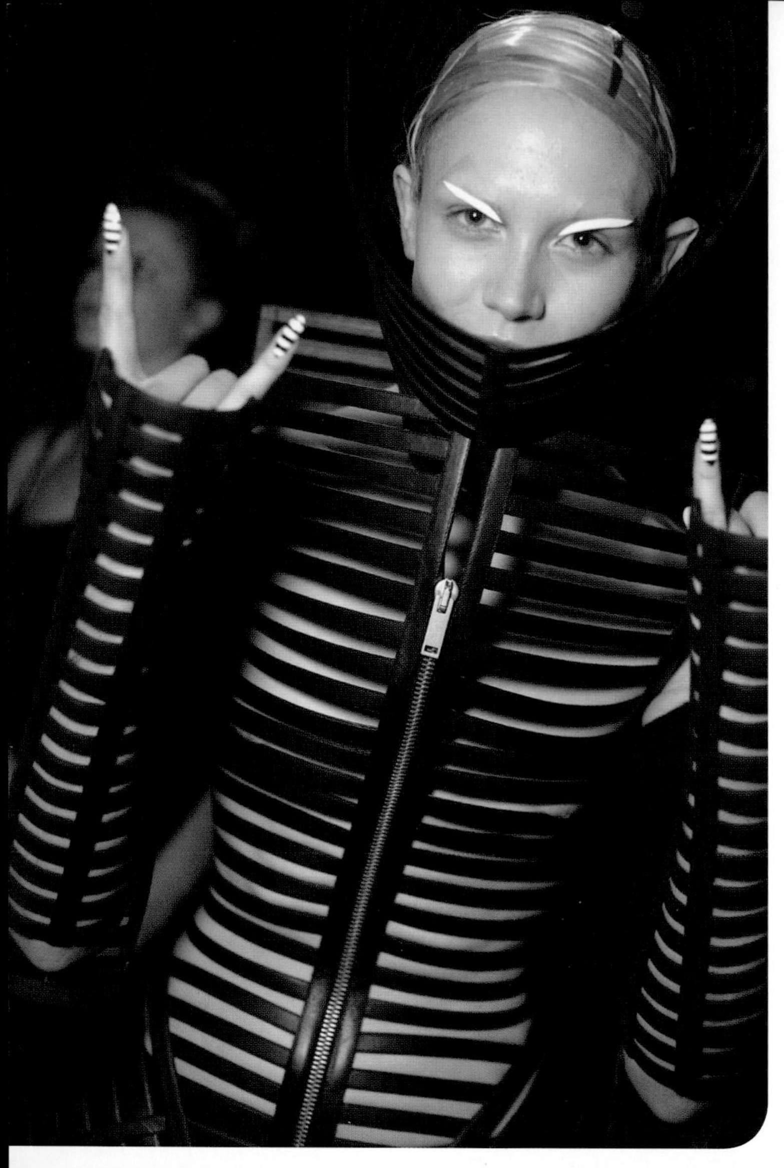

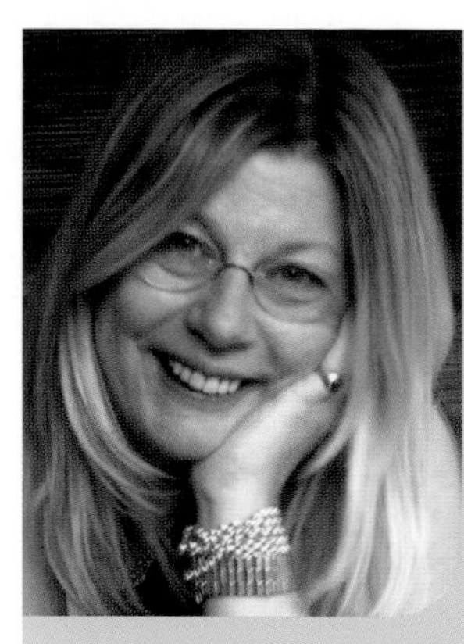

PERFIL DEL PROFESIONAL

Marian Newman, Reino Unido

La exforense Marian Newman ha trabajado en casi todos los ámbitos de la industria de las uñas. Su carrera empezó cuando abrió un salón en 1987, antes de pasar a la formación y consultoría para algunas de las empresas de uñas más importantes del Reino Unido.

Los medios de comunicación impresos y audiovisuales de todo el mundo han recurrido a los conocimientos especializados de Marian. Ella ocupa una posición inigualable en el campo del estilismo de uñas de sesión. Es una de las pocas expertas en uñas cuyo trabajo aparece en revistas de moda de todo el mundo casi todas las semanas, y sus diseños de uñas se han visto en desfiles de moda en Londres y París, diseñando para Givenchy, Vivienne Westwood, Valentino, Moschino y McQueen. Marian ha trabajado con algunos de los fotógrafos más legendarios del mundo para más de 50 portadas de *Vogue* y ha participado en todas las campañas publicitarias de Christian Dior durante más de una década.

Marian también ha escrito *The Complete Nail Technician*, una guía definitiva para profesionales de las uñas en formación. Asimismo, ha lanzado una innovadora gama de colores y accesorios para uñas, junto con una serie de diseños en colaboración con la marca de láminas para uñas Minx.

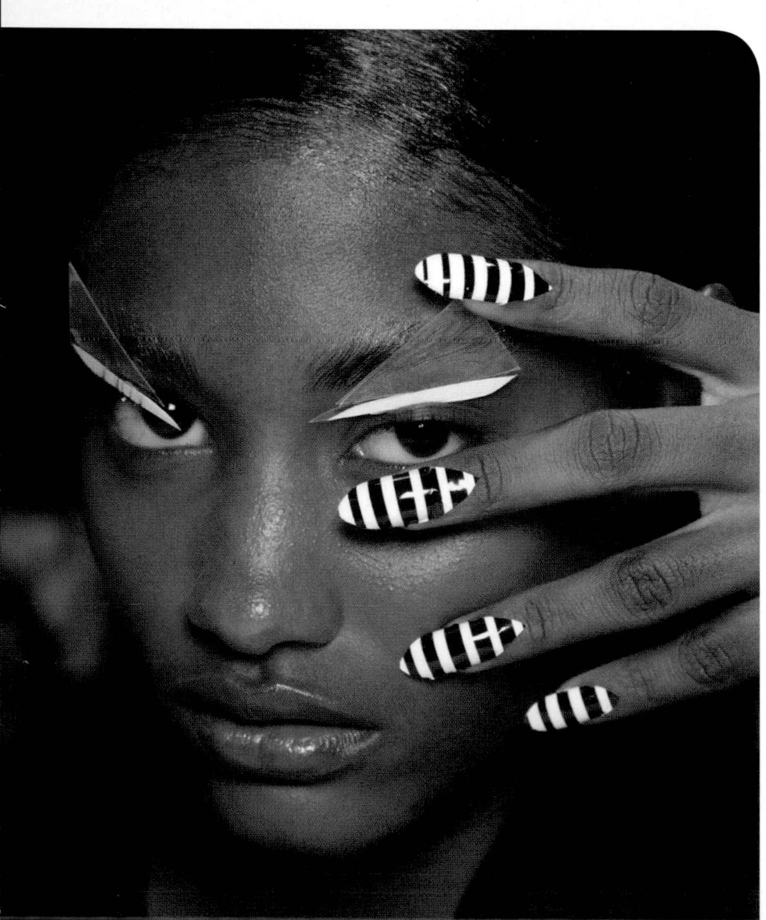

Arriba a la izquierda. *Uñas en forma de almendra con un envoltorio Minx puesto por Marian Newman para Gareth Pugh. El diseño extrovertido complementa los adornos de los ojos y la dureza de la ropa. Sus colores sirven para realzar el tema monocromático.*

Izquierda. *Una modelo lleva uñas postizas con un envoltorio de tiras blancas y negras para Gareth Pugh.*

Derecha. *Envoltorio con distintas variaciones de la manicura de medialuna, aplicadas por Marian para la campaña Red Label de Vivienne Westwood.*

Página opuesta. *Uñas de cota de malla creadas para Gareth Pugh.*

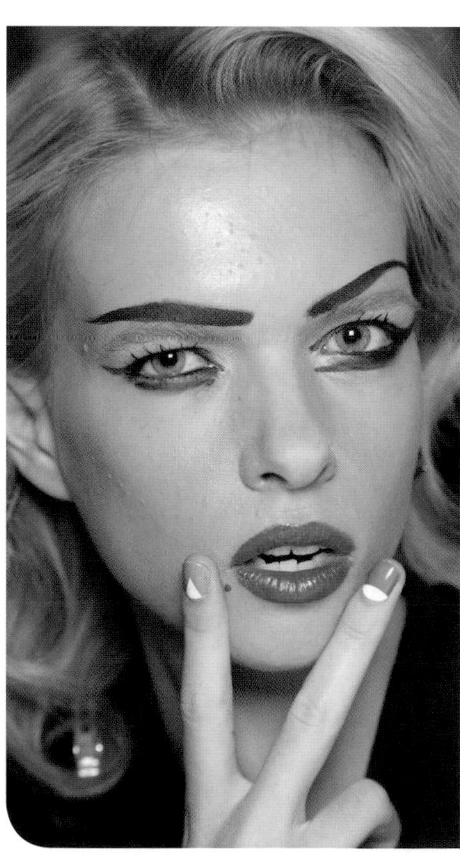

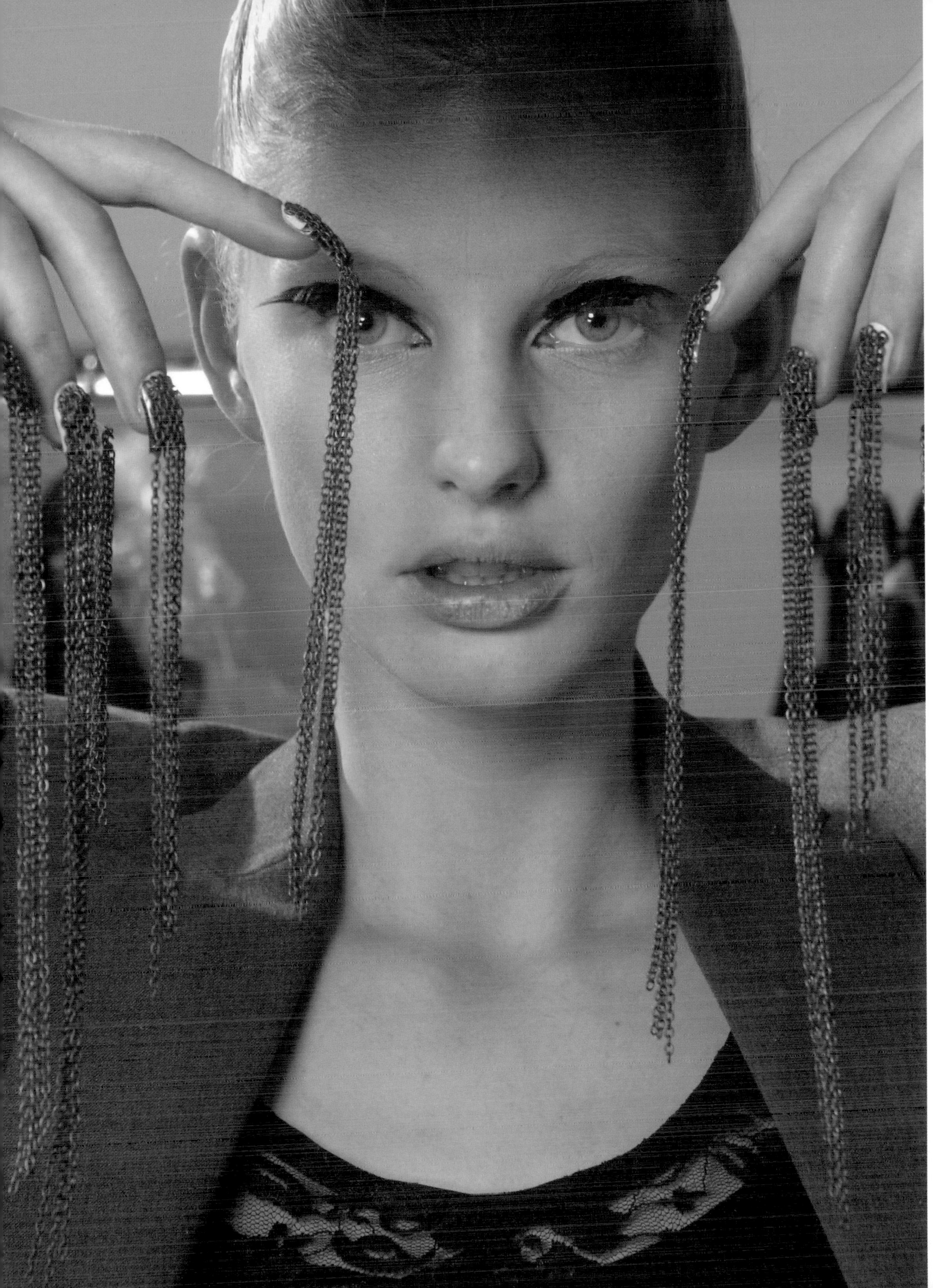

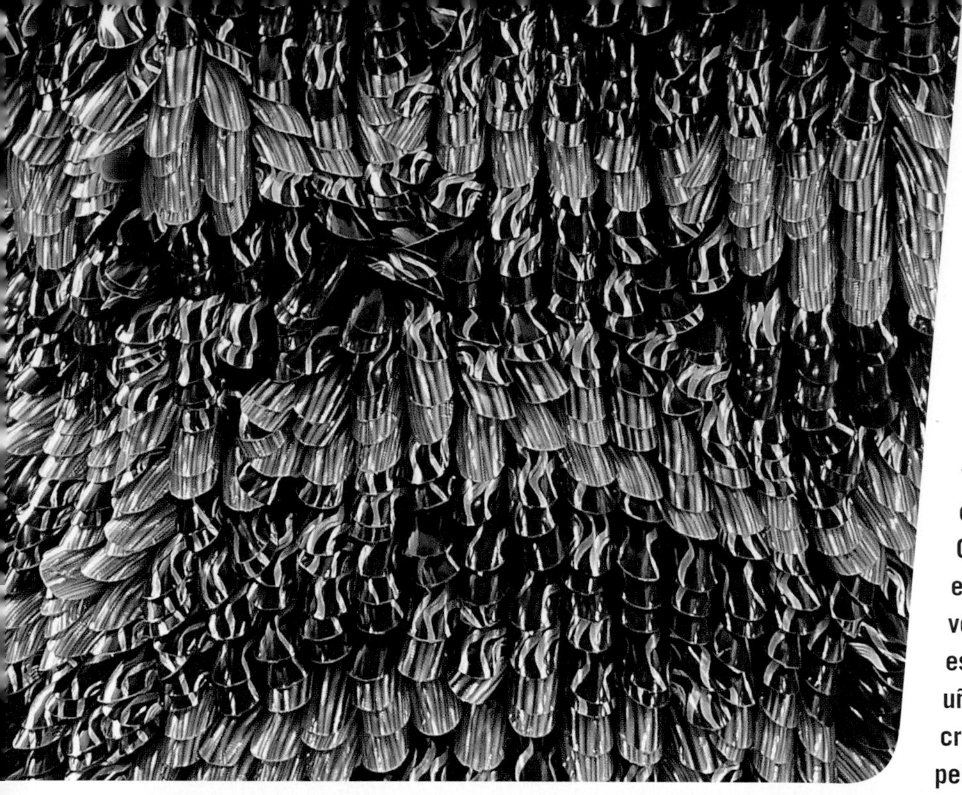

Uñas como moda

En una colaboración innovadora y única, las uñas se han visto como un elemento instrumental e influyente en la creación de diseños de moda. El controvertido diseñador Charlie Le Mindu hizo historia en 2011 cuando presentó en París su colección primavera/verano 2012 con vestidos y accesorios confeccionados con más de 30 000 esmaltes de uñas Minx envueltos a mano sobre puntas de uñas de plástico. Marian Newman dirigió el equipo que creó las uñas y las vio unirse como una sola con el peinado y el maquillaje para confeccionar la propia moda.

Las fotografías de esta página y la siguiente muestran las uñas recubiertas de láminas utilizadas para la ropa, los tocados y las uñas de las modelos. Todas las puntas de las uñas fueron recubiertas con láminas Minx por Marian Newman y su equipo de uñas.

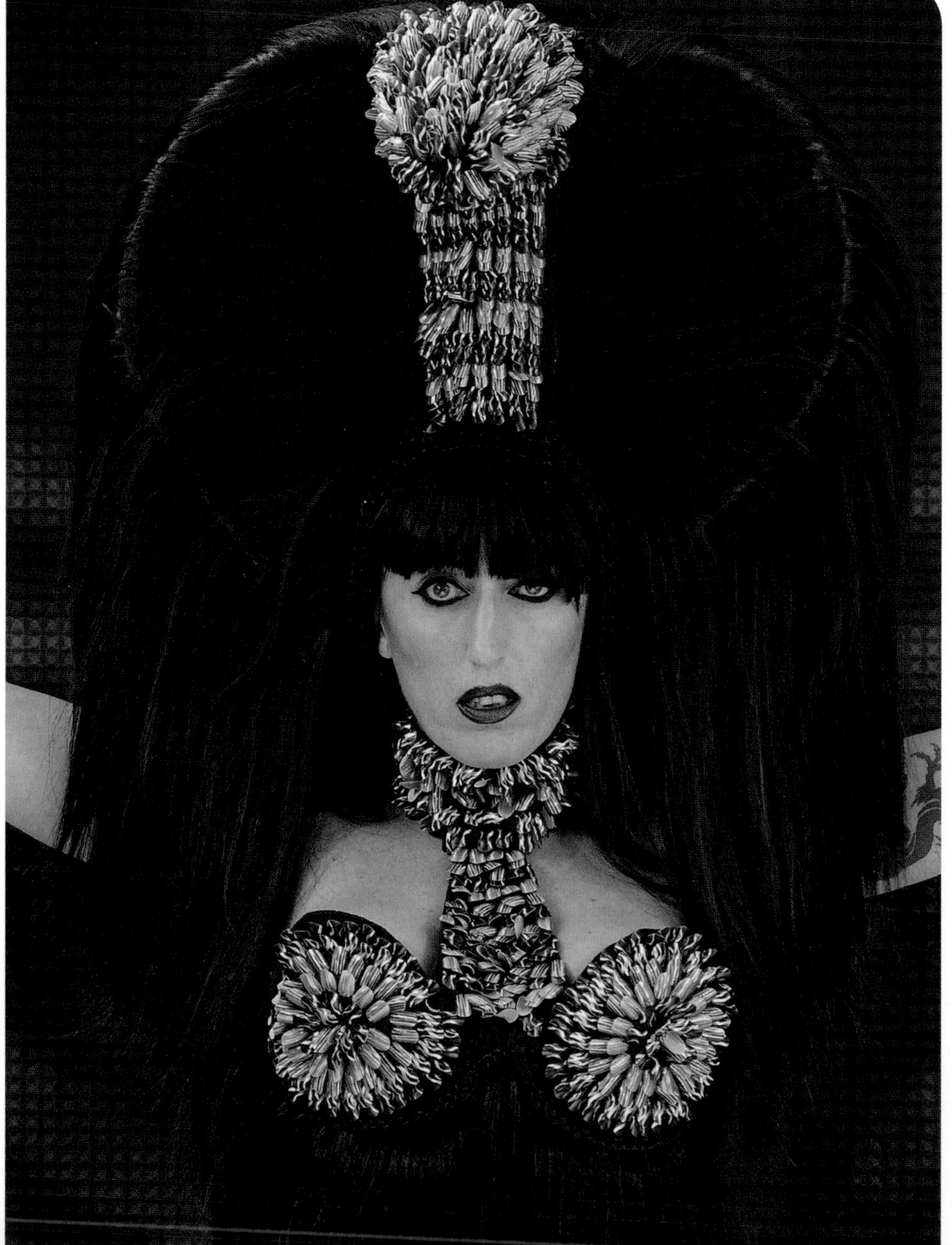

Arriba a la izquierda. *Primer plano de un vestido diseñado por Charlie Le Mindu realizado con uñas recubiertas de láminas Minx.*

Enfrente. *Vista frontal y posterior de un vestido de la colección con cientos de uñas recubiertas de láminas Minx.*

A la izquierda. *La actriz española Rossy de Palma en la pasarela con un traje hecho de uñas cubiertas de láminas Minx.*

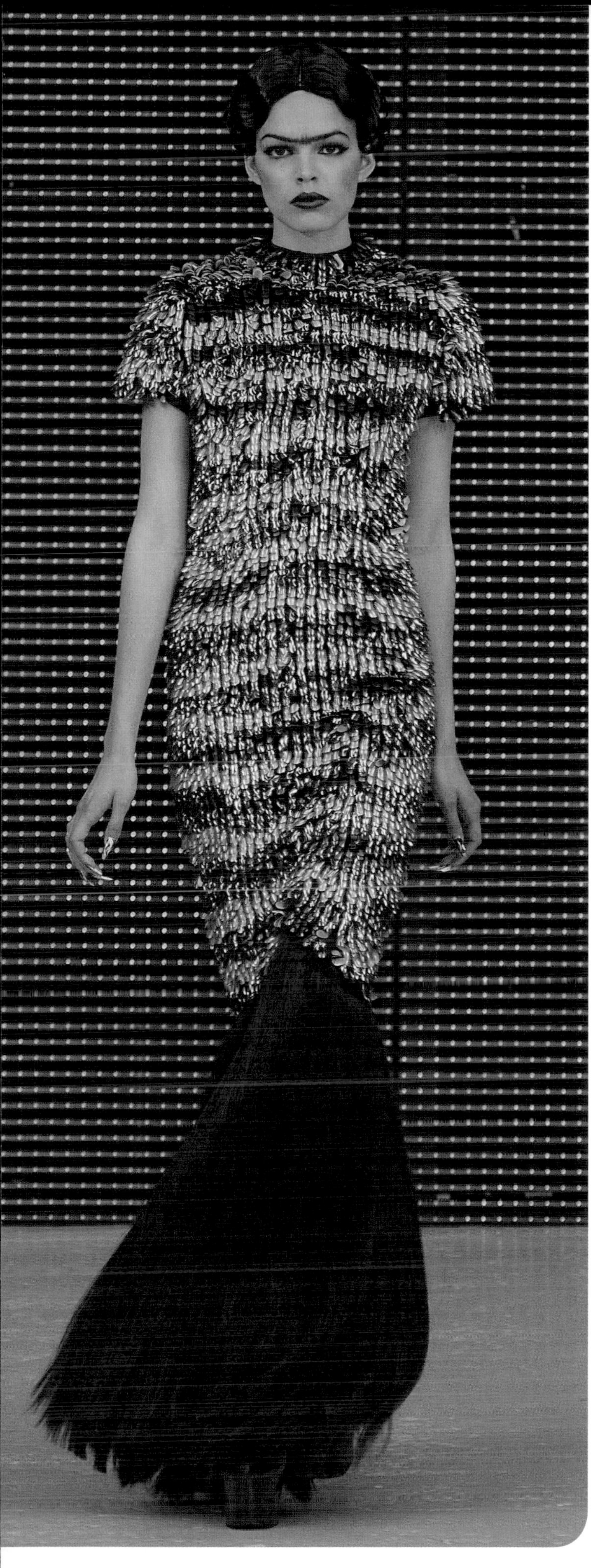

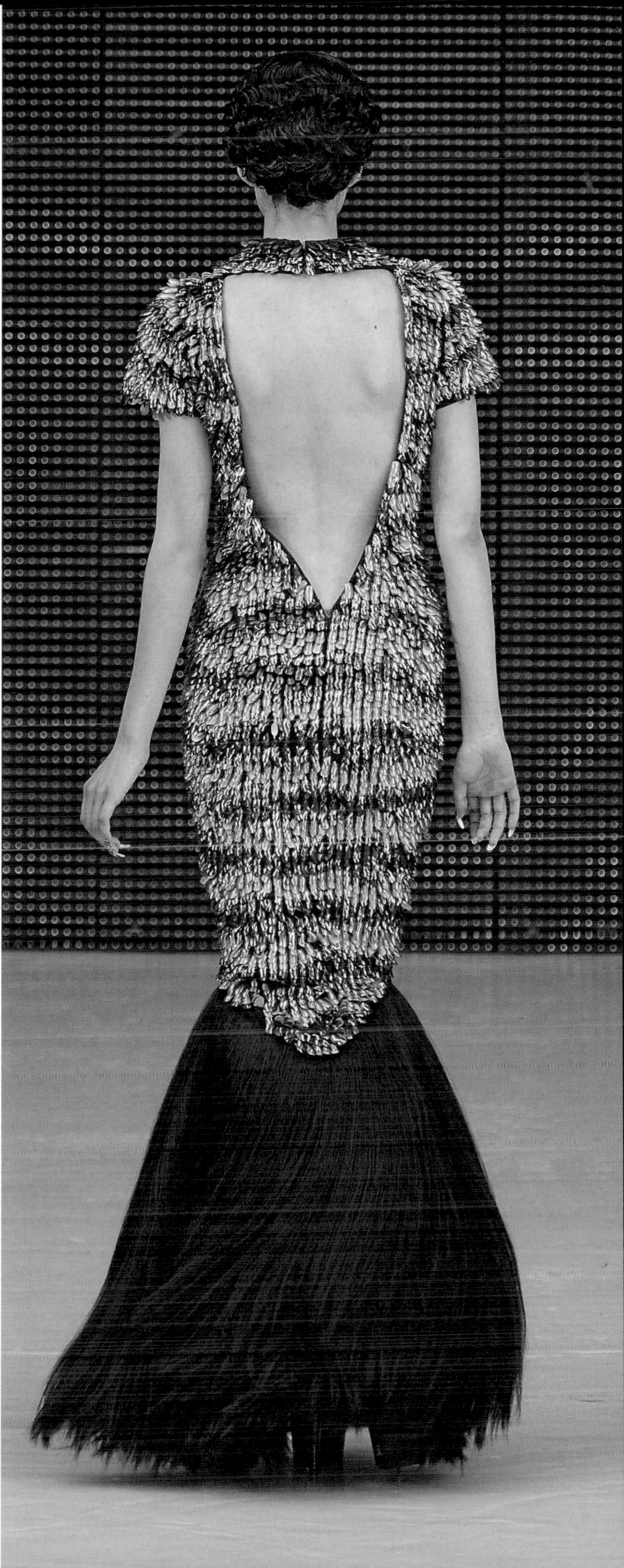

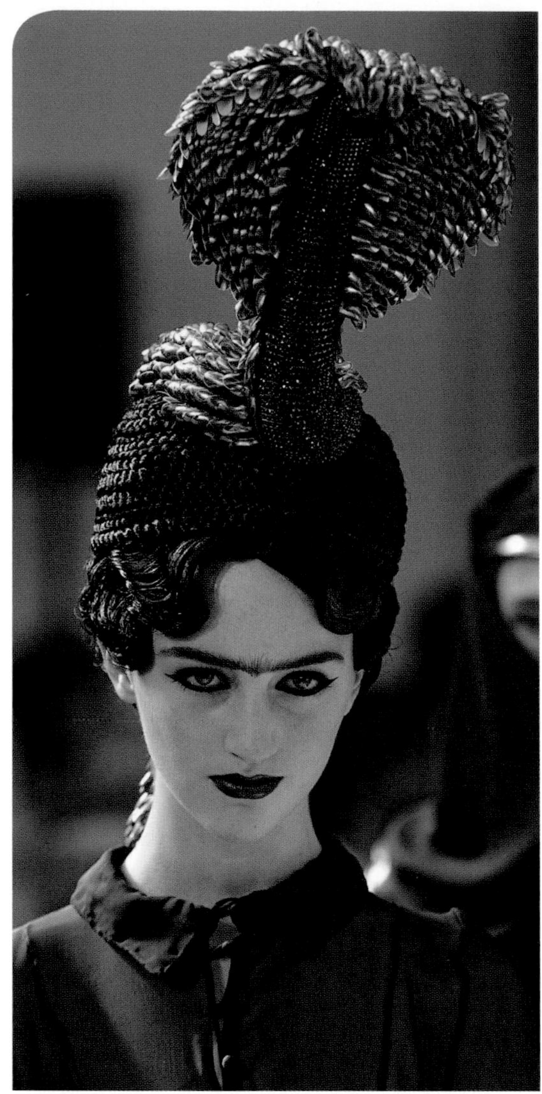

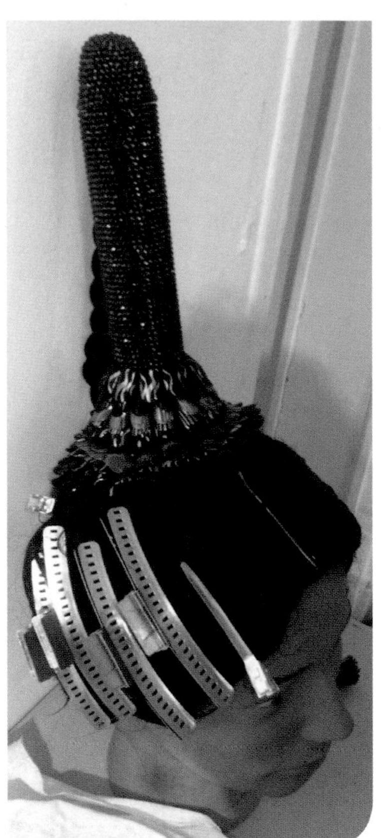

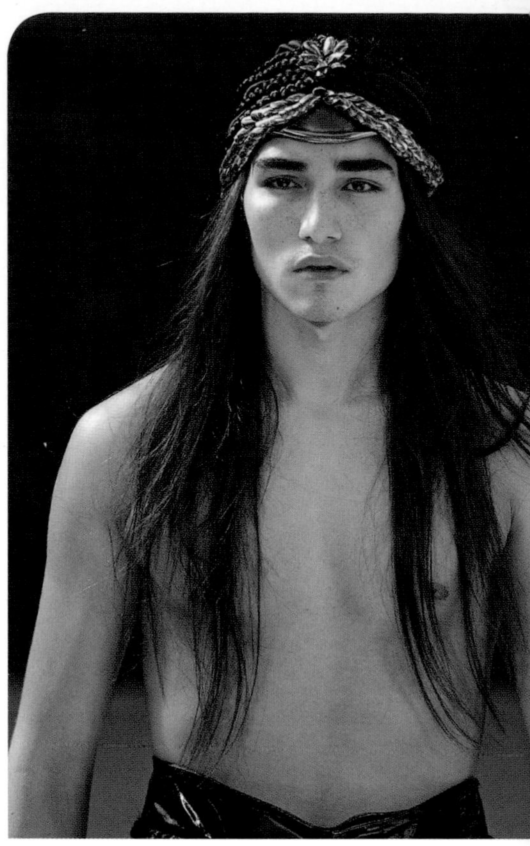

Arriba. *Tocado decorativo para el cabello con las uñas envueltas en láminas Minx azules.*

Izquierda. *Víbora encapuchada para la colección, hecho en gran parte con uñas de plástico envueltas en láminas Minx azules y doradas.*

Arriba. *El modelo masculino luce un intrincado turbante de la colección.*

Abajo. *Modelos del desfile de Charlie Le Mindu llevan uñas Minx.*

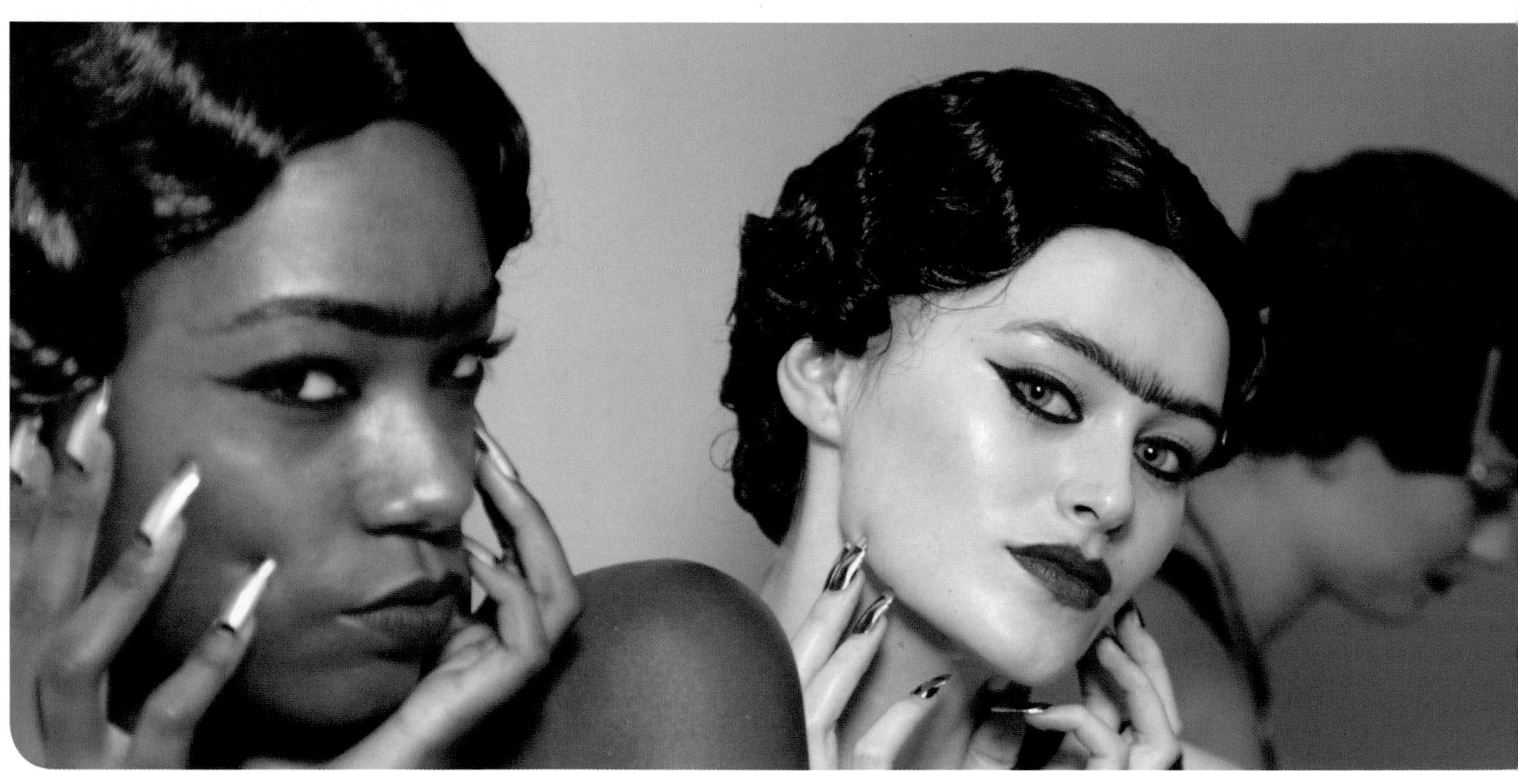

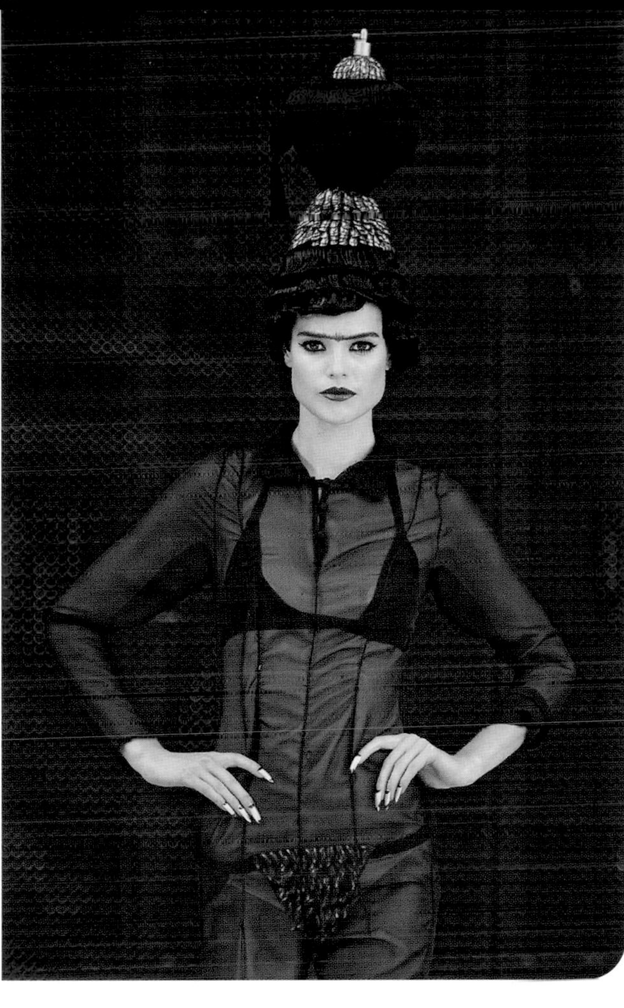

Arriba. *Una modelo lleva un tocado y ropa interior adornada con uñas de plástico envueltas en láminas doradas de Minx. También lleva uñas alargadas recubiertas de Minx con la punta metálica.*

Derecha. *Miles de uñas Minx para crear esta pieza única con escote pronunciado para la colección.*

Abajo. *Primer plano de un vestido azul cobalto con cuello redondo en la pasarela.*

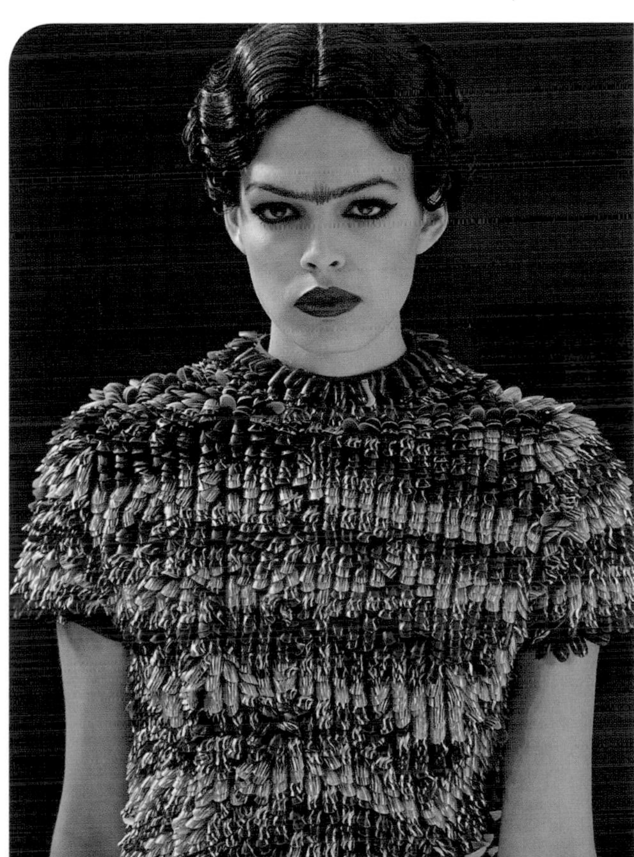

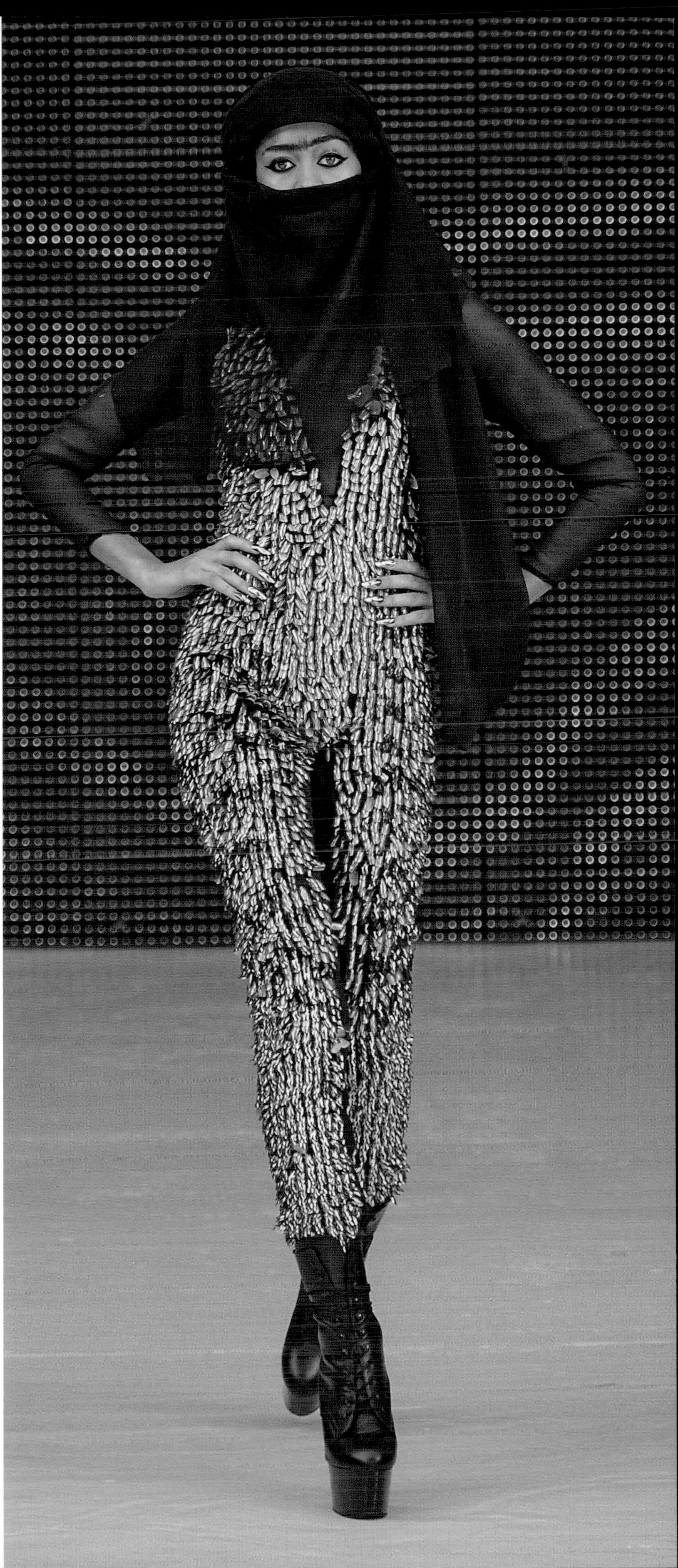

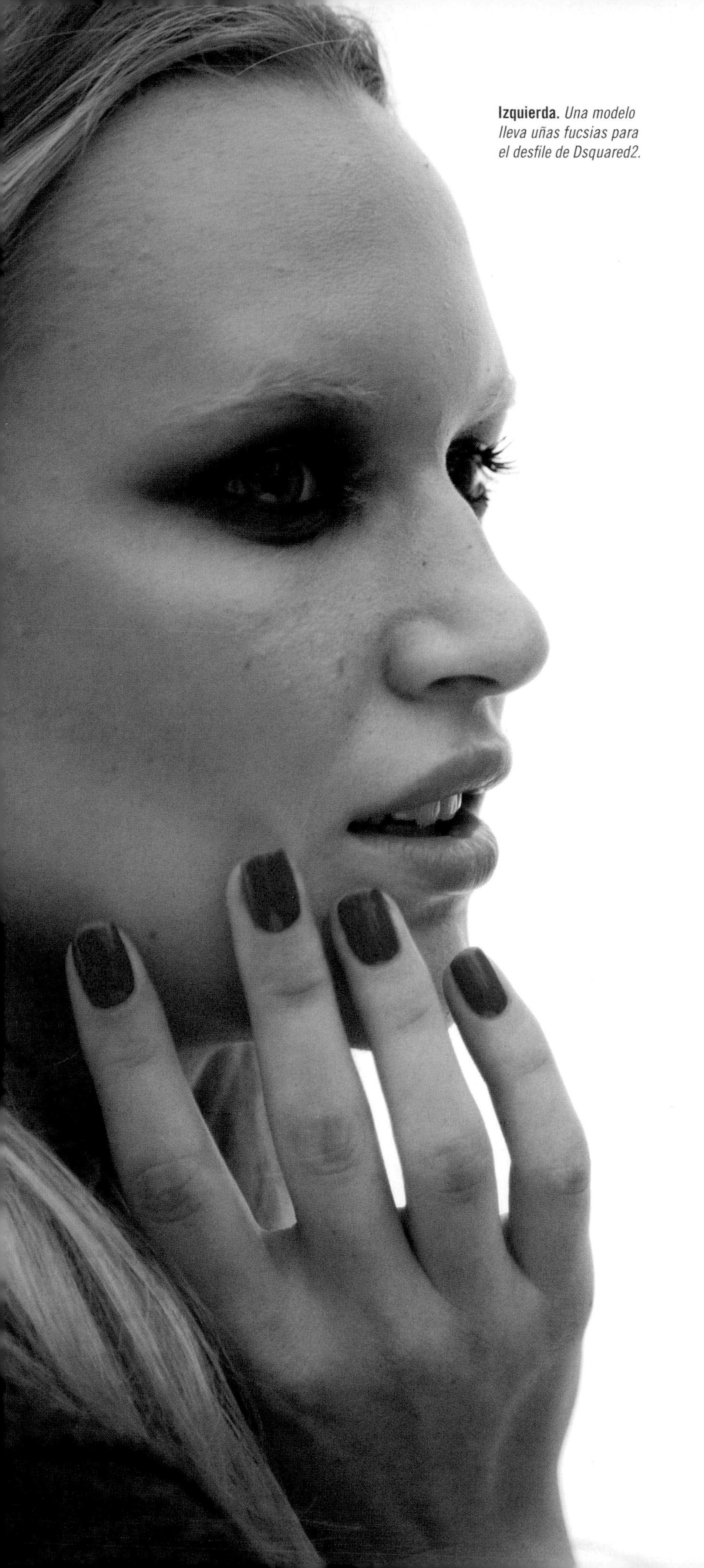

Izquierda. *Una modelo lleva uñas fucsias para el desfile de Dsquared2.*

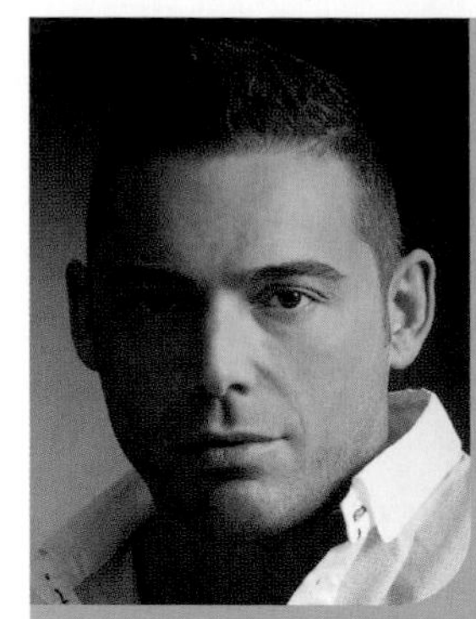

PERFIL DEL PROFESIONAL

Antonio Sacripante, Italia

El políglota Antonio Sacripante viaja por todo el mundo para desempeñar las funciones de juez de concursos de uñas y formador. Ganador de múltiples premios, tiene el título de «Decano de Educación» de una de las marcas de uñas más importantes del mundo y dirige su propia academia de formación de uñas en Italia. Asimismo, trabaja con famosas y para canales de moda. Antonio ha dirigido equipos de manicura en varios desfiles de la Semana de la Moda, como Dsquared2 y Les Copains en la Semana de la Moda de Milán, y anima a los técnicos creativos a desarrollar sus habilidades y a estar al día de las tendencias a través de seminarios y concursos.

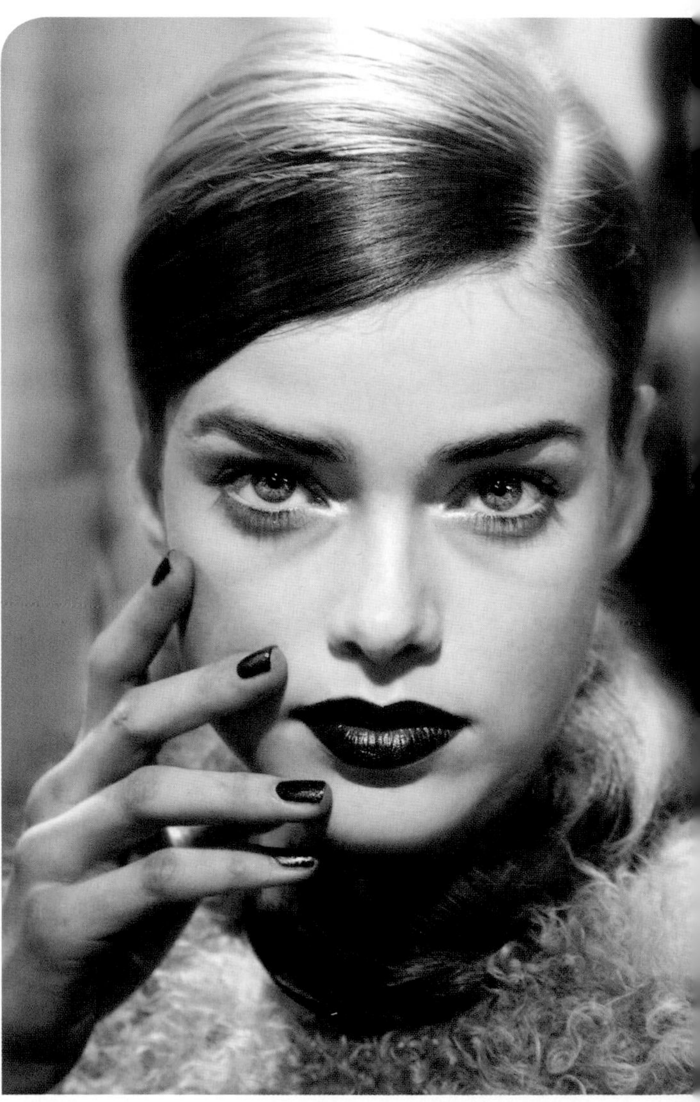

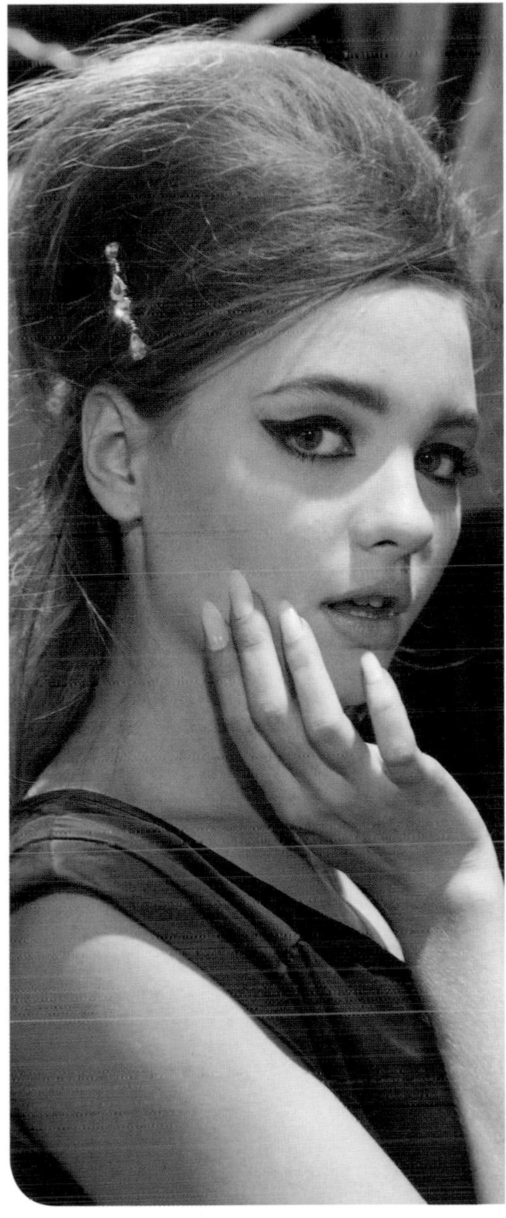

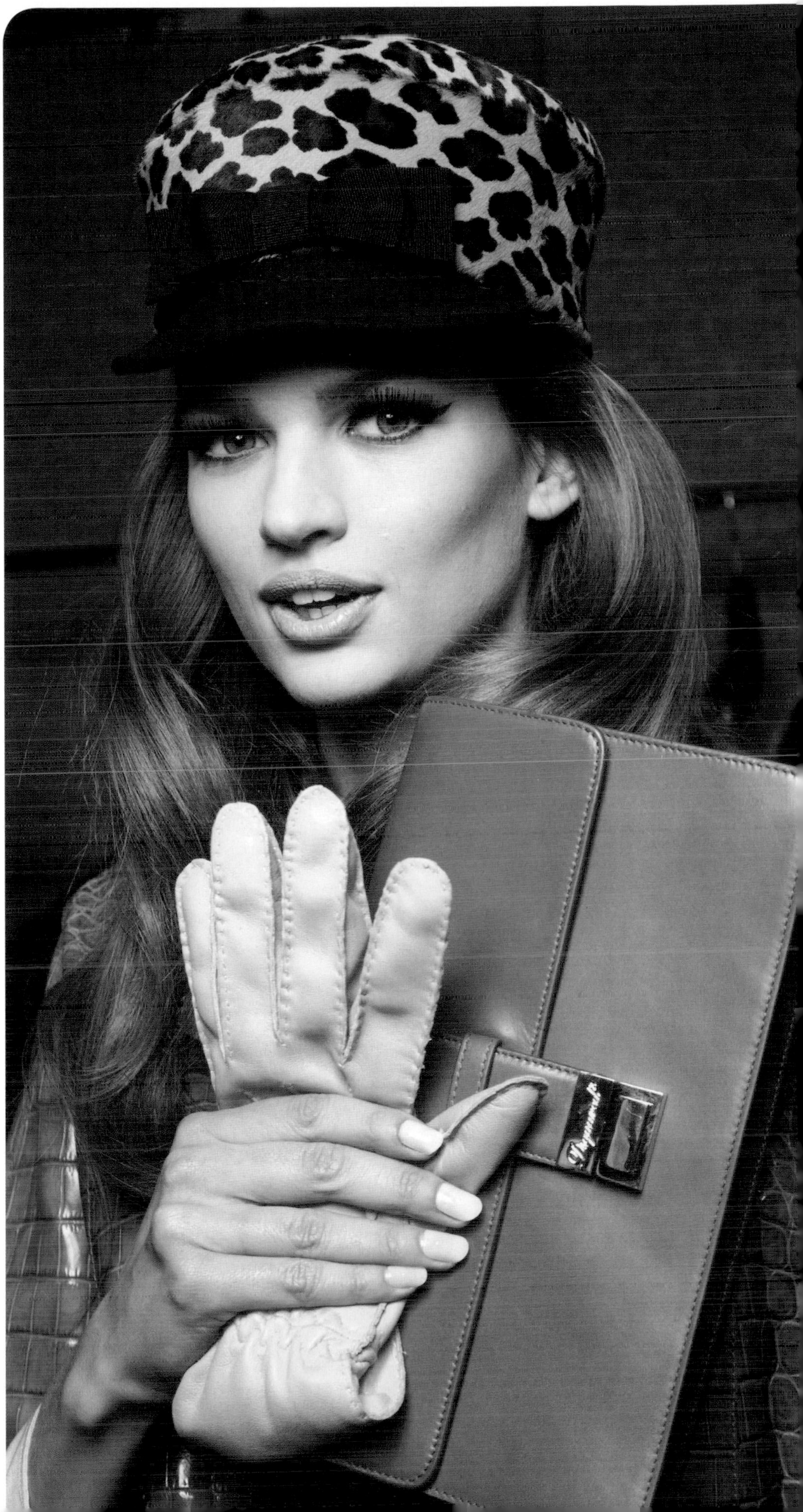

Arriba. *Uñas pálidas y almendradas para complementar una colección de Dsquared2.*

Derecha. *Uñas redondeadas y pálidas para un destile de Dsquared2.*

Izquierda. *Uñas con textura para complementar el maquillaje para un desfile de Dsquared2.*

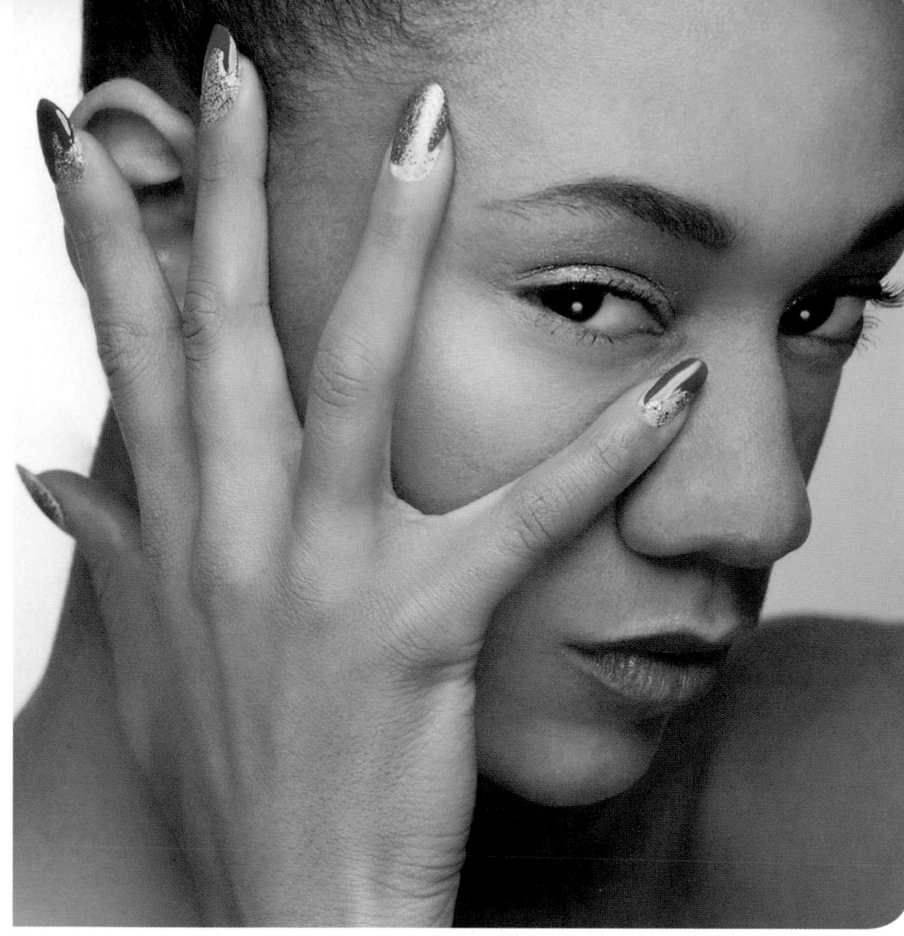

Izquierda. *Uñas cuadrado-ovaladas con purpurina para* Teen Vogue.

Abajo a la izquierda. *Uñas en dos tonos de rosa para una campaña editorial fotografiada por Marc Baptiste.*

Abajo. *Uñas rojas en forma de almendra con una medialuna de purpurina rosa para* Teen Vogue.

Enfrente. *Uñas cortas en azul, rosa y verdes con puntas de purpurina azul para* Teen Vogue.

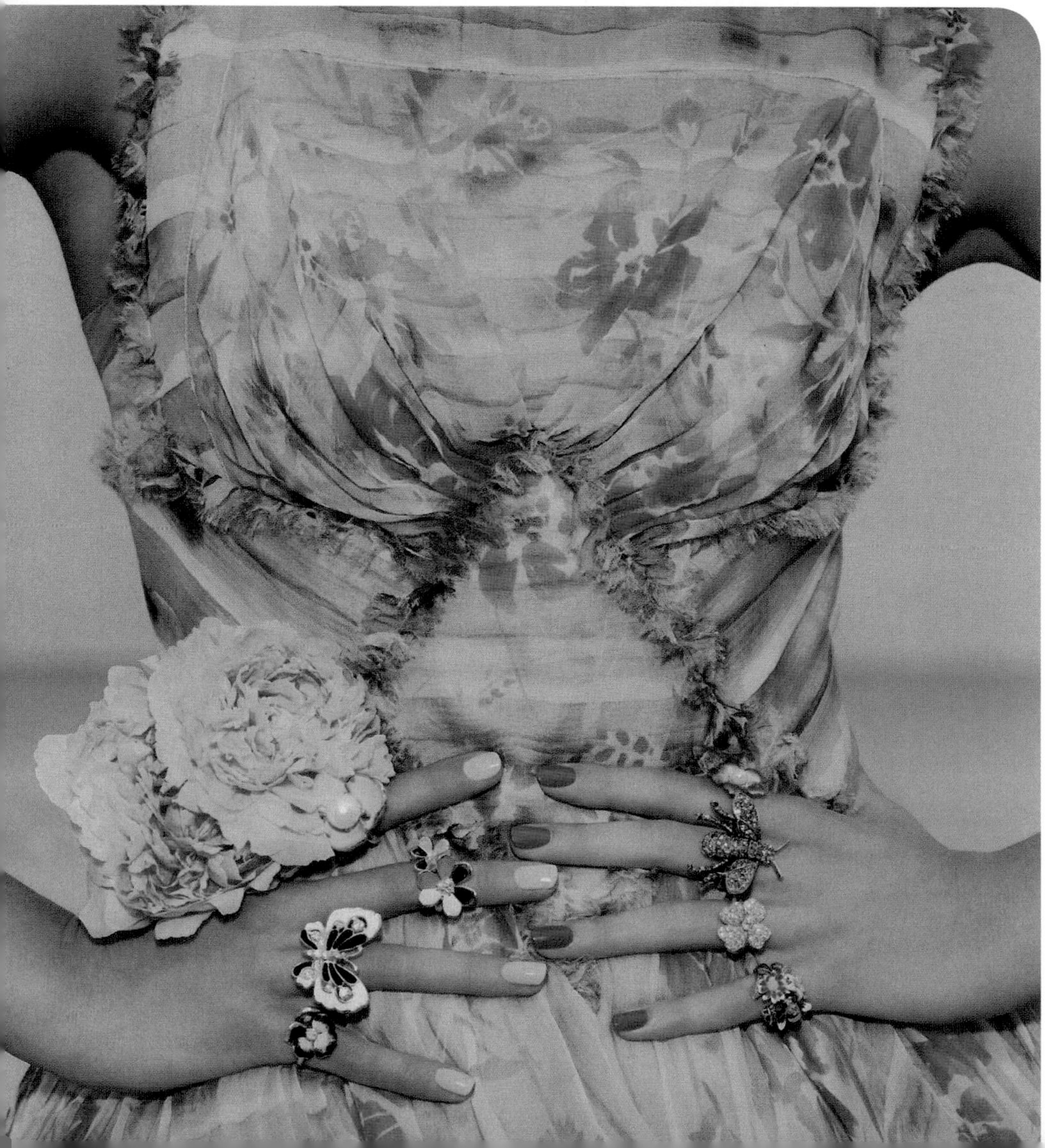

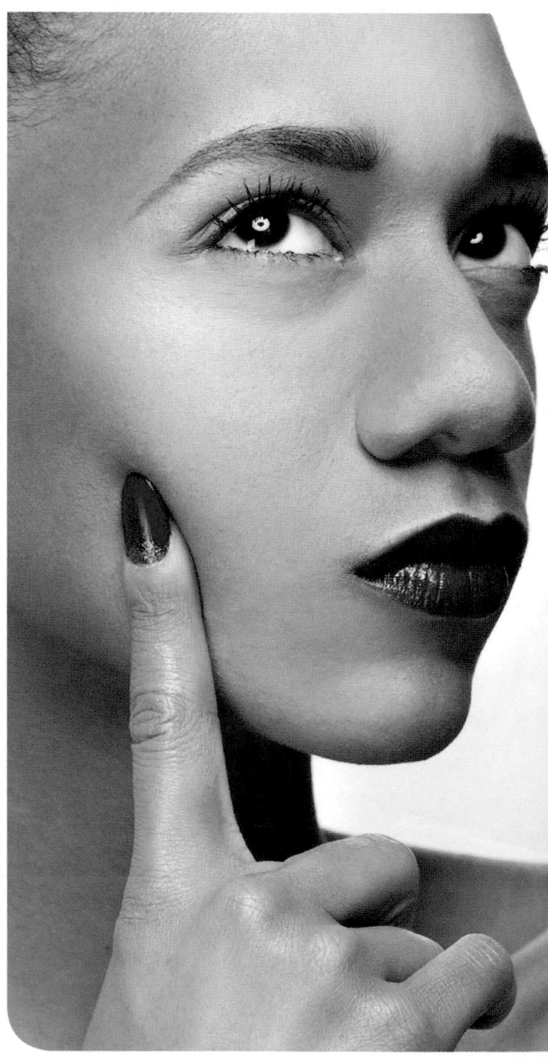

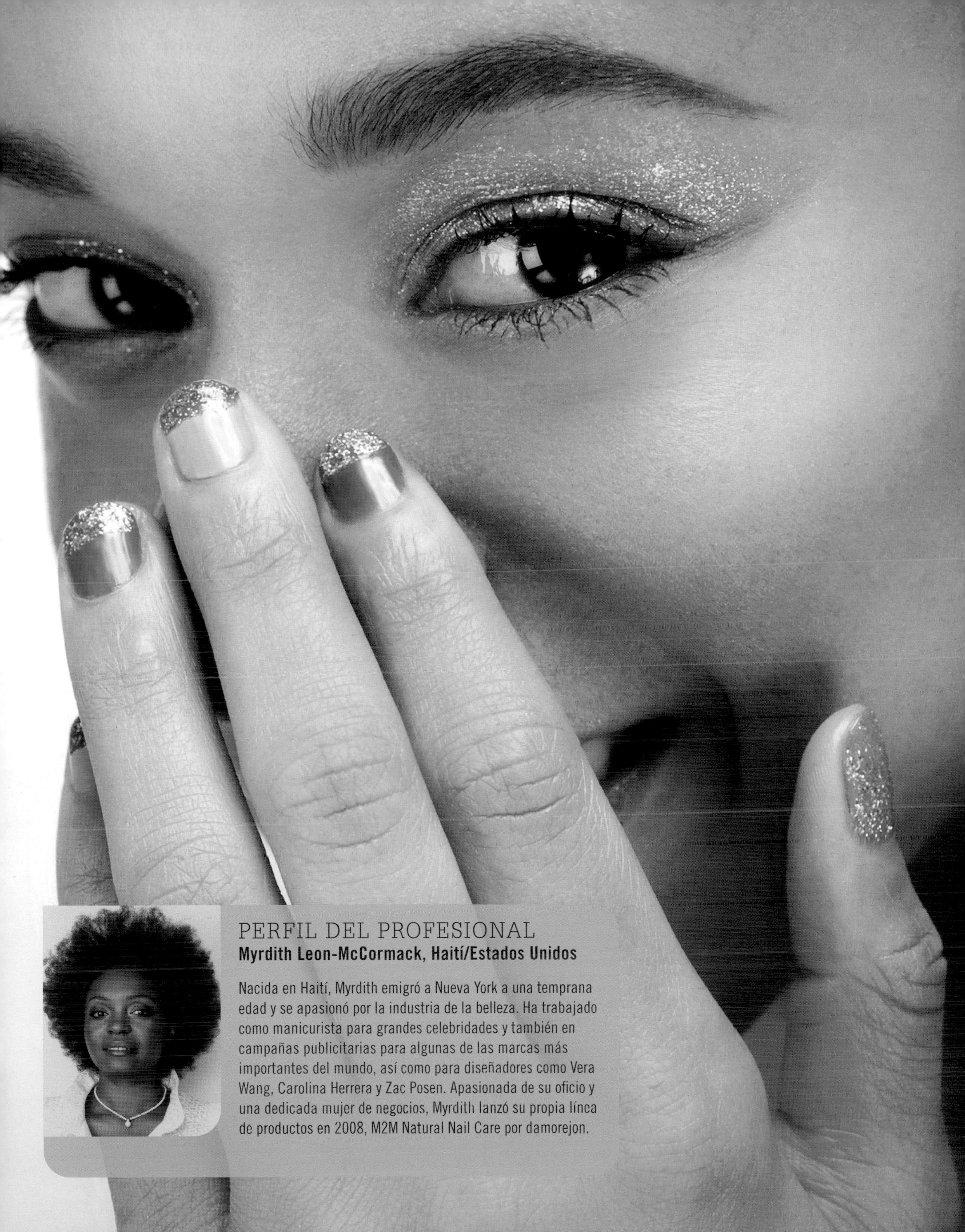

PERFIL DEL PROFESIONAL

Myrdith Leon-McCormack, Haití/Estados Unidos

Nacida en Haití, Myrdith emigró a Nueva York a una temprana edad y se apasionó por la industria de la belleza. Ha trabajado como manicurista para grandes celebridades y también en campañas publicitarias para algunas de las marcas más importantes del mundo, así como para diseñadores como Vera Wang, Carolina Herrera y Zac Posen. Apasionada de su oficio y una dedicada mujer de negocios, Myrdith lanzó su propia línea de productos en 2008, M2M Natural Nail Care por damorejon.

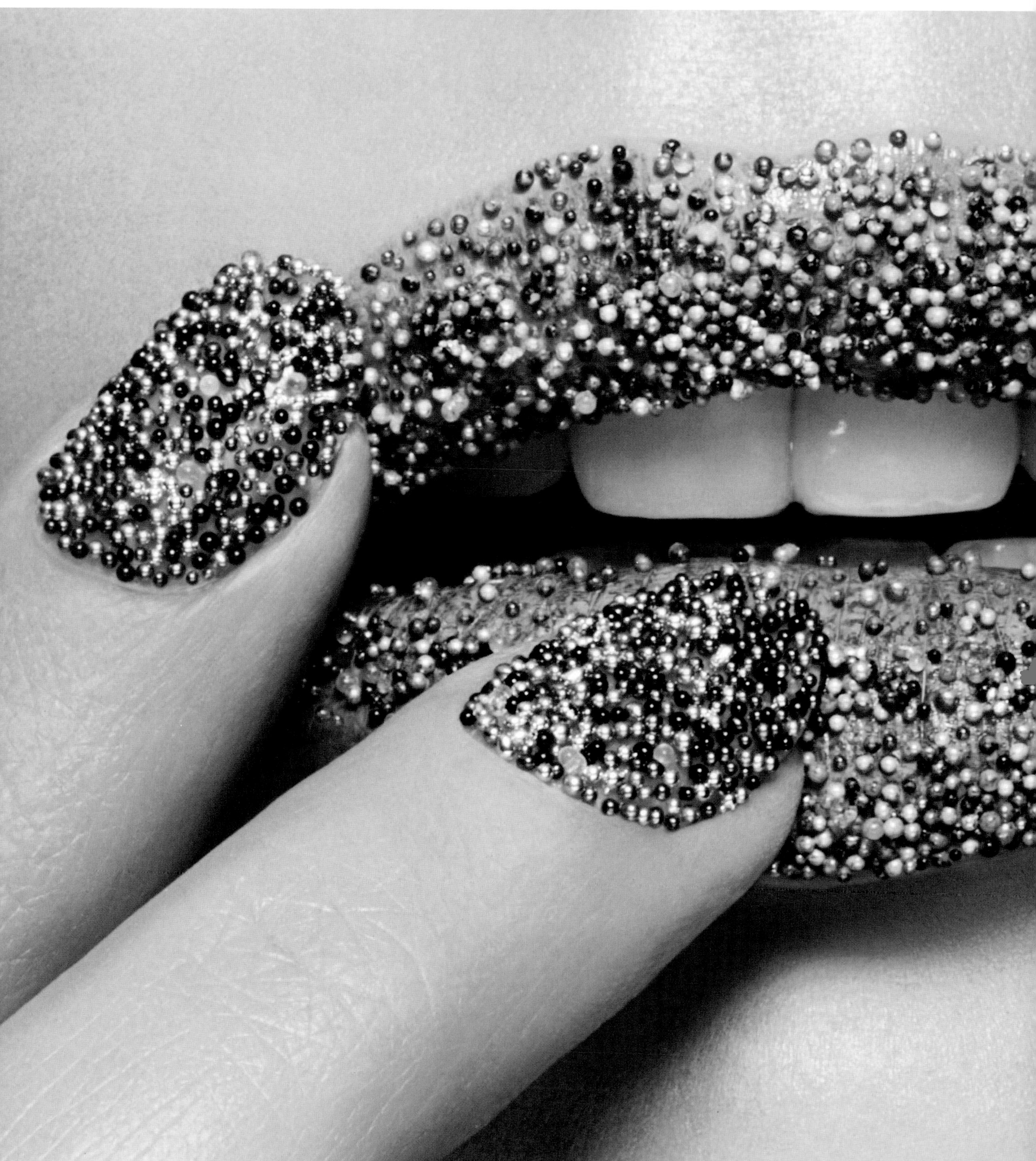

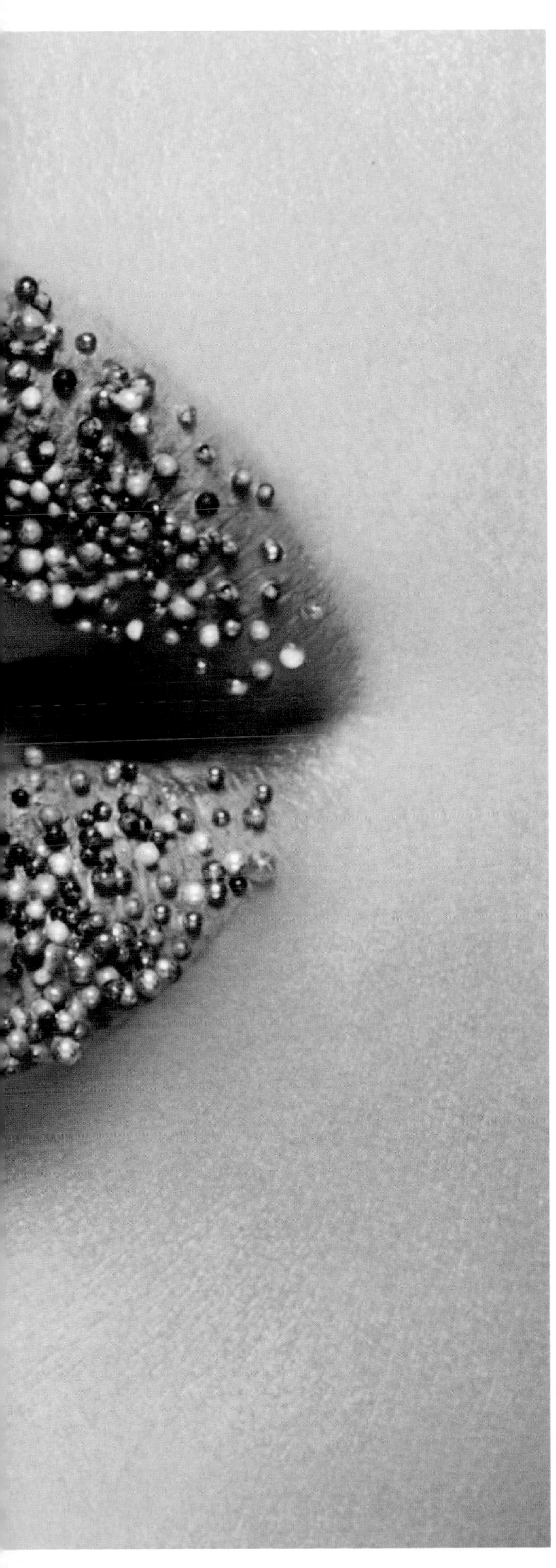

Izquierda. *Manicura con efecto de caviar multicolor de Ciaté.*

CAPÍTULO SEIS:

MAXIMIZAR LO INUSUAL

La creciente presión social por tener unas uñas únicas ha llevado a experimentar cada vez más con el diseño, sobre todo con los productos utilizados. Las posibilidades son tan infinitas como la imaginación; las uñas pueden incluso colgarse con plumas y cadenas para conseguir un *look* colorido con una textura inusual.

Por muy buena que sea la adherencia, algunos productos inusuales utilizados en la decoración de uñas pueden durar muy poco y resultar ásperos en la uña, por lo que los técnicos suelen incrustar estos materiales dentro de productos acrílicos o de gel para obtener un resultado más duradero y suave. Pequeños trozos de material, sobre todo de encaje, pueden dar un aspecto elegante a la uña o servir de plantilla para el diseño de uñas, y viejas piezas de joyería o materiales de artesanía pueden ayudar a crear un *look* de uñas único, a la medida de una personalidad o un conjunto.

Kit de herramientas Diseños inusuales de uñas

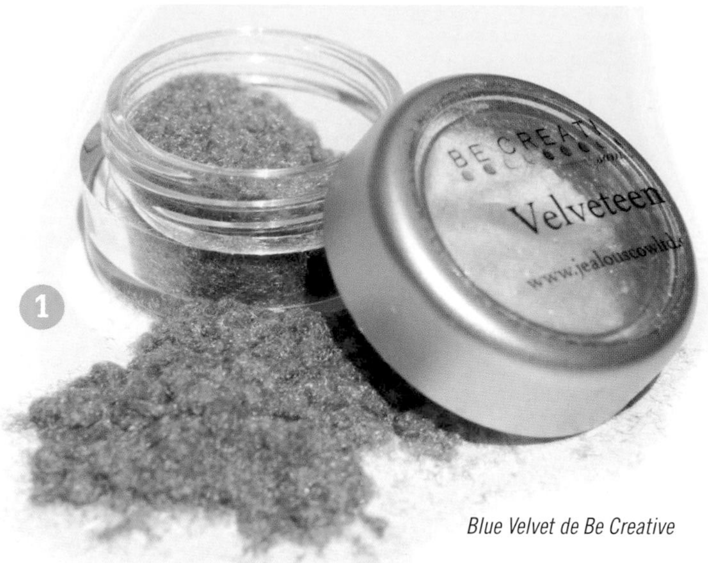

Blue Velvet de Be Creative

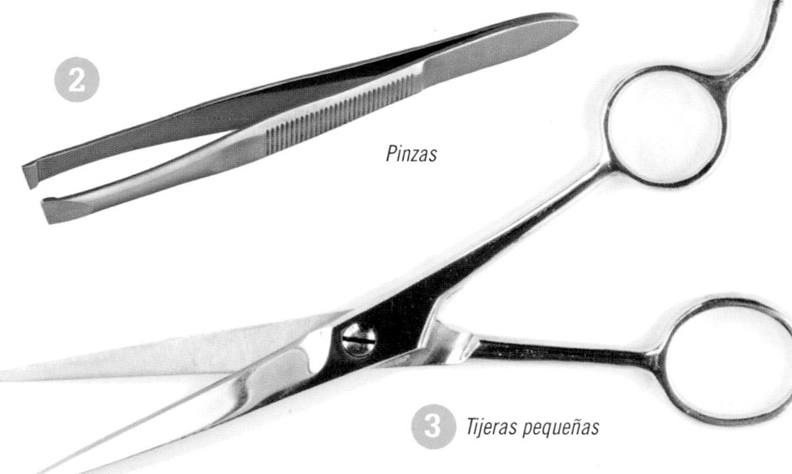

Pinzas

Tijeras pequeñas

¿Qué necesitas?

1 Terciopelo suelto en el tono deseado para uñas texturizadas.

2 Pinzas para aplicar fácilmente los materiales.

3 Tijeras pequeñas para cortar telas.

4 Surtido de tonos de esmalte de color.

5 Servilleta o material fino con un estampado interesante o de temporada.

6 Lima de uñas para recortar y dar forma.

7 Empujador de cutículas para alisar los materiales del diseño.

8 Esmalte transparente para sellar el *nail art*.

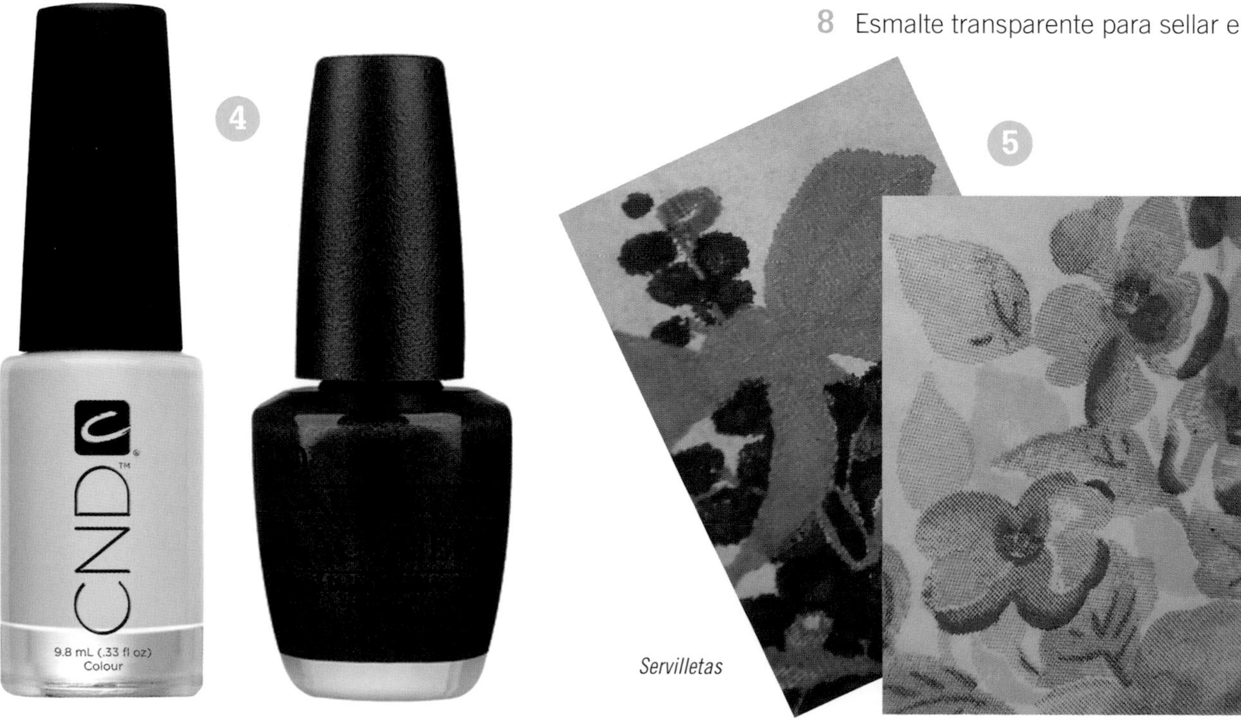

Servilletas

CND Marshmallow Rose

My Private Jet de OPI

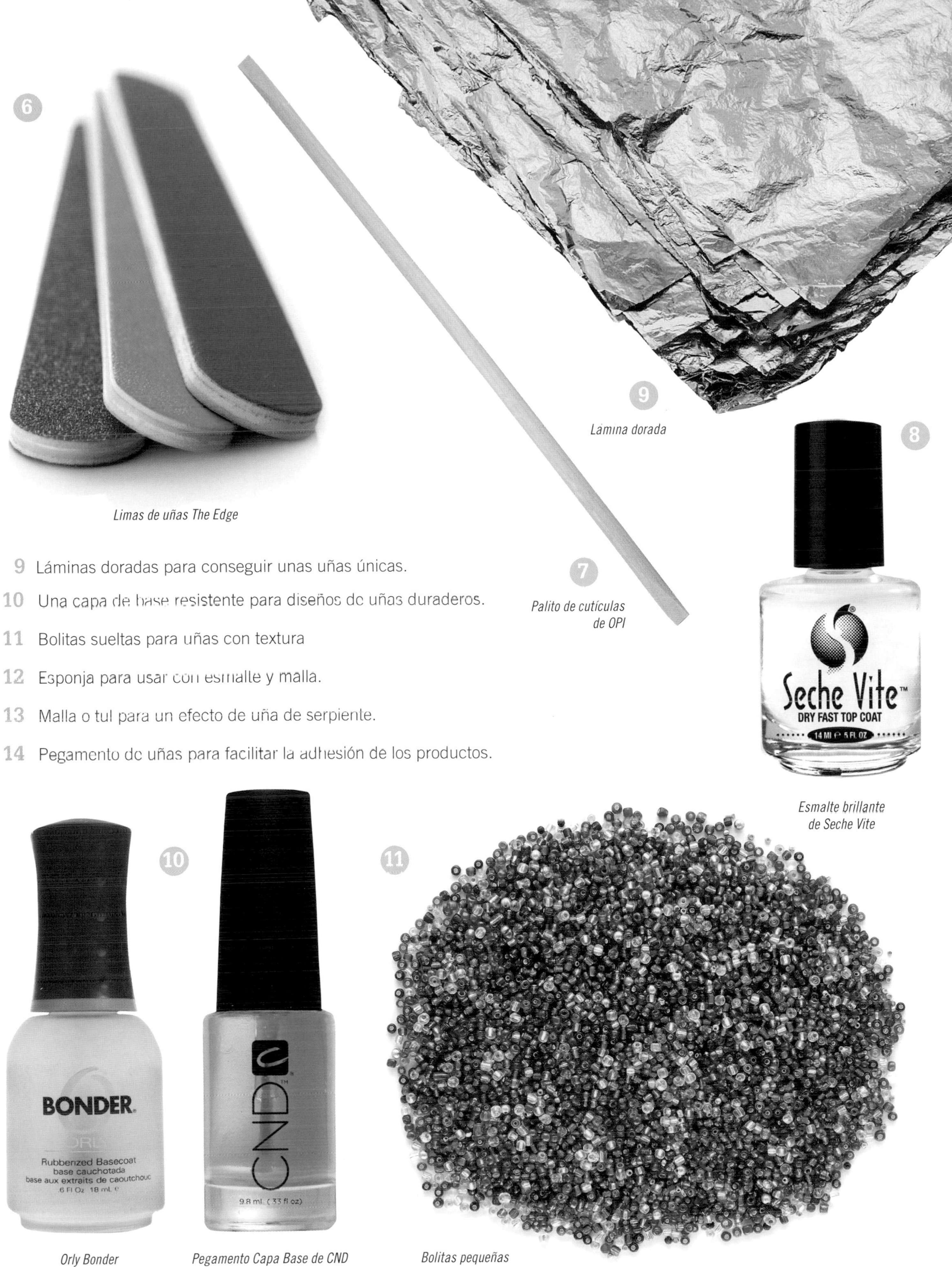

Limas de uñas The Edge

Palito de cutículas de OPI

Esmalte brillante de Seche Vite

Lamina dorada

9 Láminas doradas para conseguir unas uñas únicas.

10 Una capa de base resistente para diseños de uñas duraderos.

11 Bolitas sueltas para uñas con textura

12 Esponja para usar con esmalte y malla.

13 Malla o tul para un efecto de uña de serpiente.

14 Pegamento de uñas para facilitar la adhesión de los productos.

Orly Bonder

Pegamento Capa Base de CND

Bolitas pequeñas

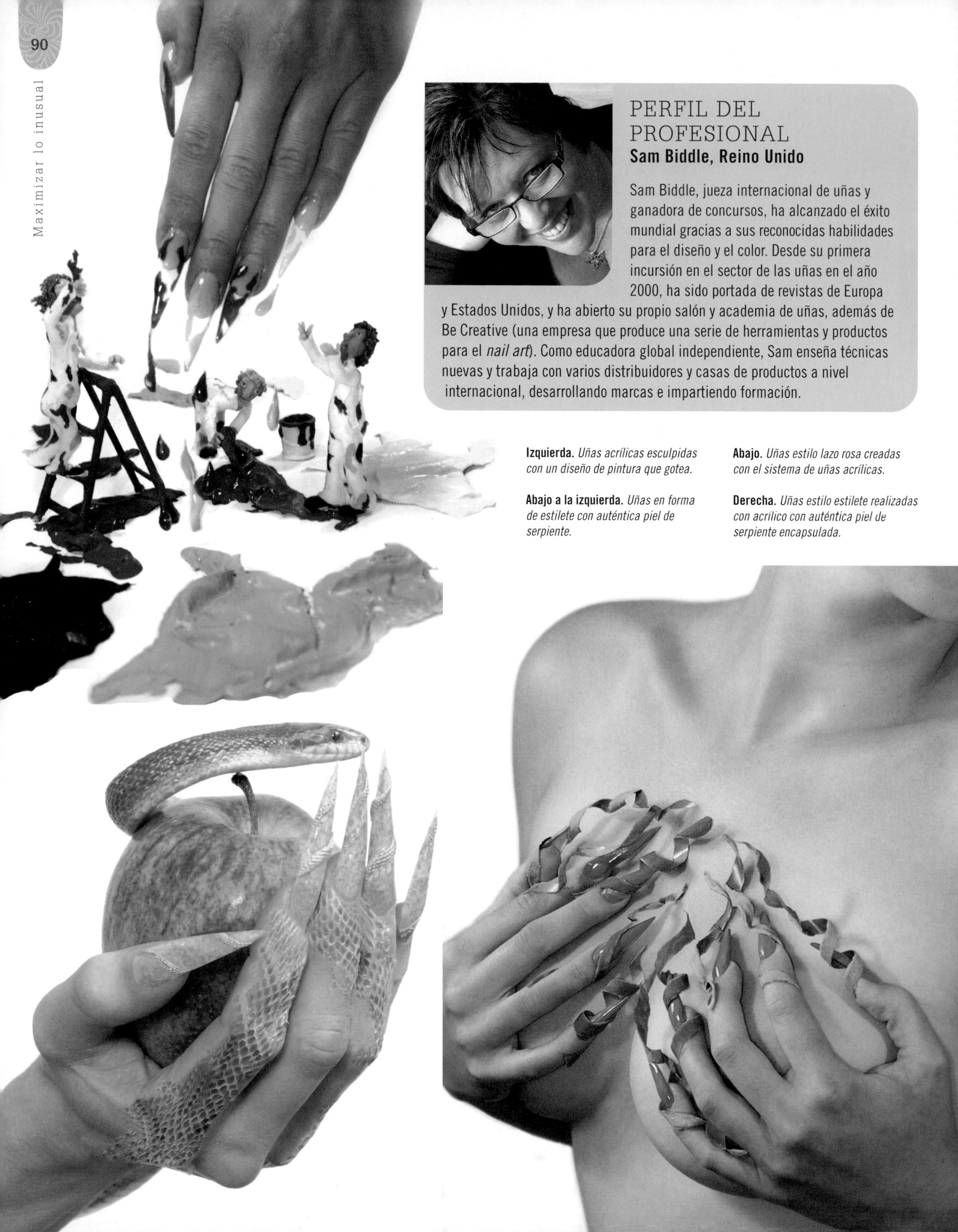

PERFIL DEL PROFESIONAL

Sam Biddle, Reino Unido

Sam Biddle, jueza internacional de uñas y ganadora de concursos, ha alcanzado el éxito mundial gracias a sus reconocidas habilidades para el diseño y el color. Desde su primera incursión en el sector de las uñas en el año 2000, ha sido portada de revistas de Europa y Estados Unidos, y ha abierto su propio salón y academia de uñas, además de Be Creative (una empresa que produce una serie de herramientas y productos para el *nail art*). Como educadora global independiente, Sam enseña técnicas nuevas y trabaja con varios distribuidores y casas de productos a nivel internacional, desarrollando marcas e impartiendo formación.

Izquierda. *Uñas acrílicas esculpidas con un diseño de pintura que gotea.*

Abajo a la izquierda. *Uñas en forma de estilete con auténtica piel de serpiente.*

Abajo. *Uñas estilo lazo rosa creadas con el sistema de uñas acrílicas.*

Derecha. *Uñas estilo estilete realizadas con acrílico con auténtica piel de serpiente encapsulada.*

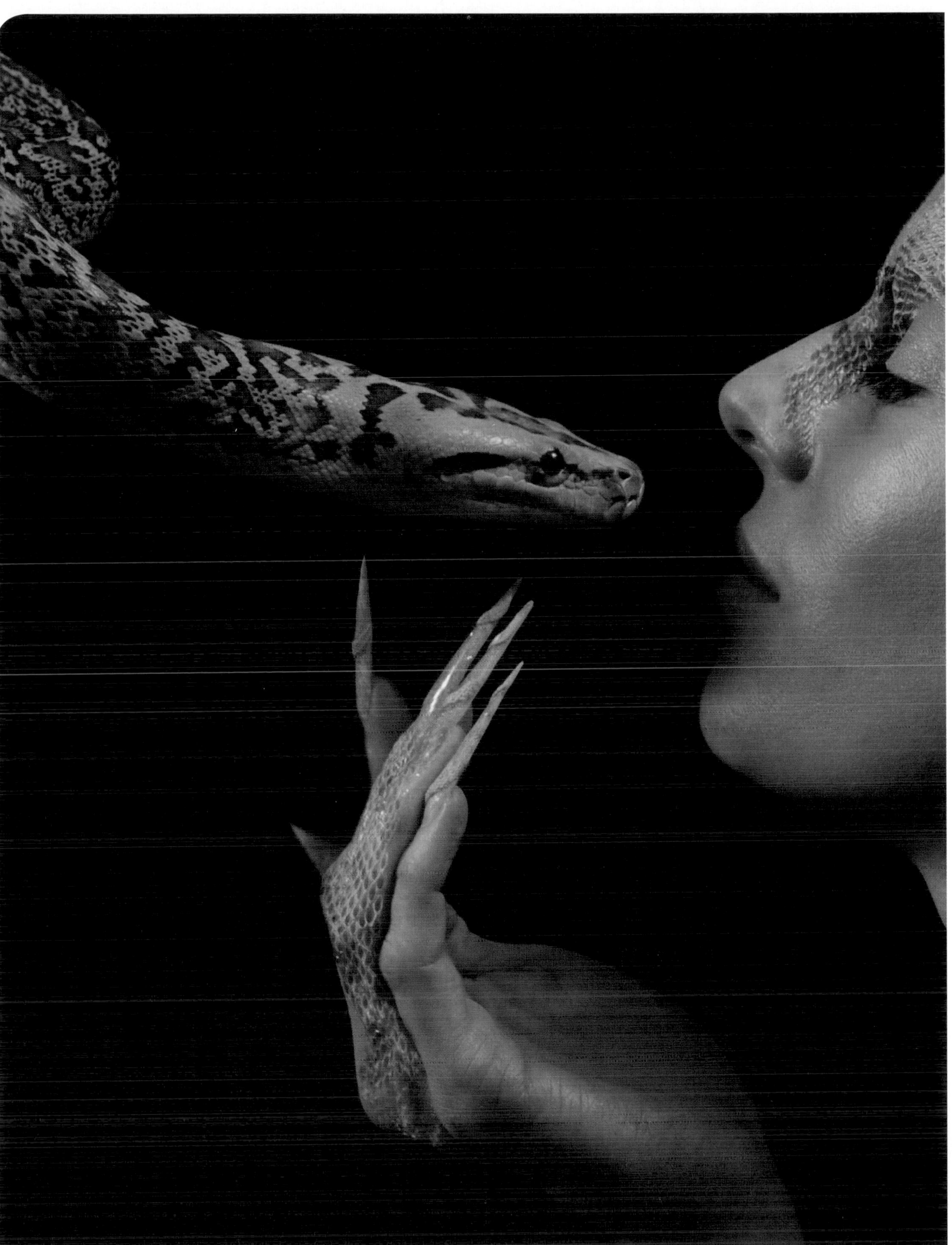

PROYECTO: EFECTO PIEL DE SERPIENTE de Sam Biddle

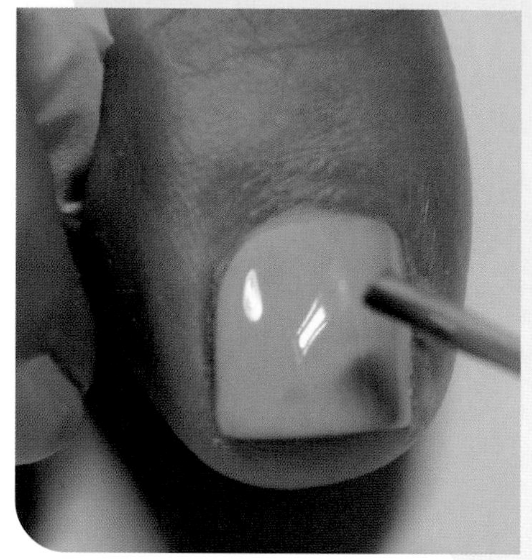

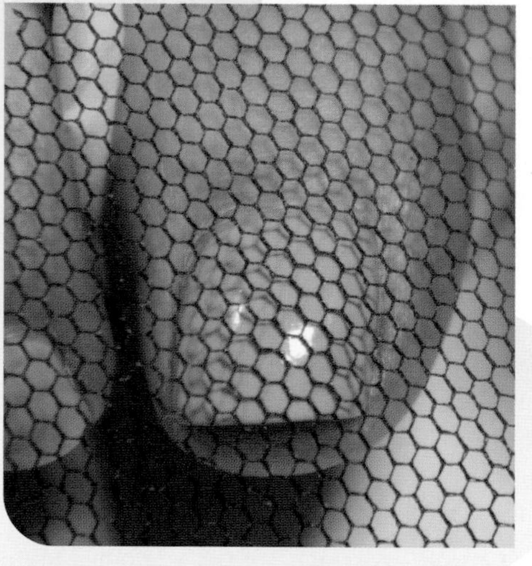

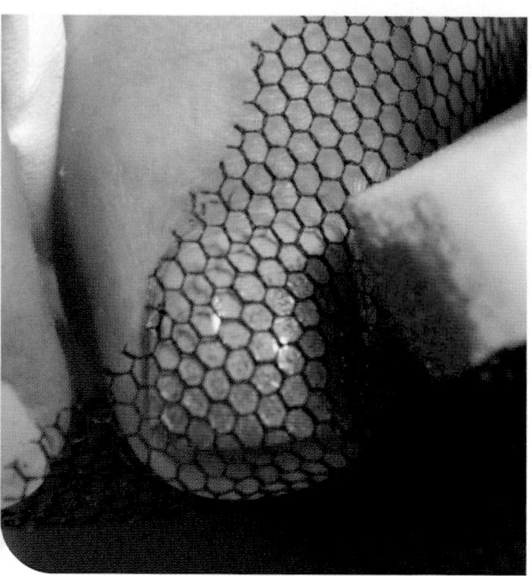

1 Prepara las uñas empujando las cutículas hacia atrás y aplicando una capa de base de buena calidad. Aplica un esmalte *nude* en dos capas finas, utilizando una que sea lo más parecida posible al tono de la piel. Como alternativa, prueba con un color de base más oscuro y atrevido.

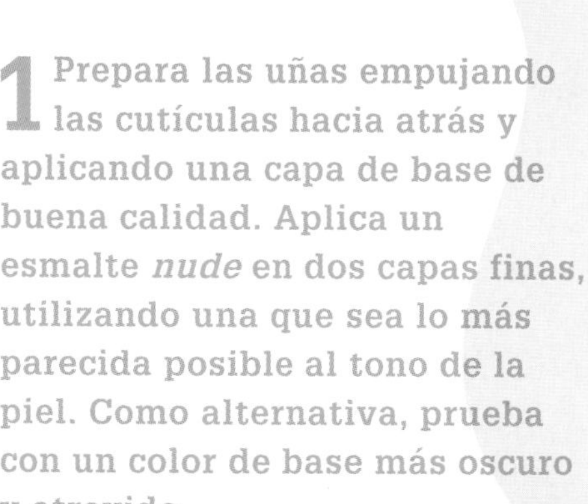

2 Coloca un trozo de tul sobre el esmalte seco y sujétalo firmemente. Para el tul, prueba el kit Spun Sugar de Original Sugar, que incluye una esponja para aplicar el color.

3 Moja la esponja en un esmalte rosa. Retira el exceso de esmalte y presiona la esponja sobre el tul de la uña. Puedes aplicarlo en toda o sólo una parte de la uña, dependiendo del aspecto que quieras conseguir.

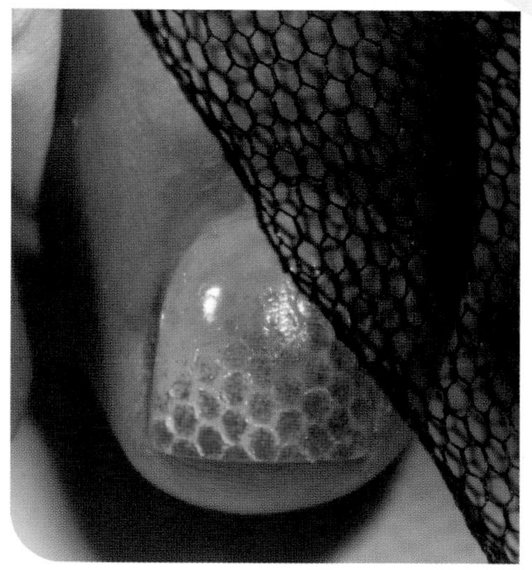

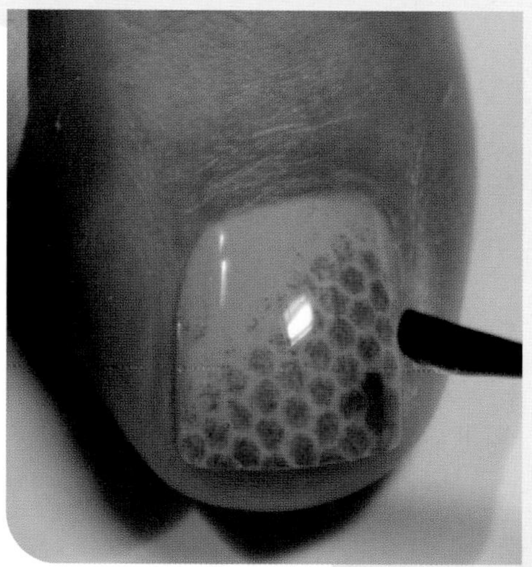

Sugerencias de color

Esmalte Orly Nail Sheer Peche
Esmalte Orly Nail en el tono Hottie
Esmalte brillante 3 en 1 de Orly Nail

4 Retira el tul lentamente para dejar el aspecto de piel de serpiente.

5 Aplica una capa de esmalte brillante a las uñas y deja que se sequen.

Uñas color *nude* con efecto de piel de serpiente rosa creadas usando un tul y esmaltes.

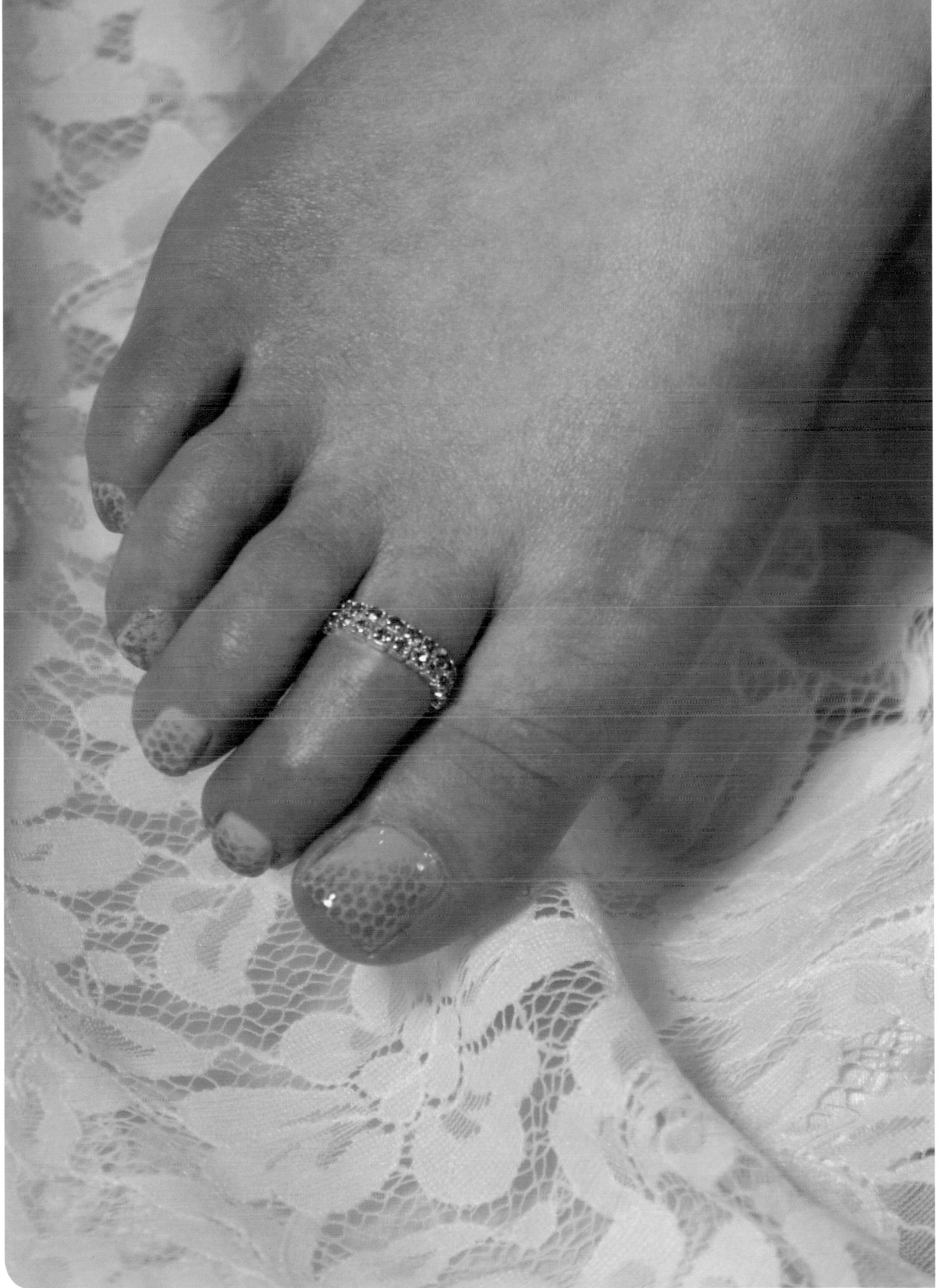

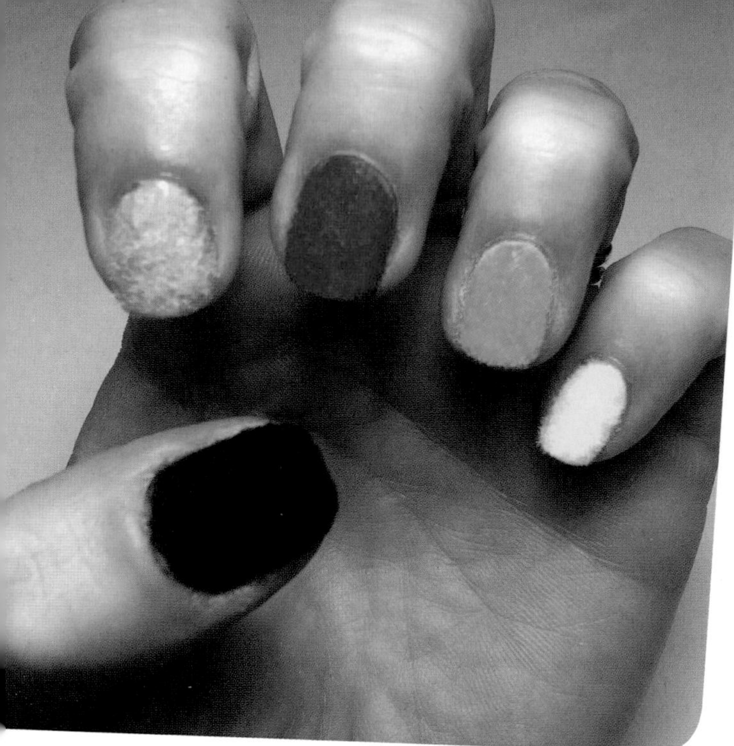

Un toque de textura

La popularidad del *nail art* texturizado, que añade una nueva dimensión a las uñas, se ha disparado con la creciente fascinación por el diseño de uñas. «La manicura de caviar», acuñada por la marca británica Ciaté, consiste en pequeñas perlas esparcidas sobre el esmalte mientras está húmedo para conseguir un colorido efecto 3D. La manicura de terciopelo añade intriga al *look* con su aspecto y tacto peludos y, ampliando el efecto de piel de serpiente. Los estilistas de uñas han utilizado piel de serpiente real en sus diseños para conseguir un aspecto escamoso.

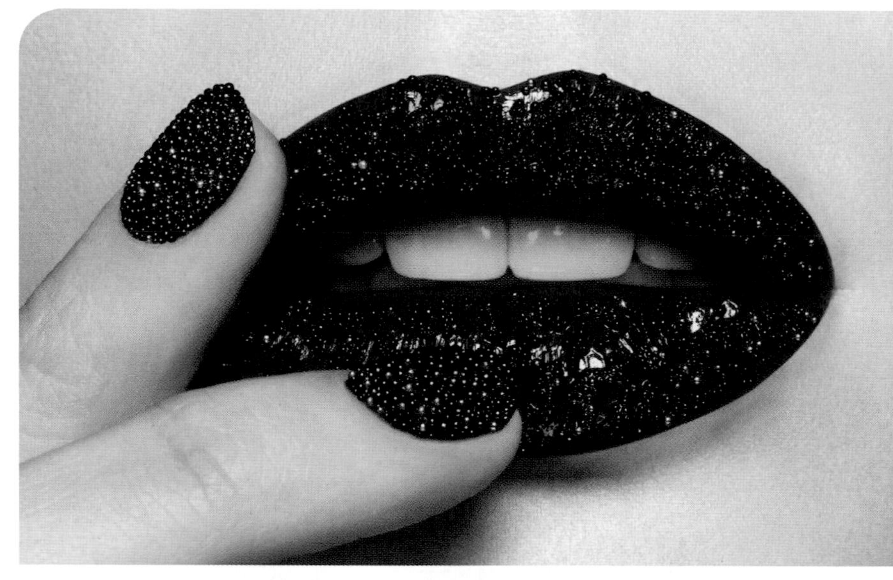

Arriba. *Uñas pintadas en un tono brillante y revestidas con los colores correspondientes de finas piezas de terciopelo para un efecto de uñas suaves y texturizadas, hechas por Leah Light.*

Abajo. *Modelos de árbol pequeño pegados a las uñas postizas con un cable, creadas por Megumi Mizuno.*

Derecha. *Manicura «caviar» en azul morado que deja un acabado 3D. Conceptualizadas por Charlotte Knigh, de la marca de uñas Cité, para replicar los huevos de pescado.*

Abajo a la derecha. *Trozos de encaje cortados de ropa interior y luego encapsulados en extensiones de uñas acrílicas y con detalles acrílicos en 3D, por Erin Adeyemo.*

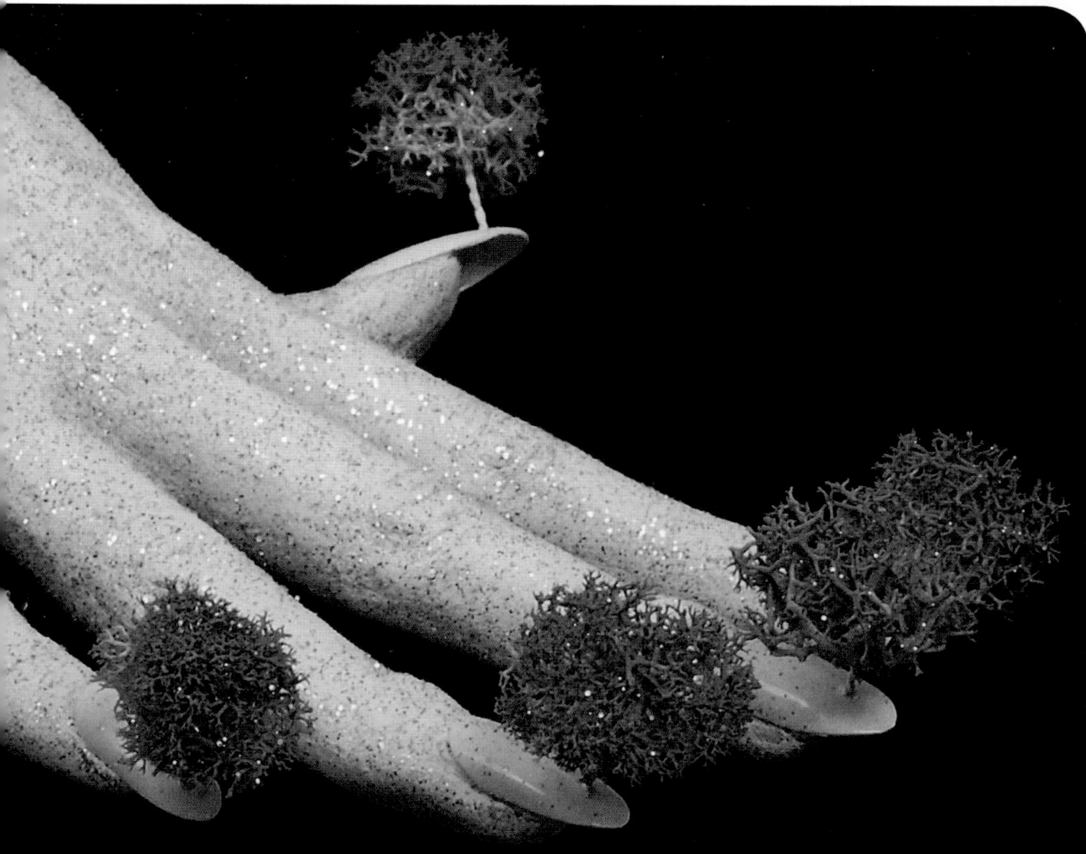

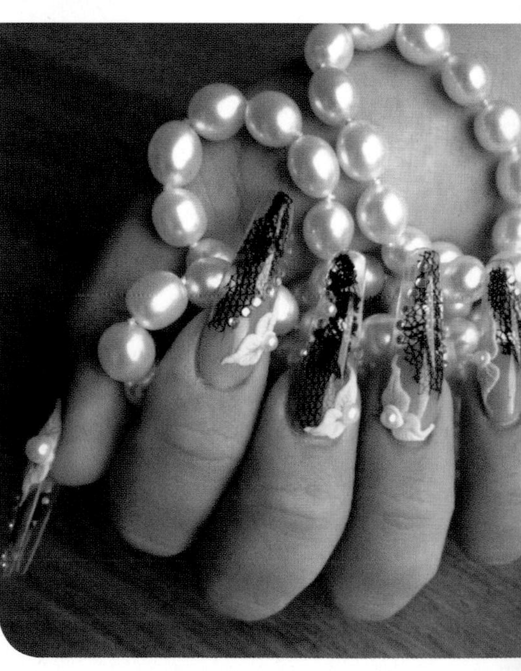

PROYECTO: UÑAS DE TERCIOPELO de Sam Biddle

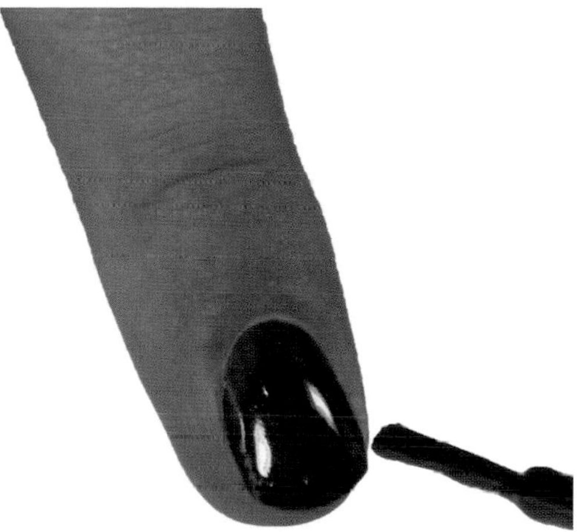

1 Aplica una capa base y dos capas del color escogido.

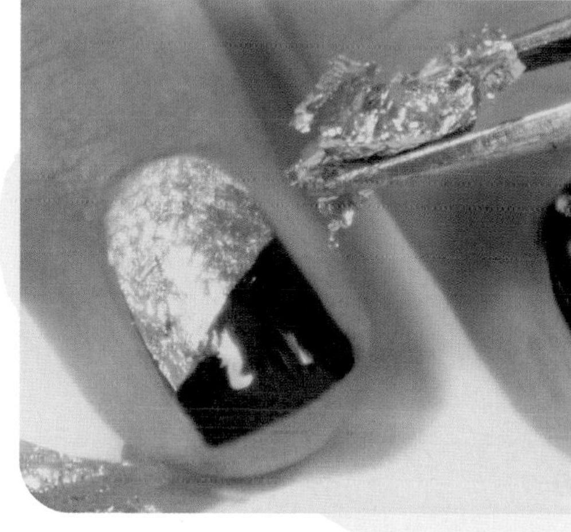

2 Cuando el esmalte continúe pegajoso, aplica una lámina dorada con unas pinzas. Sella con un esmalte brillante y deja que se seque.

Uñas pintadas de color morado antes de que sean sumergidas en partículas de terciopelo para darle un acabado texturizado. Estas uñas tienen también una uña llamativa en el dedo anular con una lámina dorada.

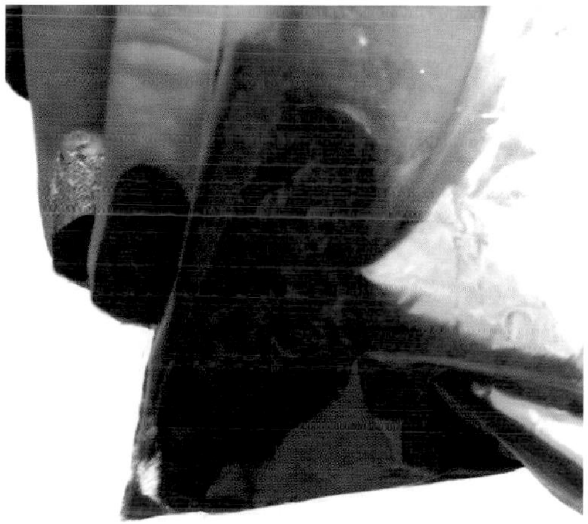

3 Aplica una capa brillante en cada uña (una por una) y sumerge los dedos en la bolsa de partículas de terciopelo. Presiona suavemente el dedo dentro de la bolsa y luego sácalo y déjalo durante 30 segundos. Sopla el exceso de terciopelo.

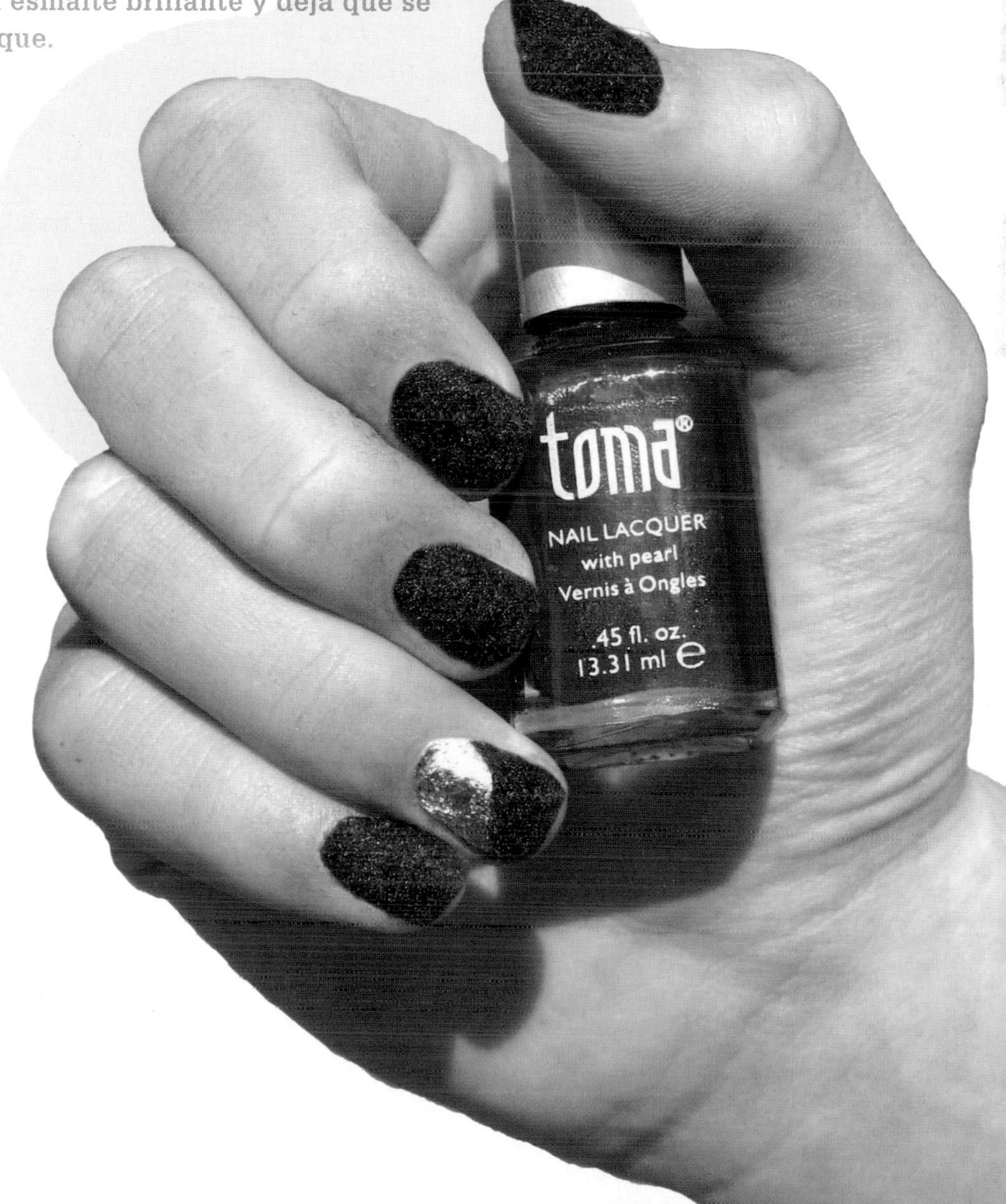

Sugerencias de color

Esmalte Toma tono It's a Girl Thing
Lámina dorada de Original Sugar
Velvet morado de Original Sugar

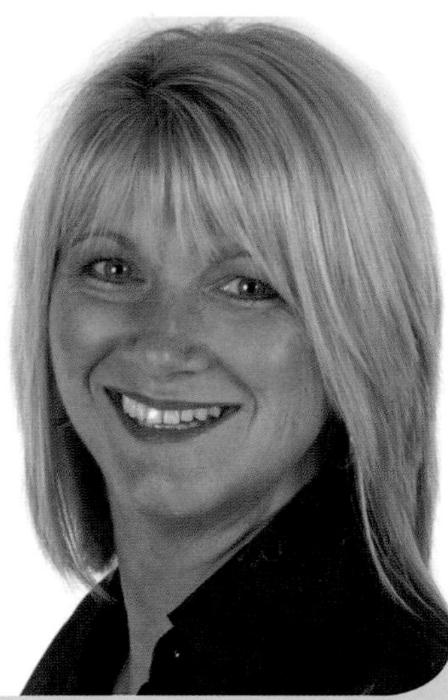

PERFIL DEL PROFESIONAL

Denise Wright, Reino Unido

Propietaria de salón, profesora de manicura, competidora y directora de concursos, Denise Wright tiene más de 20 años de experiencia en el sector de las uñas. Como experta terapeuta de belleza y peluquera, su pasión y reputación destaca en el sector de las uñas y ha ganado varios premios, el de Estilista de Uñas del Año, entre ellos. Siendo una jueza respetada en todo el mundo, Denise ha participado en más de 30 competiciones de uñas a nivel mundial y educa a nivel internacional, además de probar y desarrollar productos para una de las mayores empresas de uñas del sector. Su conocimiento de los productos para uñas y su experiencia han sido reconocidos en numerosas revistas especializadas.

Consejo

Considera crear una manicura francesa puliendo la uña en el tono elegido y aplicando un trozo de servilleta cortada en forma de punta y sellándola con un esmalte brillante.

Las uñas de servilletas aprovechan los motivos impresos en servilletas para crear diseños rápidos y llamativos. Son ideales para crear uñas estacionales y para quienes no se sienten a gusto con los diseños intrincados a mano alzada. El trabajo consiste en cortar patrones de una servilleta e incorporarlos en las uñas.

Consejo para crear el *nail art* de la servilleta

1 Aplica esmalte de color después de la base para reforzar el diseño.

2 Divide siempre las capas de la servilleta y aplica sólo la capa superior con el diseño sobre la uña, ya que, de lo contrario, el papel es demasiado grueso para que penetre el esmalte brillante.

3 Aplica una capa adicional de esmalte brillante para un acabado liso.

4 Si se van a utilizar uñas adhesivas, completa la aplicación de la servilleta en estas uñas antes de pegarlas a la uña natural.

5 Presiona la servilleta sobre la uña durante unos 20 segundos o hasta que se amolde a la lámina ungueal.

PROYECTO: UÑAS DE SERVILLETA de Denise Wright

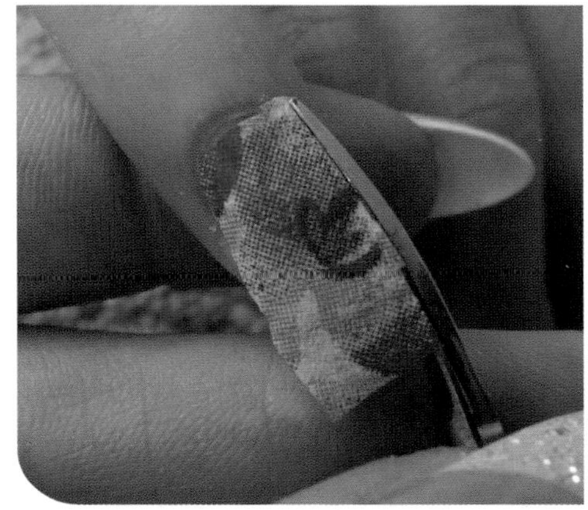

1 Mientras se seca la capa base, corta la servilleta con el tamaño aproximado de la uña. Aún no lo apliques en ese estado.

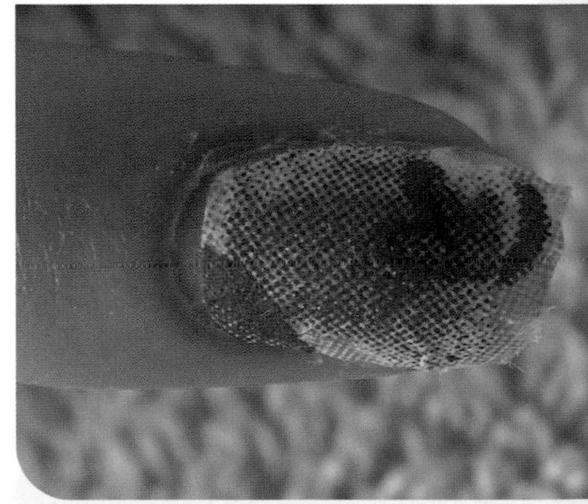

2 Recorta bien la servilleta alrededor de la cutícula y de las paredes laterales, pero manteniendo la longitud.

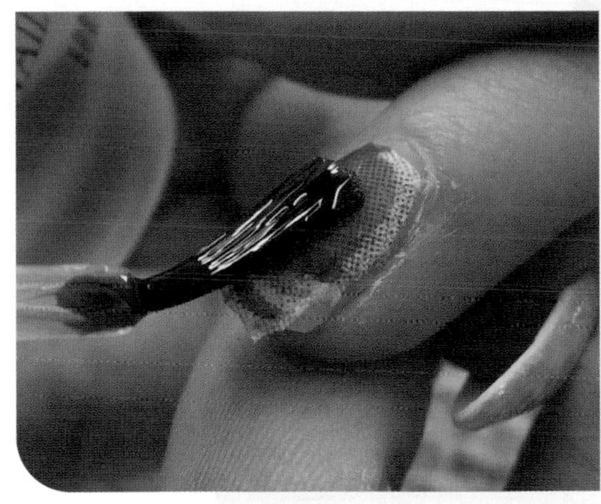

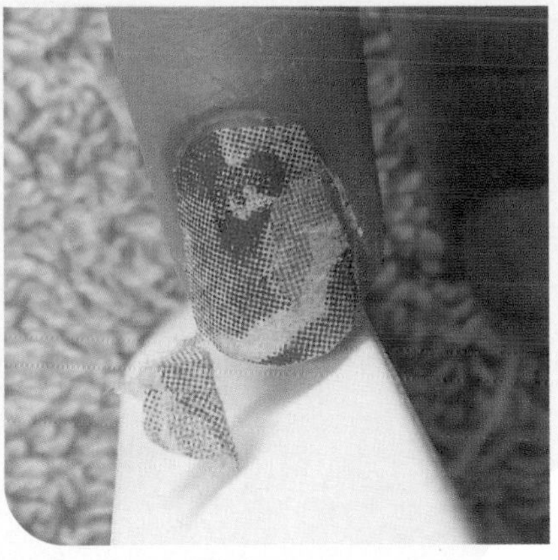

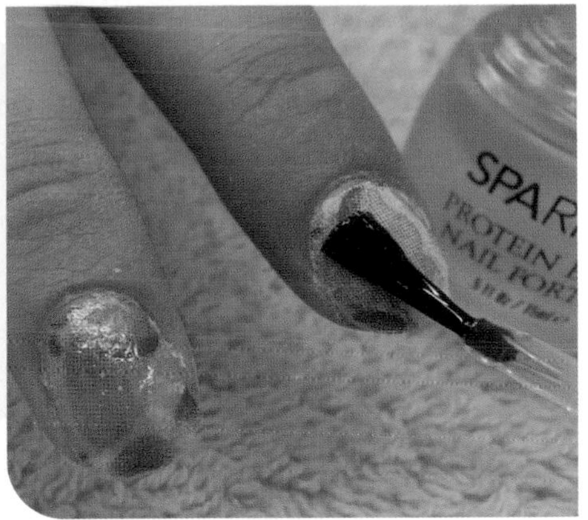

3 Aplica un esmalte brillante sobre la base. Mientras aún está húmedo, coloca el trozo de servilleta sobre el esmalte y sujételo a la uña. Utiliza las pinzas. El esmalte se filtrará, formando un sello.

4 Mientras la capa superior aún está húmeda, aplica otra capa sobre la parte superior del diseño de la servilleta

5 Cuando esté seco, corta y lima el exceso de servilleta hasta que se libre de la uña.

6 Repite en todas las uñas y sella el borde libre con un esmalte brillante o pegamento para uñas para evitar que la servilleta se despegue.

Uñas con un acabado floral creado intercalando recortes de servilleta entre una capa de base y una de acabado.

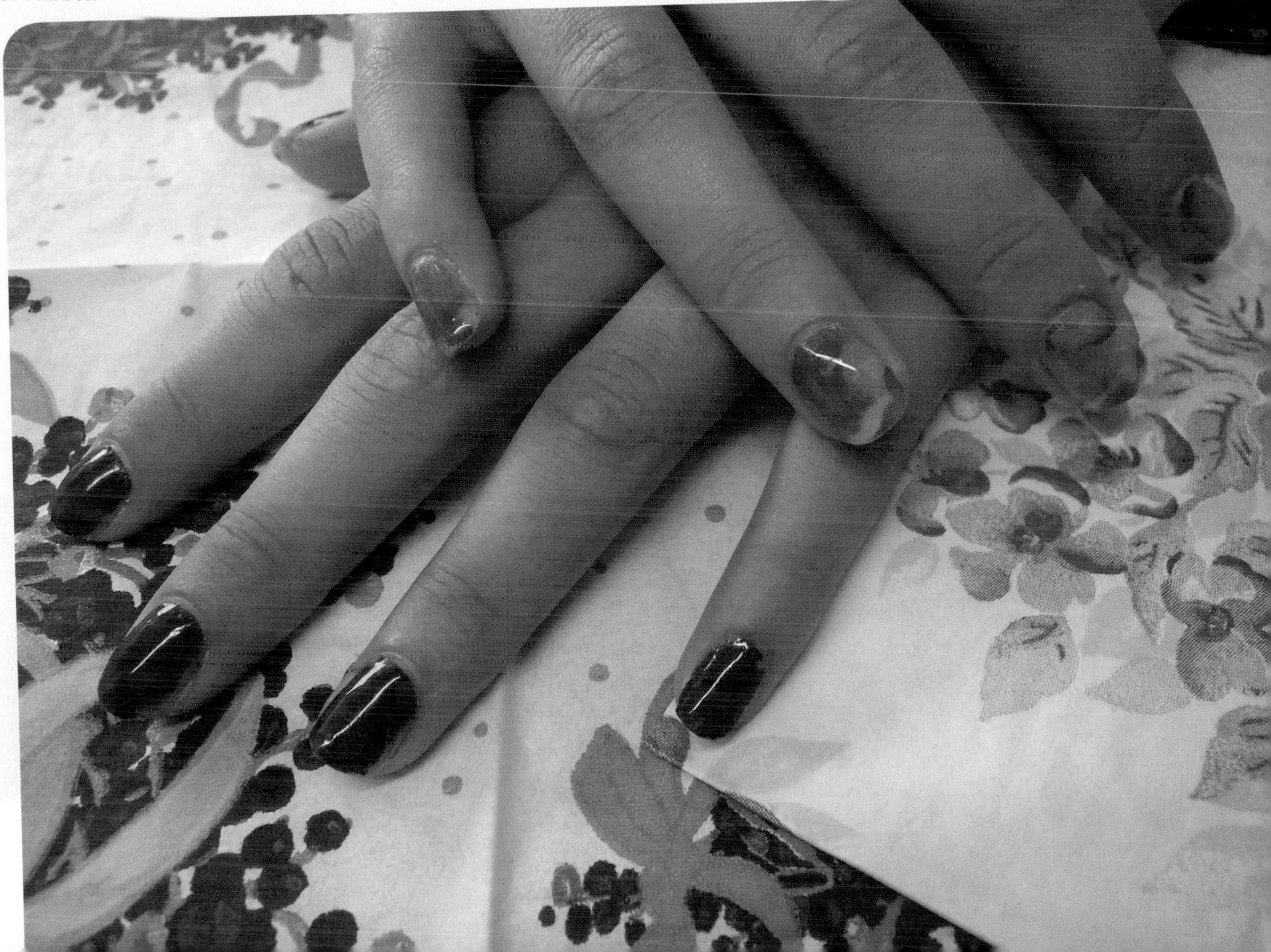

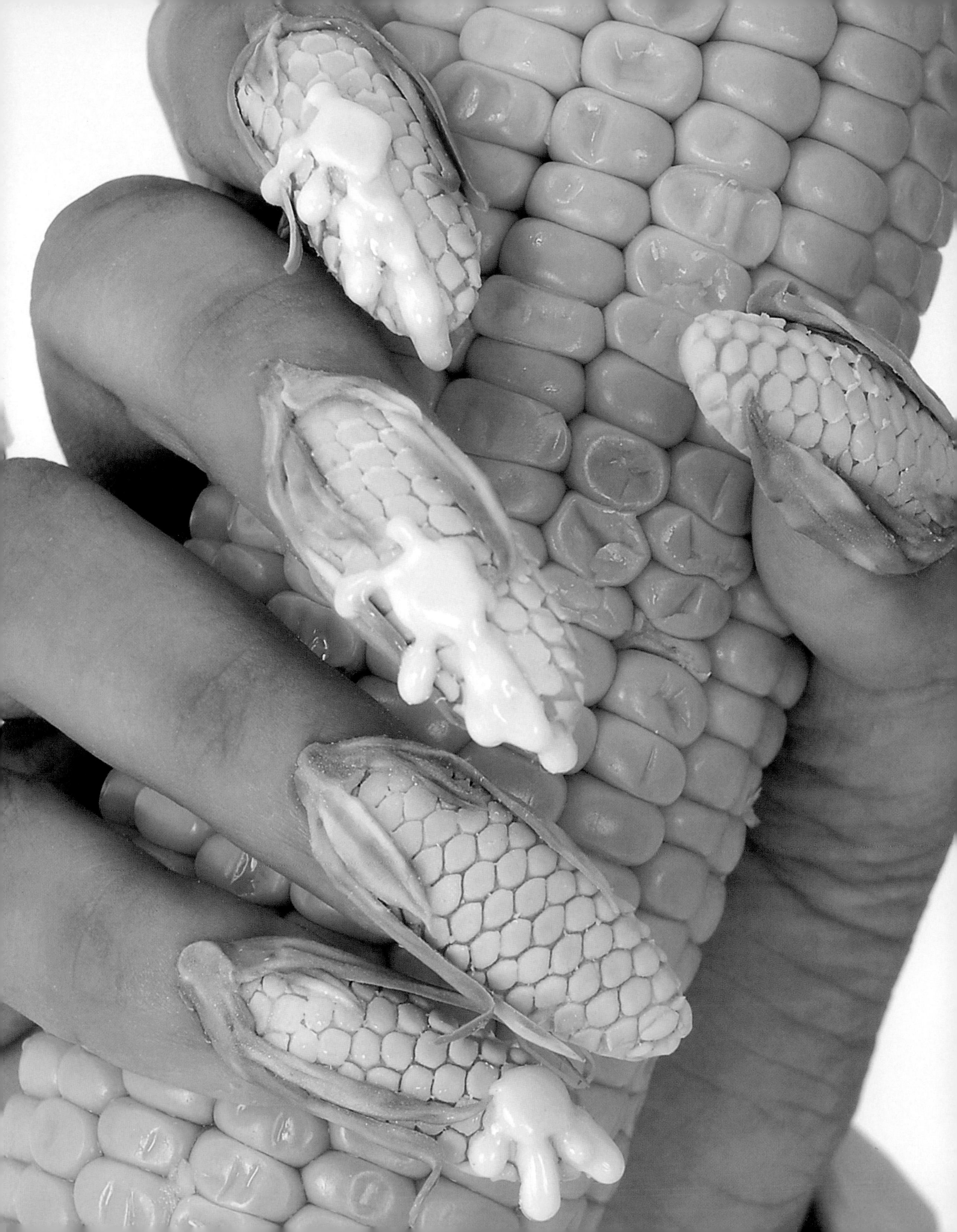

CAPÍTULO SIETE:

DISEÑOS COMPLICADOS

Utilizando combinaciones de colores bien pensadas, con habilidad, técnica e imaginación, se puede conseguir un *nail art* que sorprende por su complejidad y detalle. Los estilistas de uñas con dotes artísticas pueden emplear productos profesionales como el acrílico o el gel para esculpir uñas largas en una variedad de colores y con diferentes efectos, a menudo incrustando materiales de *nail art* en sus diseños.

Adecuado para manos delicadas por su forma a menudo alargada y su punta puntiaguda, este tipo de *nail art* puede personalizarse por completo y a menudo se tarda horas en elaborarlo. La artesanía requiere precisión y paciencia, y los especialistas buscan inspiración en todas partes para sus diseños.

La mezcla de diversos medios para el *nail art* puede producir resultados exquisitos, como figuras y detalles en 3D, que a menudo se exhiben en concursos como una prueba de destreza en el manejo de productos y herramientas. A principios del siglo XXI, los estilistas recurrieron al mundo del arte y encontraron inspiración para la técnica del *nail art* de una sola pincelada. Es especialmente popular para pintar flores en la uña, ya que el artista difumina, sombrea y resalta utilizando diversos pinceles para crear una imagen especialmente detallada.

Izquierda. *Uñas con una escultura de maíz usando el sistema de la uña acrílica, hechas por Kirsty Evita Meakin.*

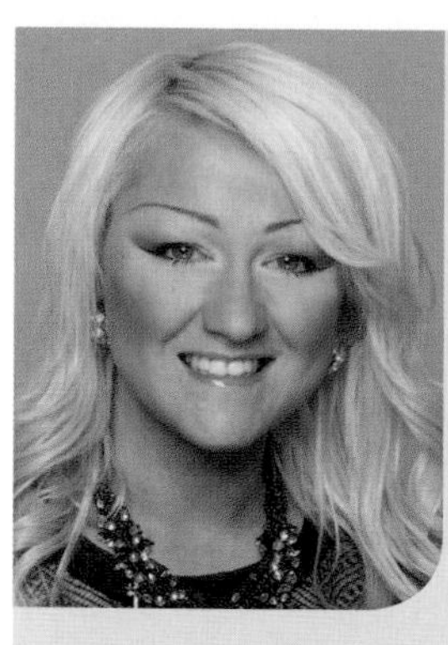

PERFIL DEL PROFESIONAL

Kirsty Evita Meakin, Reino Unido

Kirsty Evita Meakin es reconocida como una de las mejores artistas de uñas del mundo. Una presencia habitual en concursos mundiales de uñas, cuenta con más de 50 premios, entre ellos los títulos de Artista de Uñas del Año y del Profesional de Uñas del Año 2010 en el Reino Unido. Kirsty lleva más de 15 años perfeccionando sus habilidades con las uñas tras descubrir su destreza creativa en un programa de formación para jóvenes. El avance de los productos para uñas le ha permitido explorar su habilidad y su pasión por el arte de las uñas. Kirsty es reconocida principalmente por su trabajo a mano alzada y sus habilidades para el efecto 3D.

Juez habitual en concursos nacionales e internacionales de uñas y ponente en varios foros de uñas, Kirsty es una apasionada de la formación de estilistas de uñas prometedores y ha ayudado a desarrollar un nuevo concepto de aprendizaje en línea.

Abajo. *Uñas esculpidas como piezas de maíz con el sistema de uñas acrílicas.*

Abajo a la derecha. *Uñas esculpidas con la punta negra y un efecto de puntos blancos.*

Derecha. *Detalles en forma de estilete con un lazo pintado a mano en rosa y blanco.*

Enfrente. *Uñas realzadas estilo de rock femenino con un degradado de color y detalles en negro.*

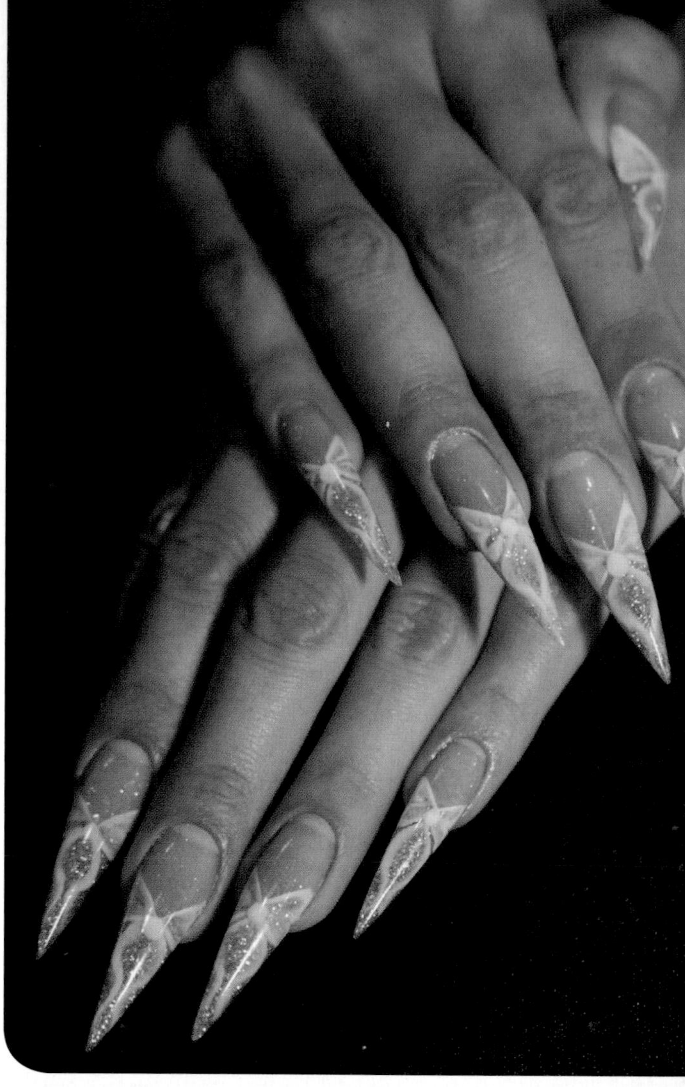

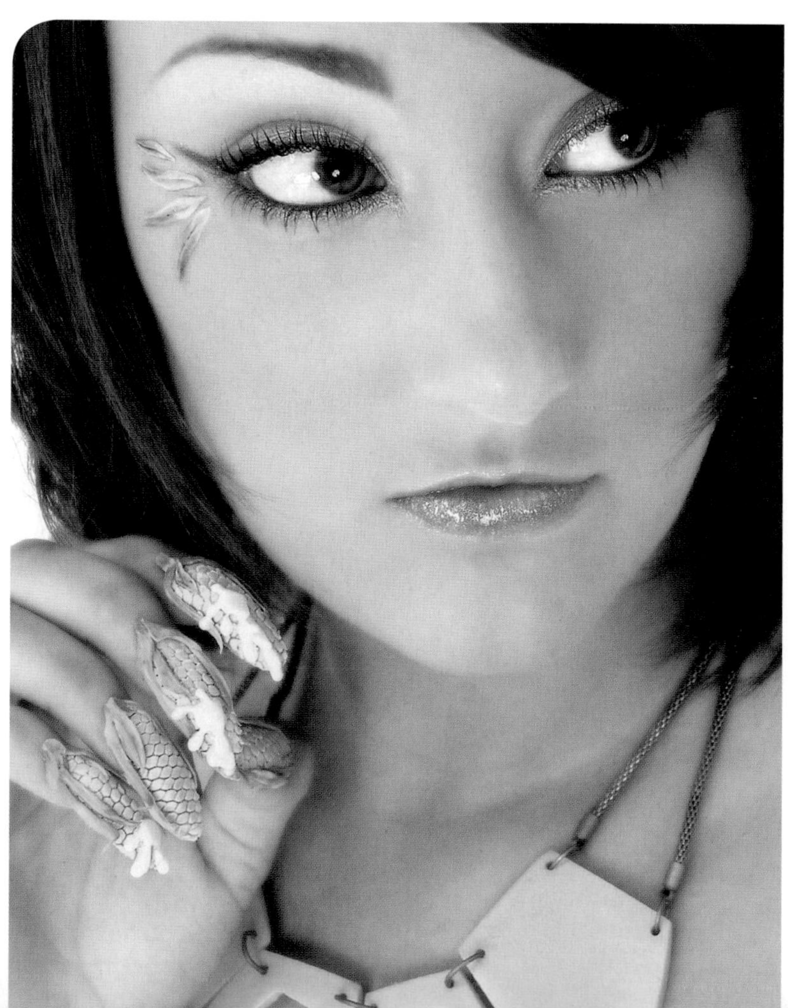

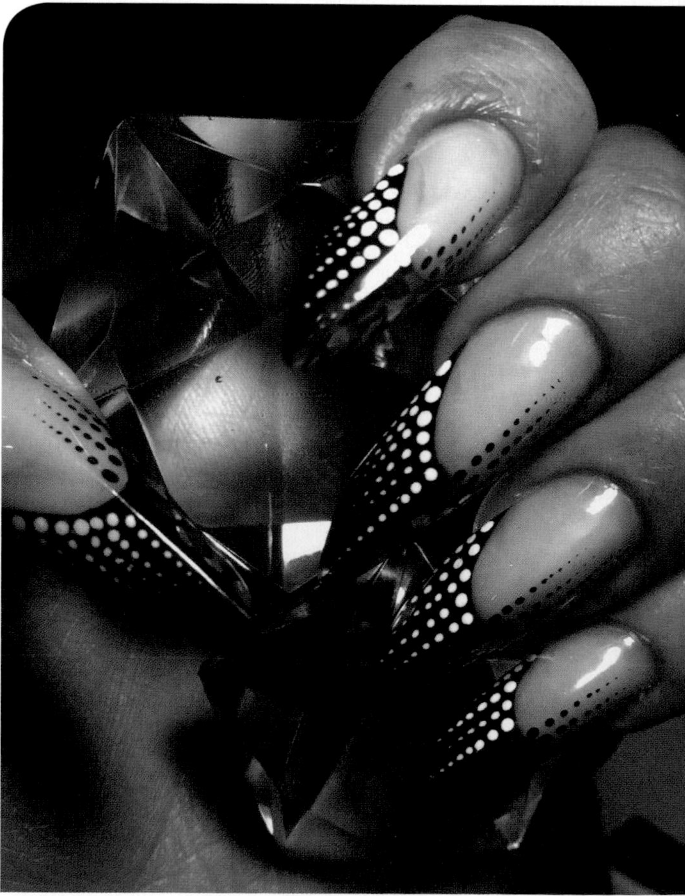

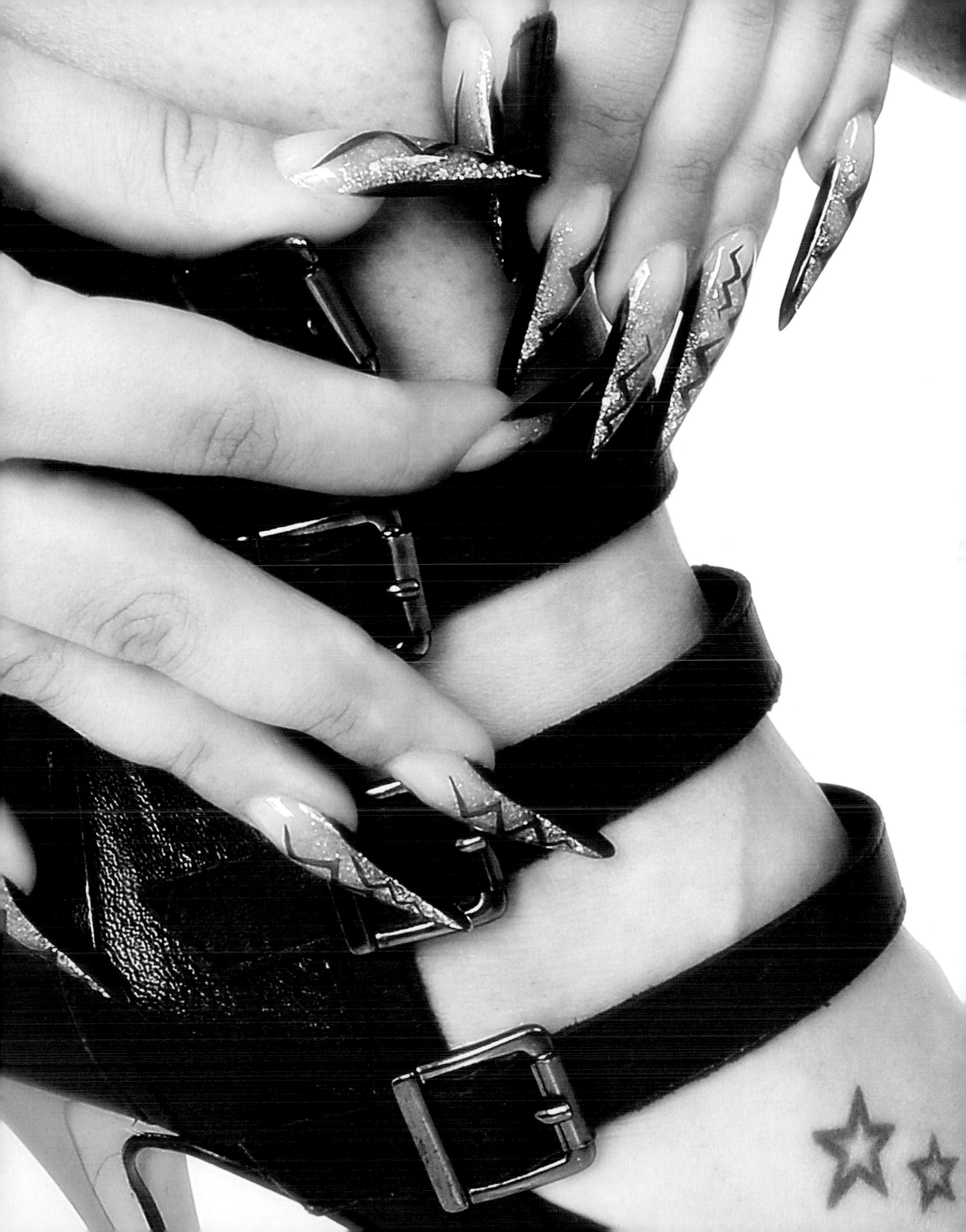

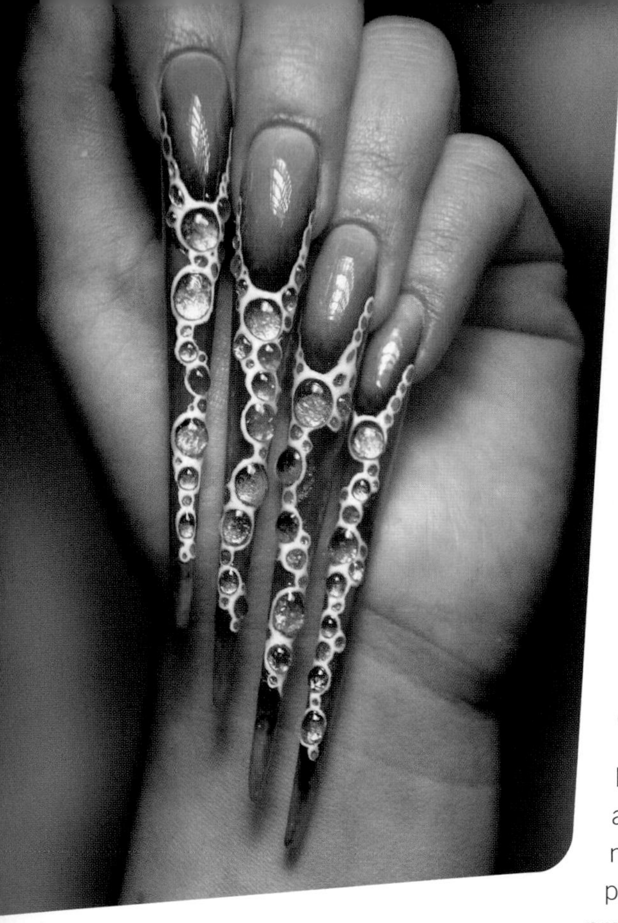

Estilo, figura y forma

La escultura de uñas artificiales da libertad al estilista para diseñar una forma, una longitud o un estilo que se adapte tanto a la uña de la usuaria como a la idea del diseño. Las formas de estilete, donde la uña se esculpe en punta alargada, rezuman feminidad y permiten que el diseño se concentre en la punta extendida de la uña.

Históricamente, las uñas largas se han asociado a un estatus social elevado, ya que no podían llevarlas quienes realizaban trabajos manuales. Los antiguos egipcios llevaban uñas artificiales de marfil, oro o hueso para que sus dedos parecieran lo más caros posibles, y en la dinastía Chou de China, la gente de alto estatus se dejaba las uñas largas para indicar un alto nivel social. Las personas de rango social inferior llevaban colores negros y rojos en las uñas para representar fuerza, mientras que los tonos dorados y plateados que llevaba la élite indicaban poder y alto rango.

En la actualidad, las uñas más largas se llevan sólo como adorno. Las uñas artificiales han recorrido un largo camino desde que los antiguos egipcios utilizaban materiales naturales y valiosos. Las uñas esculpidas con acrílico han ganado popularidad desde 1957, cuando el Dr. Frederick A. Slack Jr, líder en odontología protésica, utilizó acrílico dental y papel de aluminio para fijar la uña de su pulgar. A partir de aquí, los colores y las técnicas desarrolladas en los productos dentales permitieron a los estilistas producir uñas alargadas que podían embellecerse con añadidos imaginativos y artísticos.

Arriba. *Uñas acrílicas al estilo estilete con detalles de burbujas doradas de Marta Lupka.*

Abajo. *Uñas decoradas con corazones pintados a mano y remolinos de Iryna Giblett.*

La práctica del esculpido ha dado lugar a innovaciones en la forma de las uñas. Los diseños angulares, como la «uña pintalabios», con la punta en forma de pintalabios, son llamativos, mientras que los profesionales pueden crear adornos 3D para la parte superior de la uña. Sin embargo, el acrílico y el gel también se pueden usar para realzar la forma natural de la uña o redefinir sus contornos antes de añadir el *nail art.*

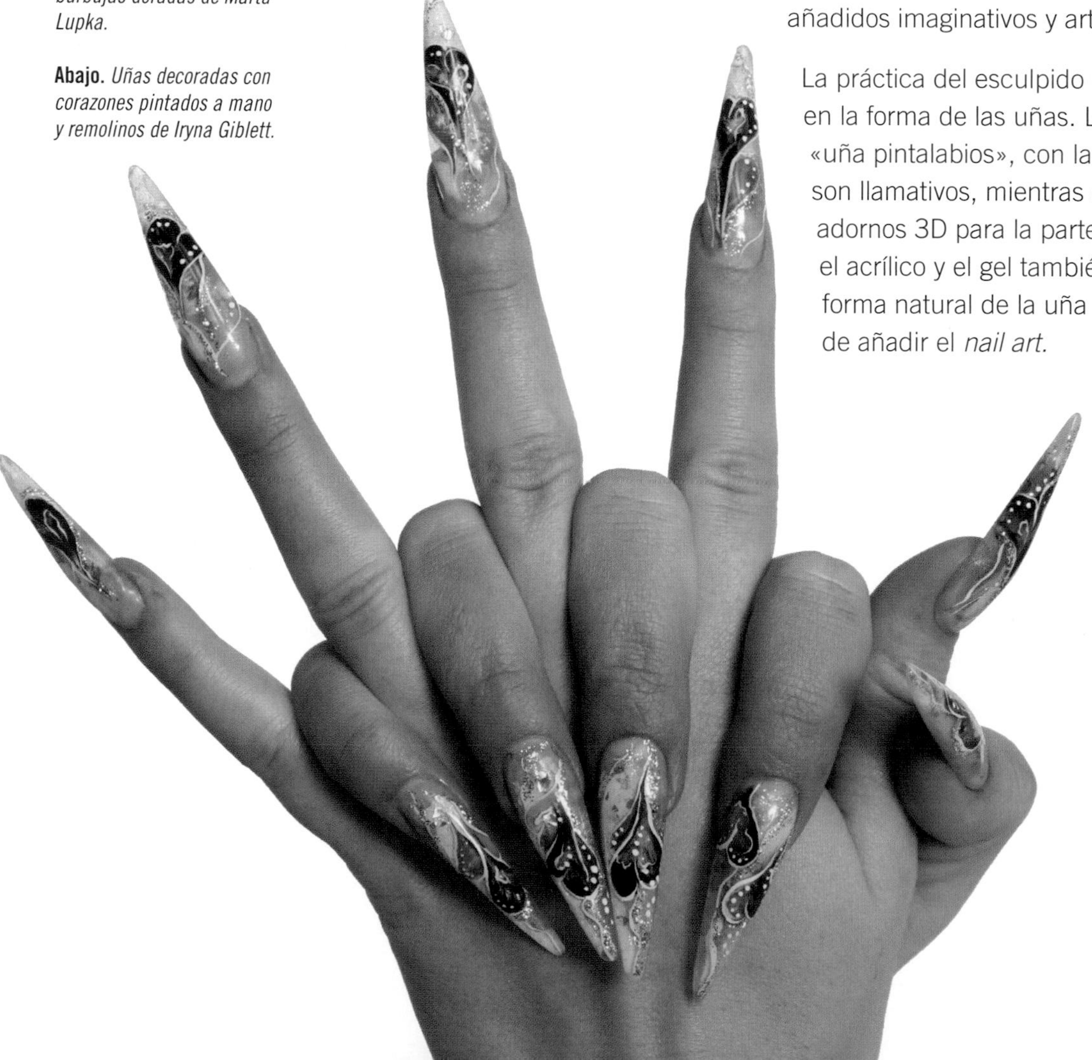

Enfrente arriba. *Uñas acrílicas al estilo estilete con un degradado de purpurina y calcomanías de diamante de Marta Lupka.*

Enfrente a la izquierda. *Uñas acrílicas con la punta redonda pintadas con una mezcla de azules y con detalles pintados a mano de color plateado y negro, hechas por Lulú Desfassiaux.*

Enfrente a la derecha. *Uñas acrílicas al estilo estilete con diseños de temática griega pintados a mano y con calcomanías de diamantes, hechas por Lulú Desfassiaux.*

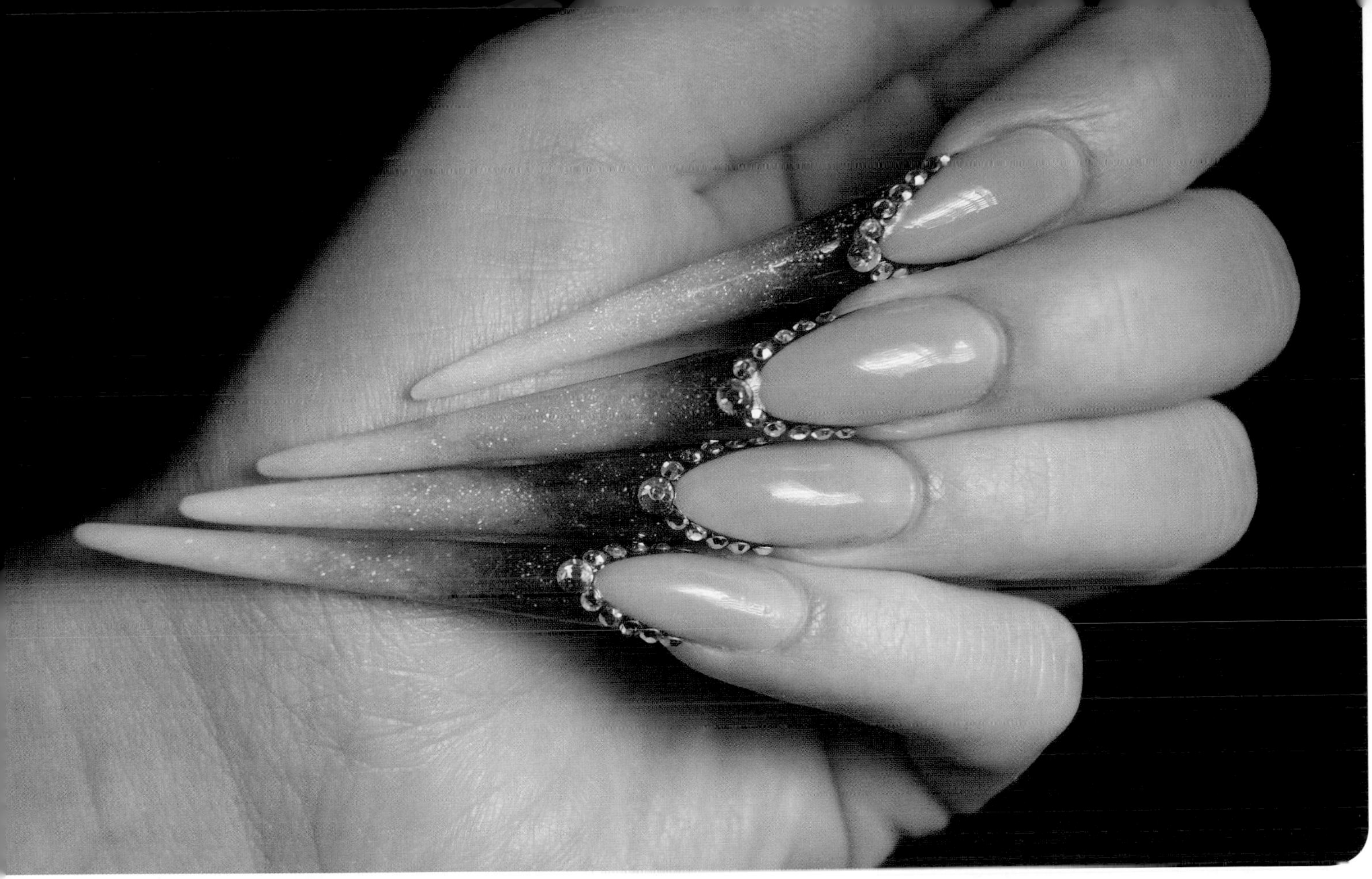

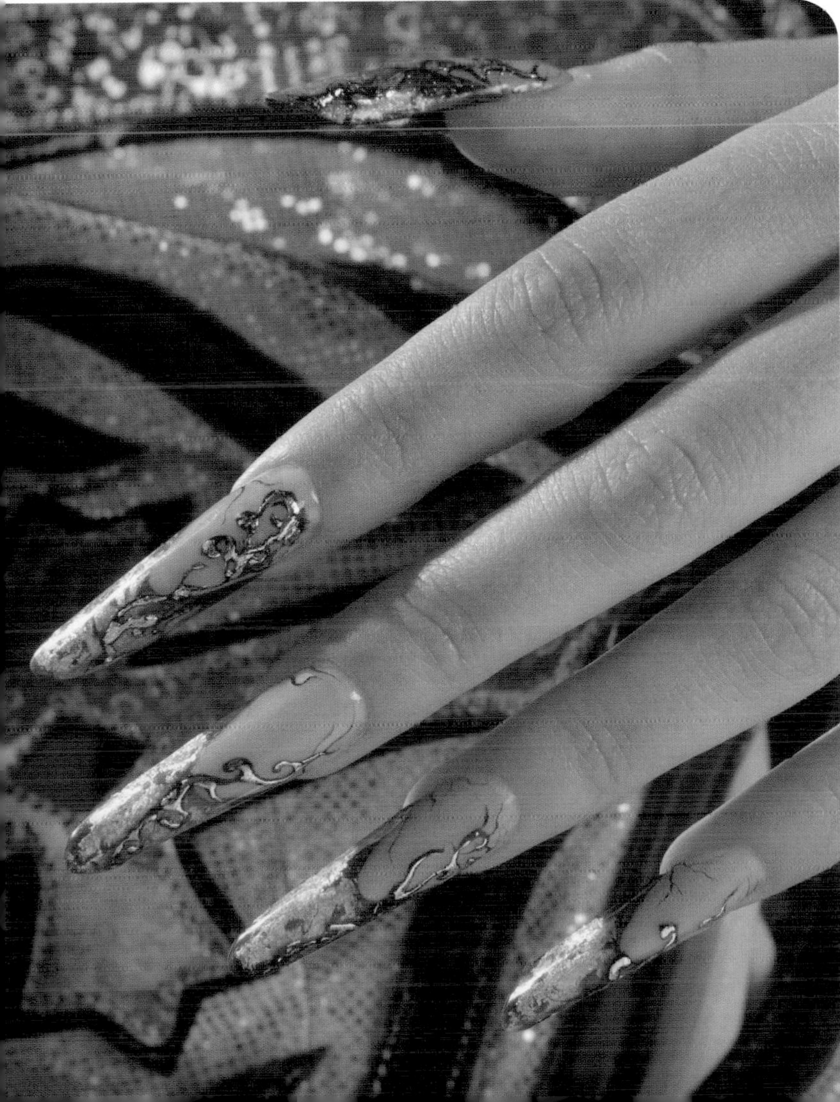

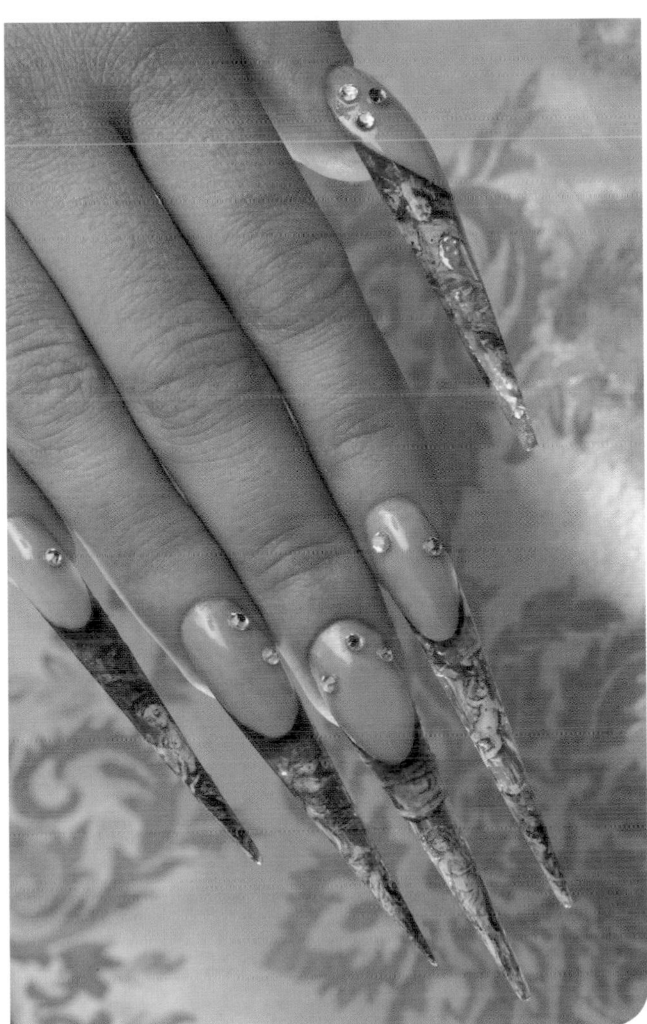

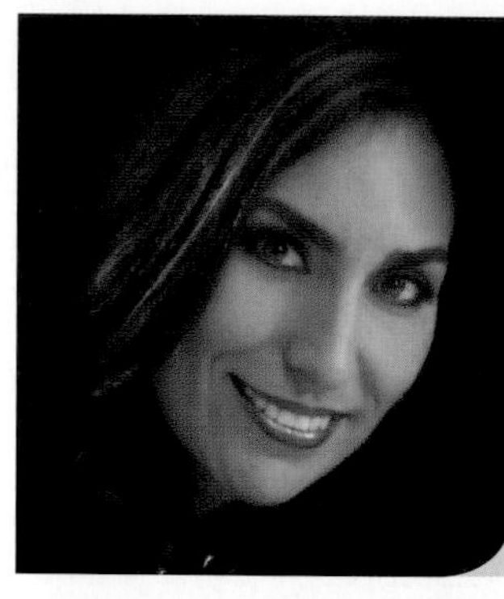

PERFIL DEL PROFESIONAL

Lulú Desfassiaux, México

Siendo una antigua abogada, Lulú lleva trabajando en el sector de las uñas desde principios de los años noventa y participa regularmente en eventos y competiciones internacionales de formación. Como ganadora de múltiples premios y campeona en concursos de técnica mixta y de fantasía, está reconocida, internacional y globalmente, como Artista Maestra. La verdadera pasión de Lulú consiste en formar a otros profesionales para que alcancen un nivel mundial, y ha desarrollado su propia marca internacional de uñas acrílicas para los amantes del *nail art*, el color y las técnicas 3D.

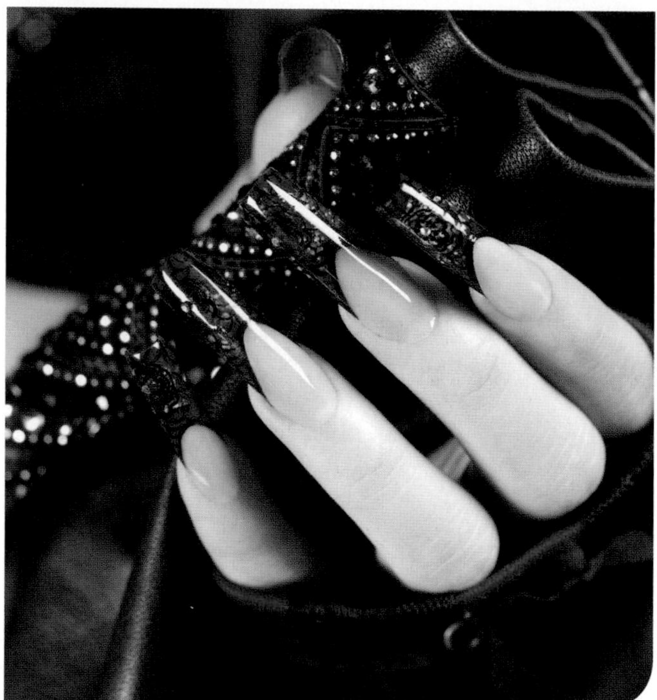

Izquierda. *Una alternativa extendida a la manicura francesa, con un diseño floral pintado a mano y adornos.*

Abajo a la izquierda. *Uñas esculpidas con punta turquesa y detalles pintados a mano.*

Abajo. *Uñas esculpidas florales con detalles pintados a mano y adornos.*

Enfrente. *Uñas acrílicas de temática romántica con detalles pintados a mano y adornos dorados.*

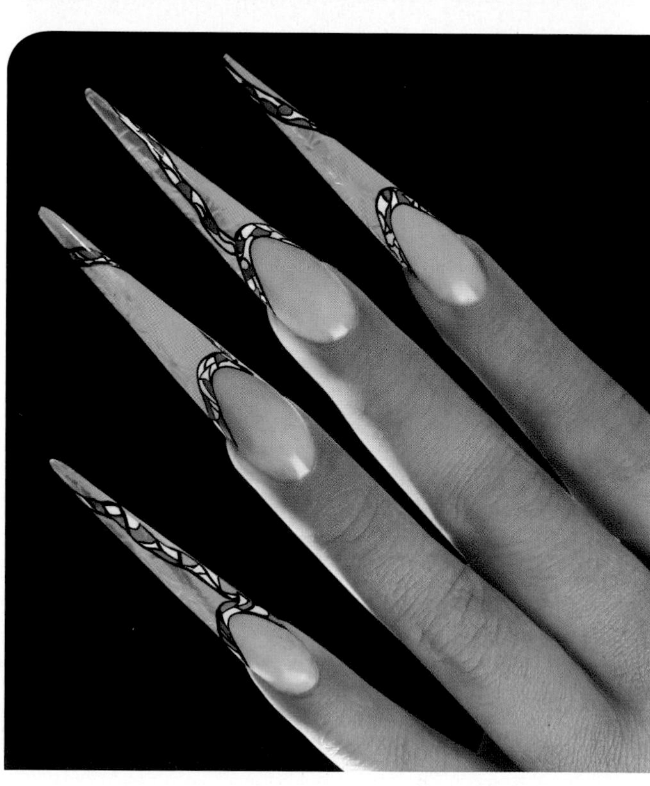

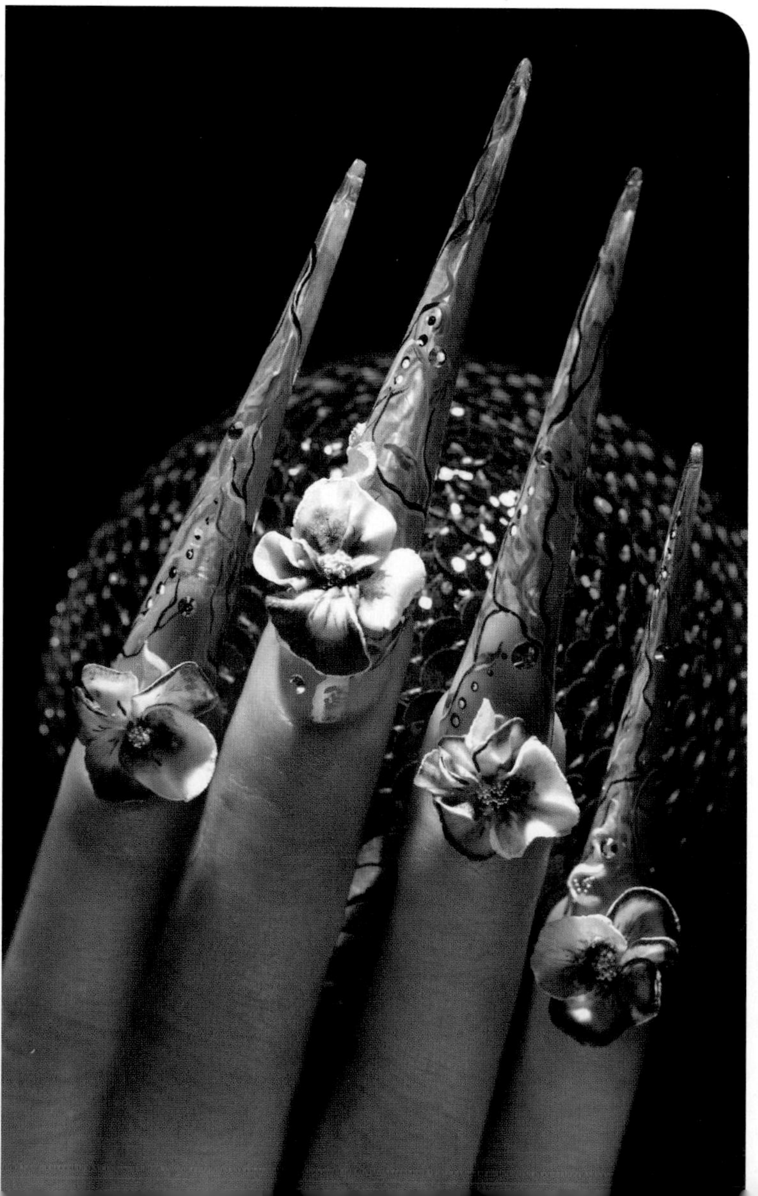

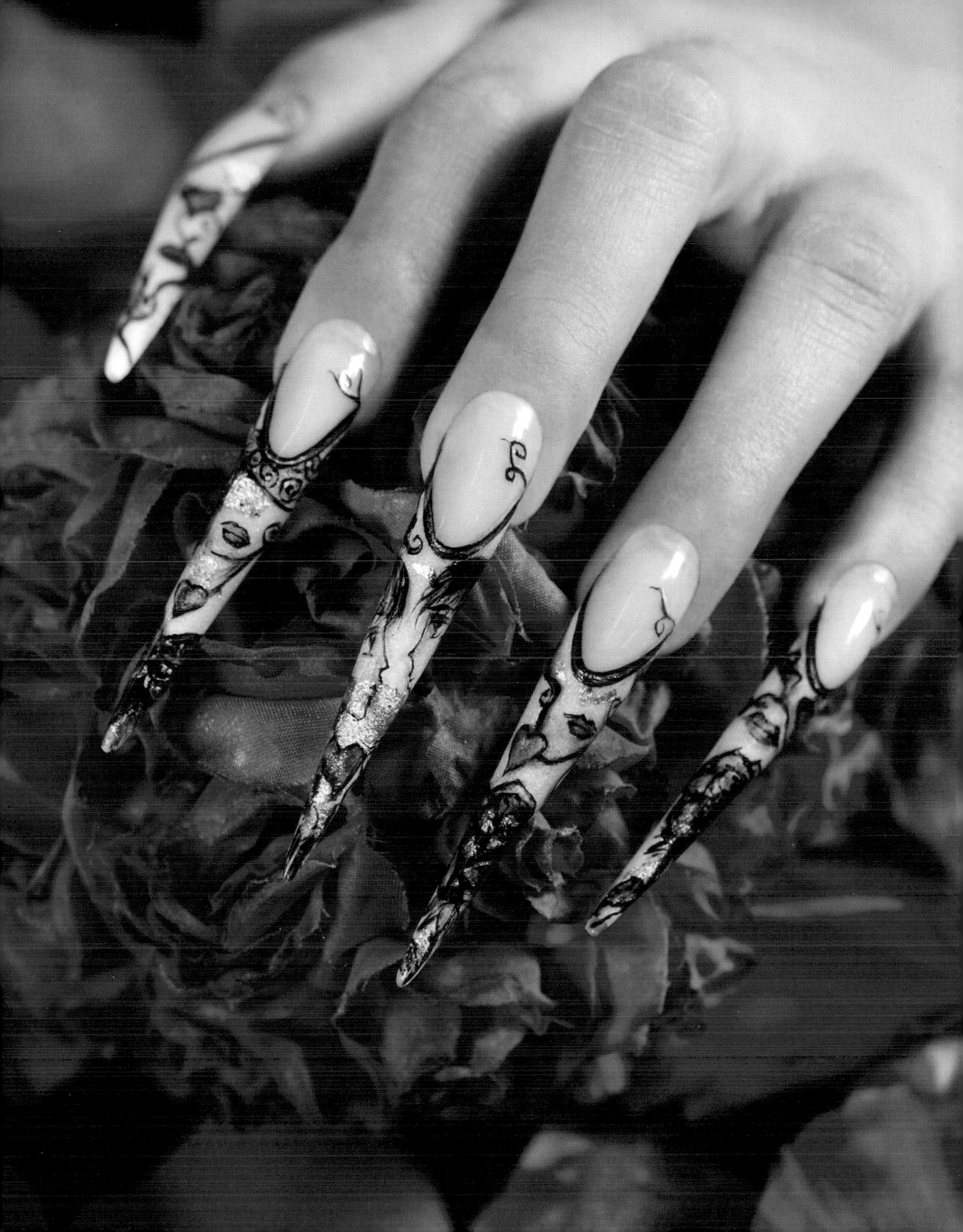

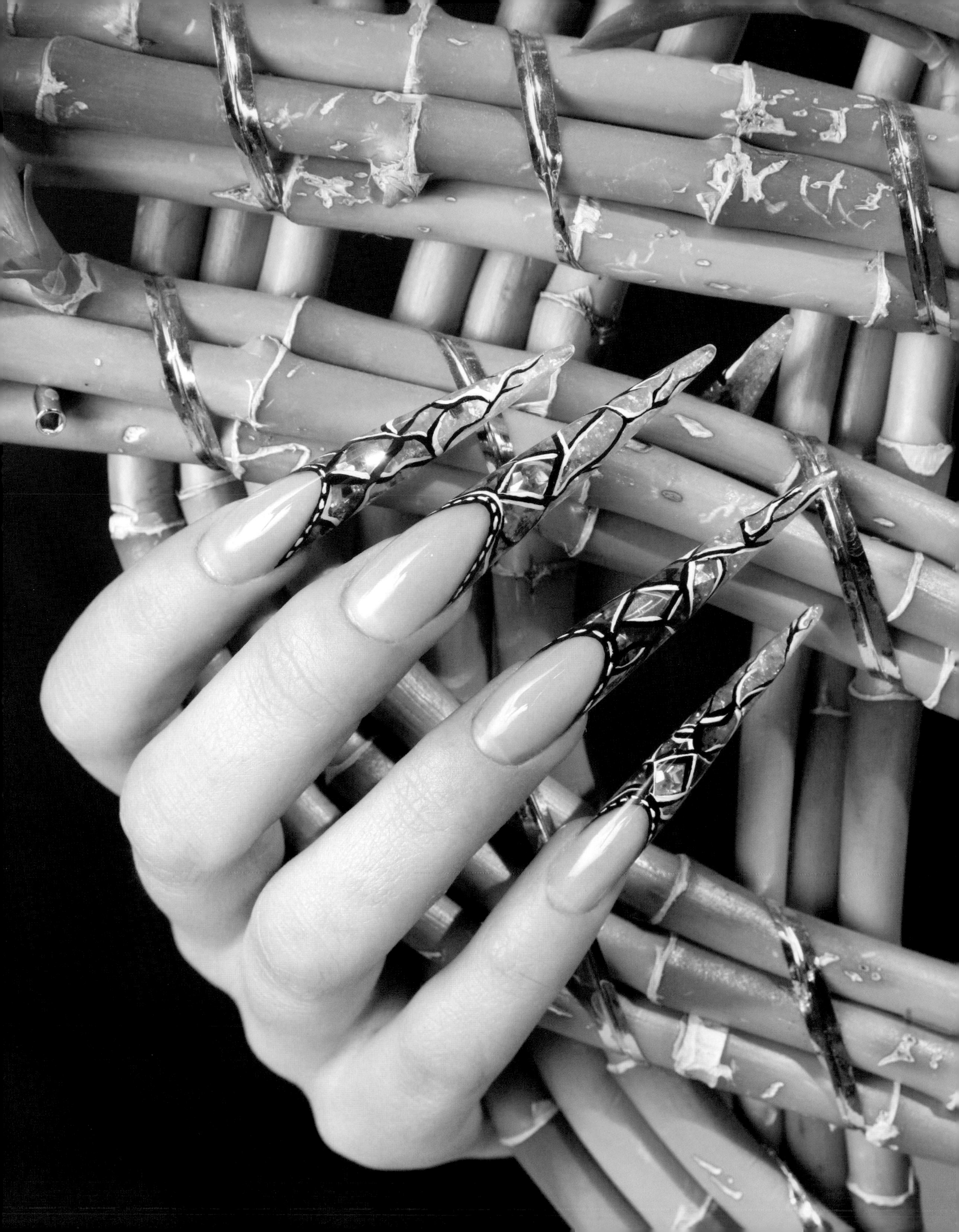

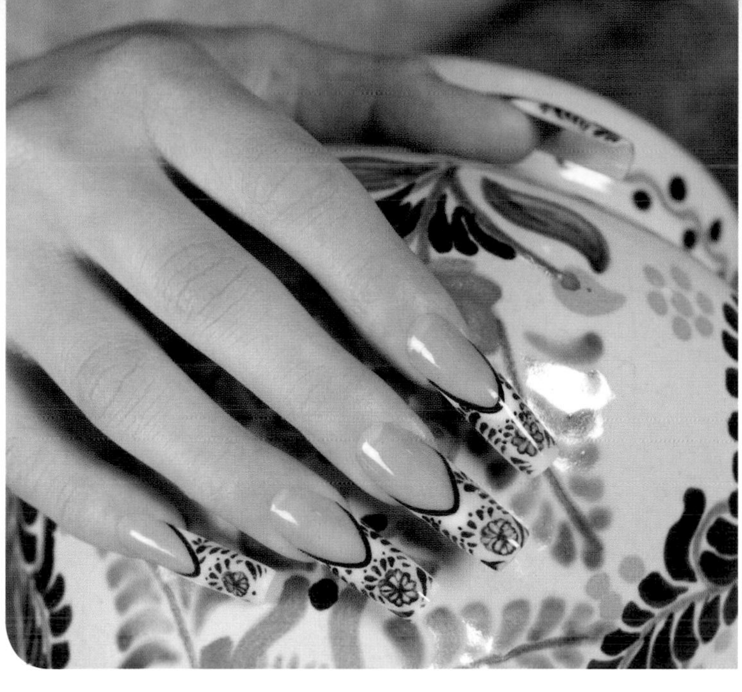

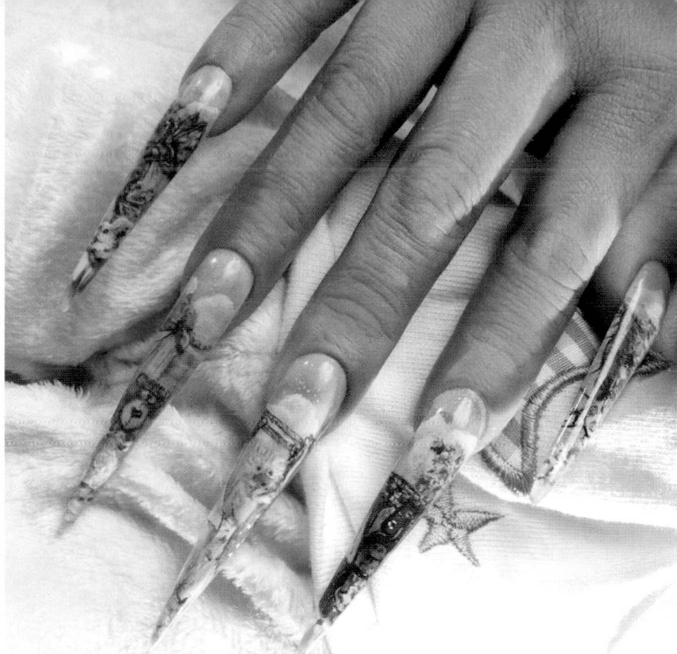

Arriba. *Uñas cuadradas esculpidas con un diseño inspirado en la cerámica.*

Arriba a la derecha. *Uñas en forma de estilete con personajes de dibujos animados pintadas a mano.*

Izquierda. *Uñas inspiradas en el bambú, con purpurina encapsulada en un estilete acrílico con detalles pintados a mano en blanco y negro.*

Derecha. *Uñas acrílicas esculpidas con punta redondeada con diseños pintados a mano sobre la película de animación* Cars.

Abajo. *Polvos acrílicos multicolores y brillos encapsulados en una uña acrílica en forma de estilete y con detalles pintados a mano en negro.*

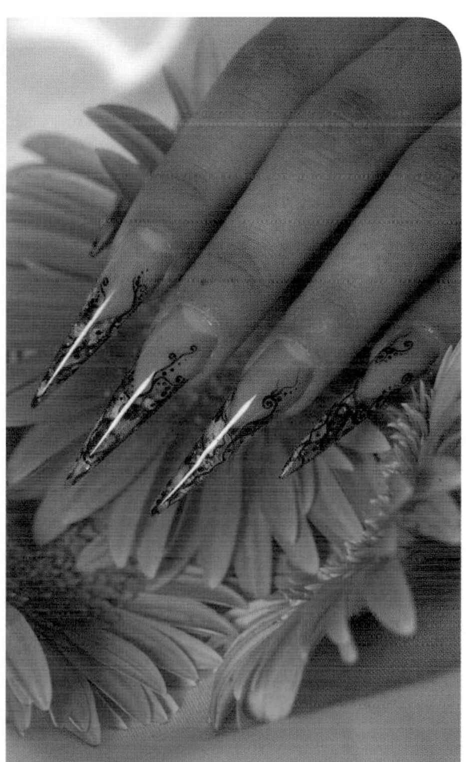

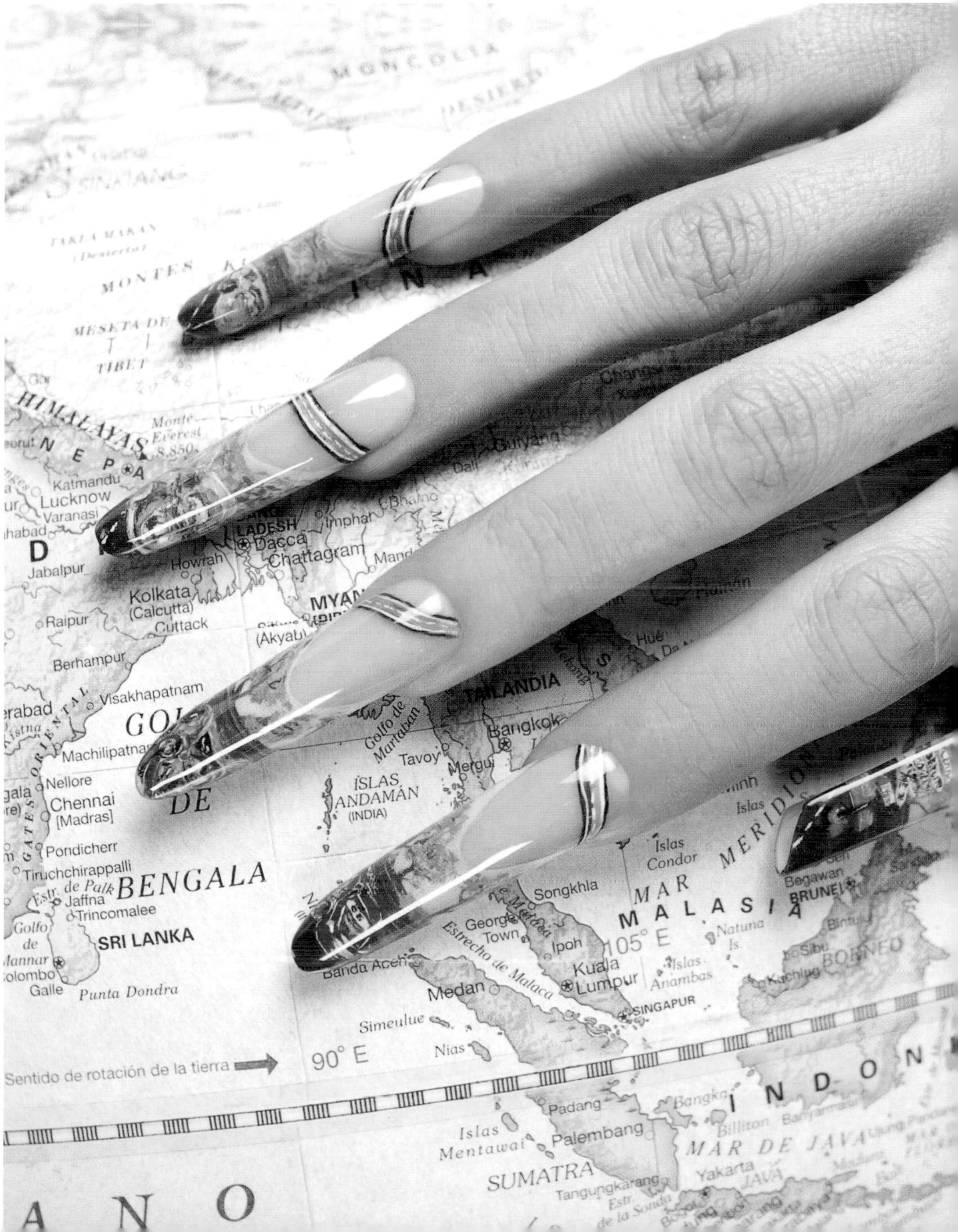

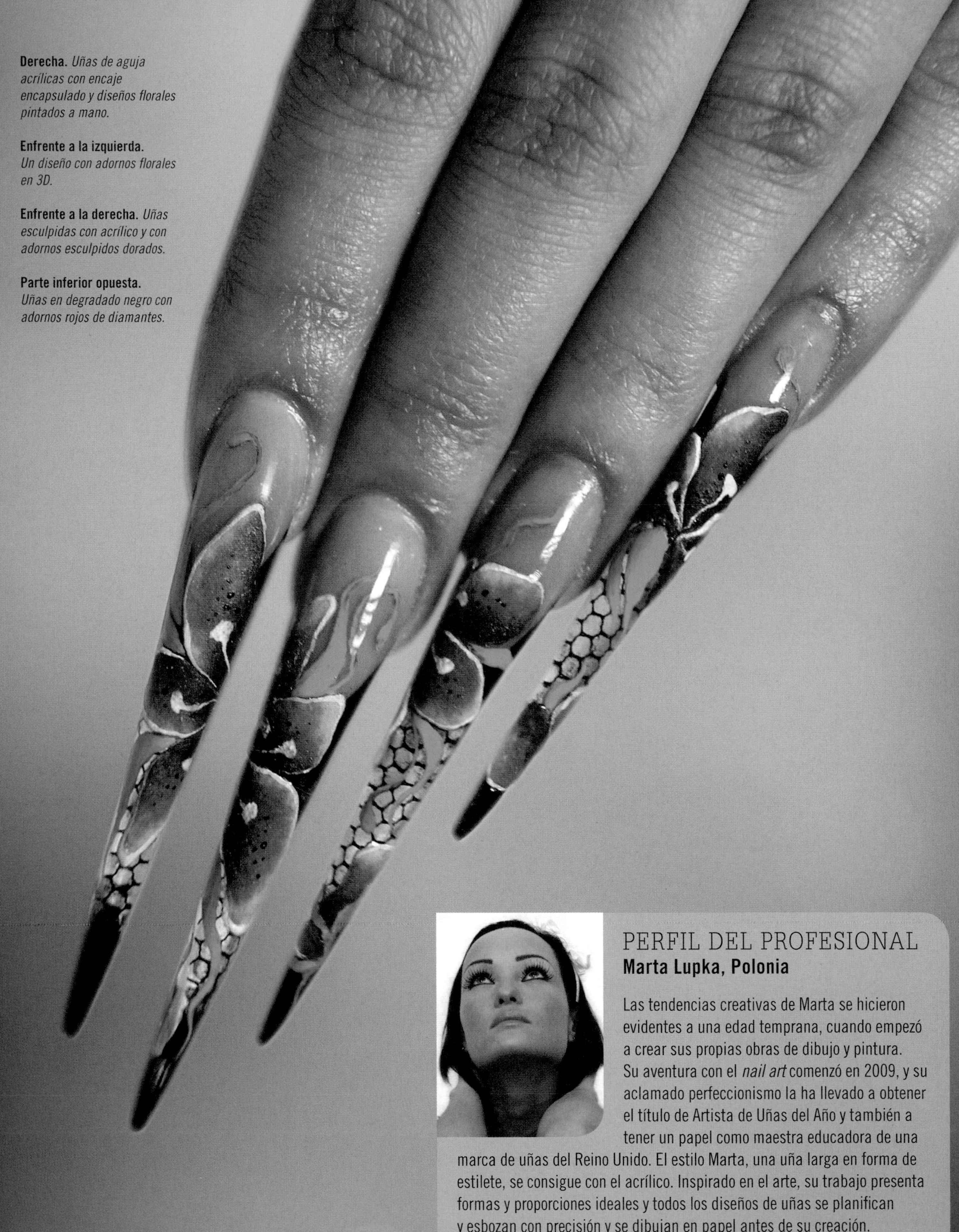

Derecha. *Uñas de aguja acrílicas con encaje encapsulado y diseños florales pintados a mano.*

Enfrente a la izquierda. *Un diseño con adornos florales en 3D.*

Enfrente a la derecha. *Uñas esculpidas con acrílico y con adornos esculpidos dorados.*

Parte inferior opuesta. *Uñas en degradado negro con adornos rojos de diamantes.*

PERFIL DEL PROFESIONAL

Marta Lupka, Polonia

Las tendencias creativas de Marta se hicieron evidentes a una edad temprana, cuando empezó a crear sus propias obras de dibujo y pintura. Su aventura con el *nail art* comenzó en 2009, y su aclamado perfeccionismo la ha llevado a obtener el título de Artista de Uñas del Año y también a tener un papel como maestra educadora de una marca de uñas del Reino Unido. El estilo Marta, una uña larga en forma de estilete, se consigue con el acrílico. Inspirado en el arte, su trabajo presenta formas y proporciones ideales y todos los diseños de uñas se planifican y esbozan con precisión y se dibujan en papel antes de su creación.

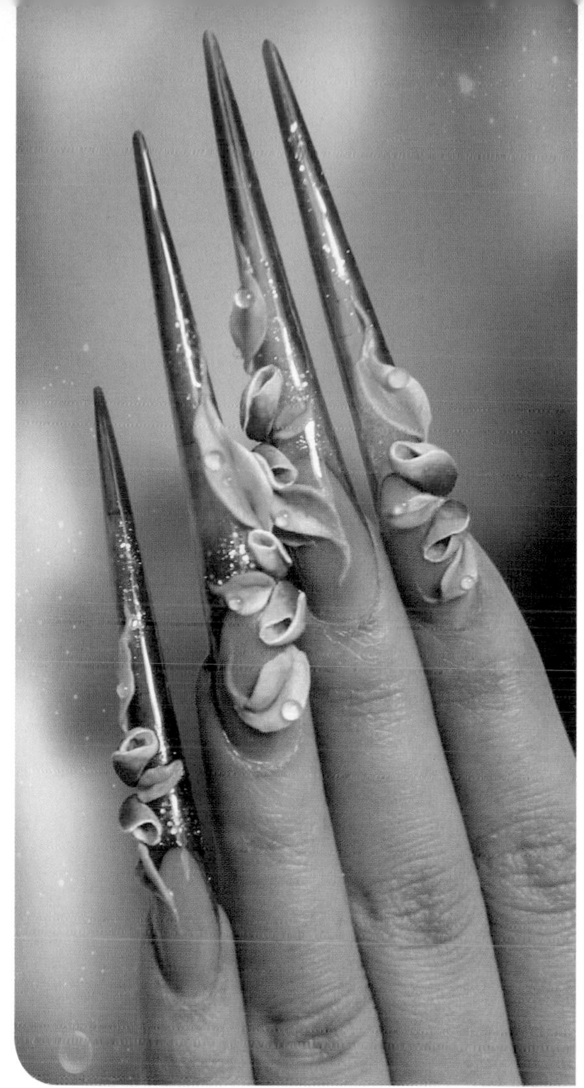

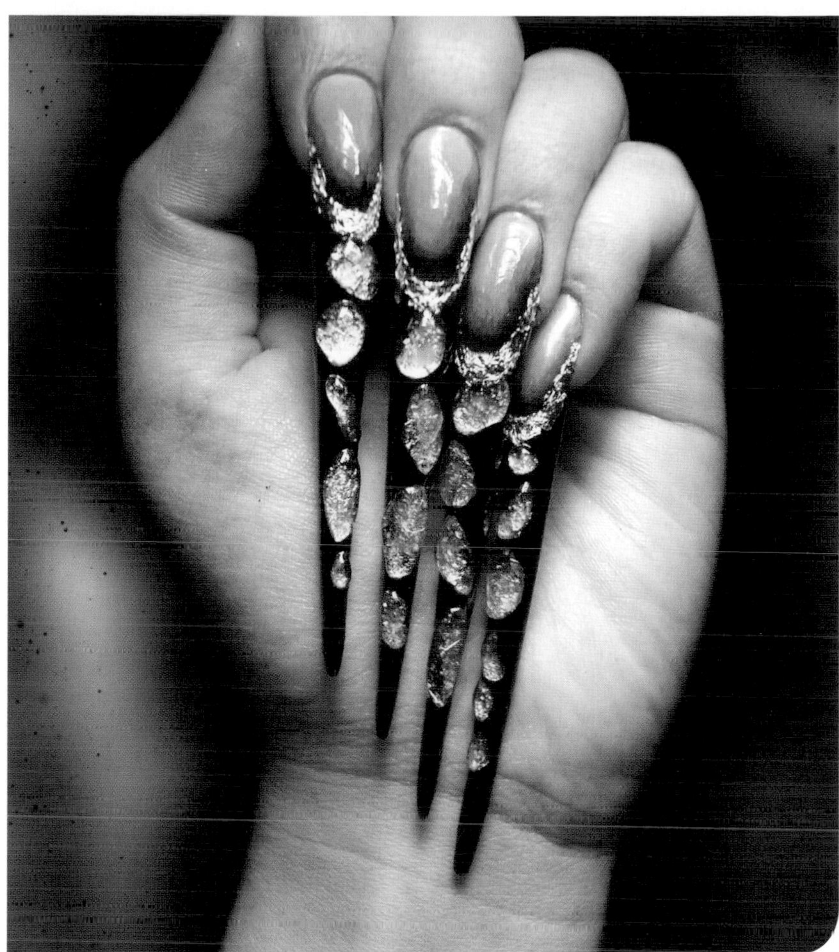

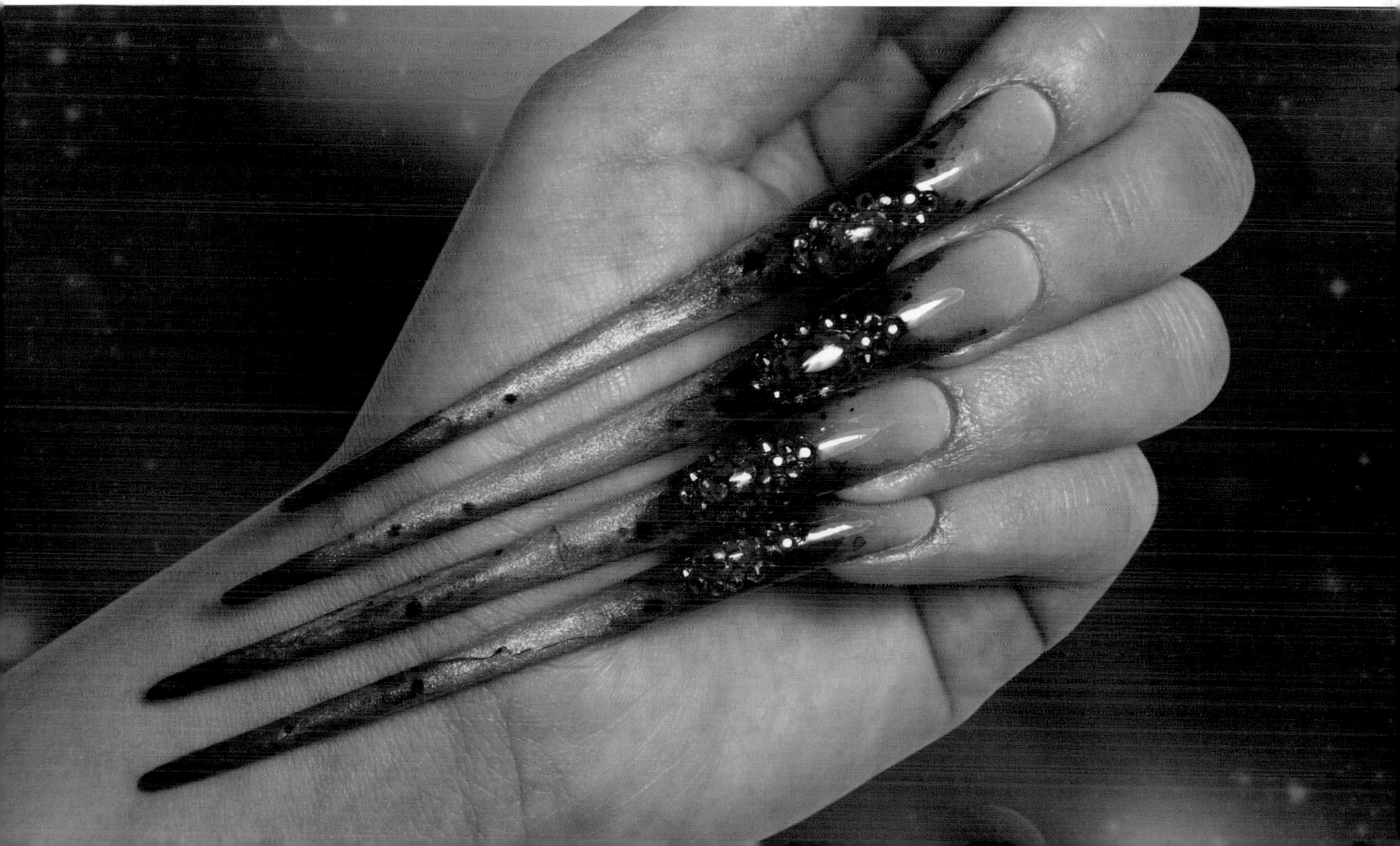

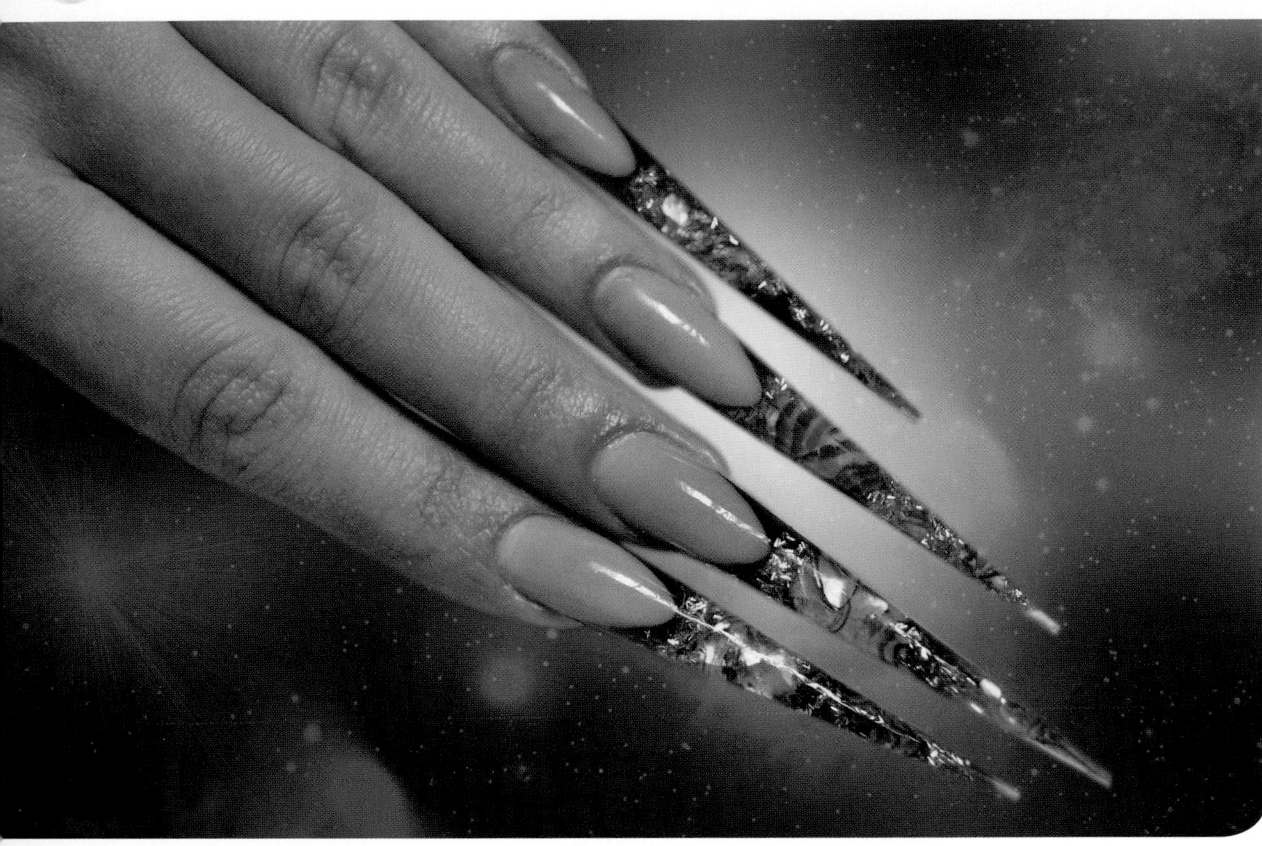

Izquierda. *Diseño verde y dorado en unas uñas estilete acrílicas.*

Abajo. *Uñas estilete con detalles de oro y efectos realizados con acrílico.*

Derecha. *Uñas estilete de color morado con un efecto de panal de miel en acrílico.*

Abajo a la derecha. *Diseño de estilete inspirado en la galaxia con detalles acrílicos dorados en 3D.*

Extremo a la derecha. *Un diseño morado acrílico con detalles florales pintados a mano.*

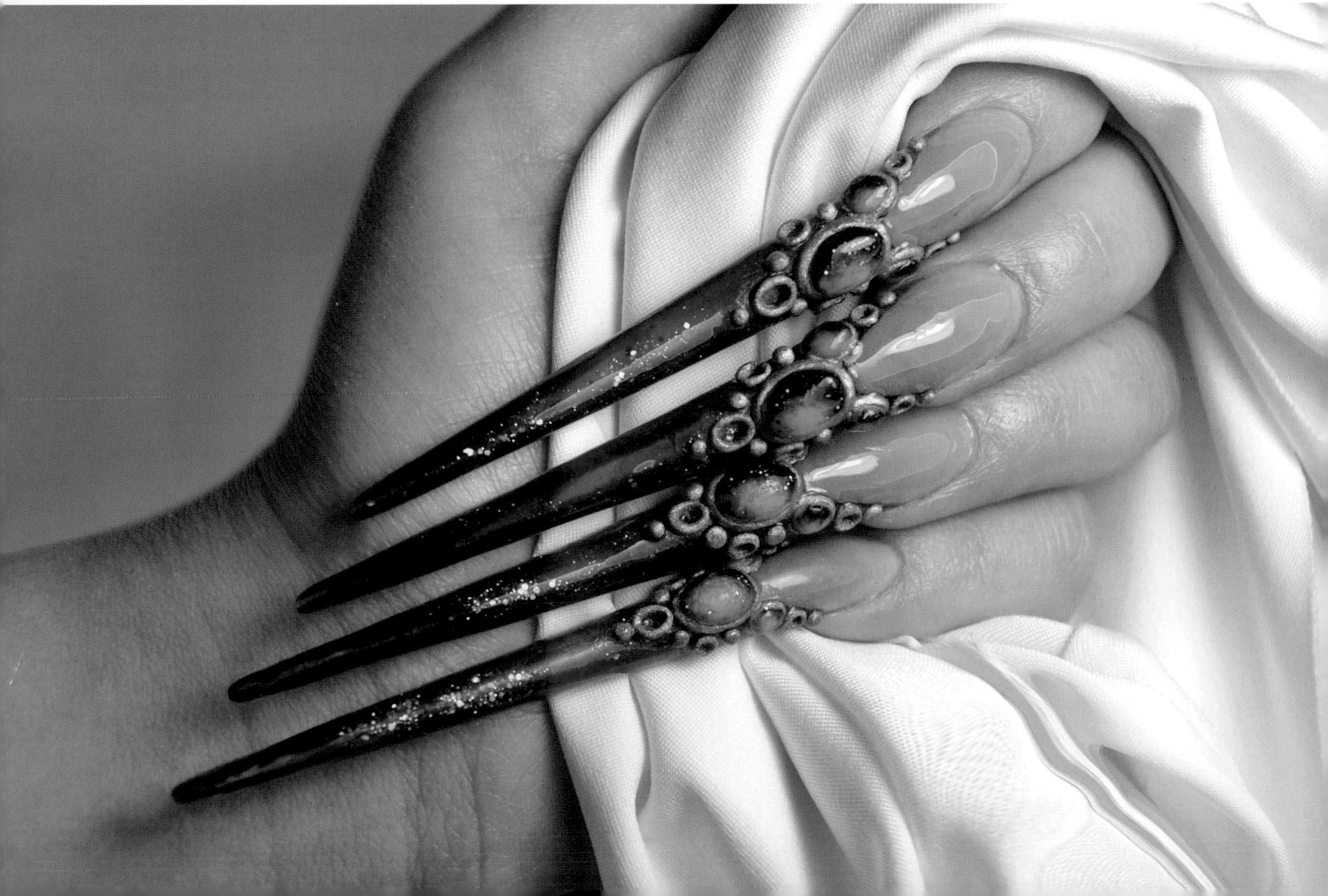

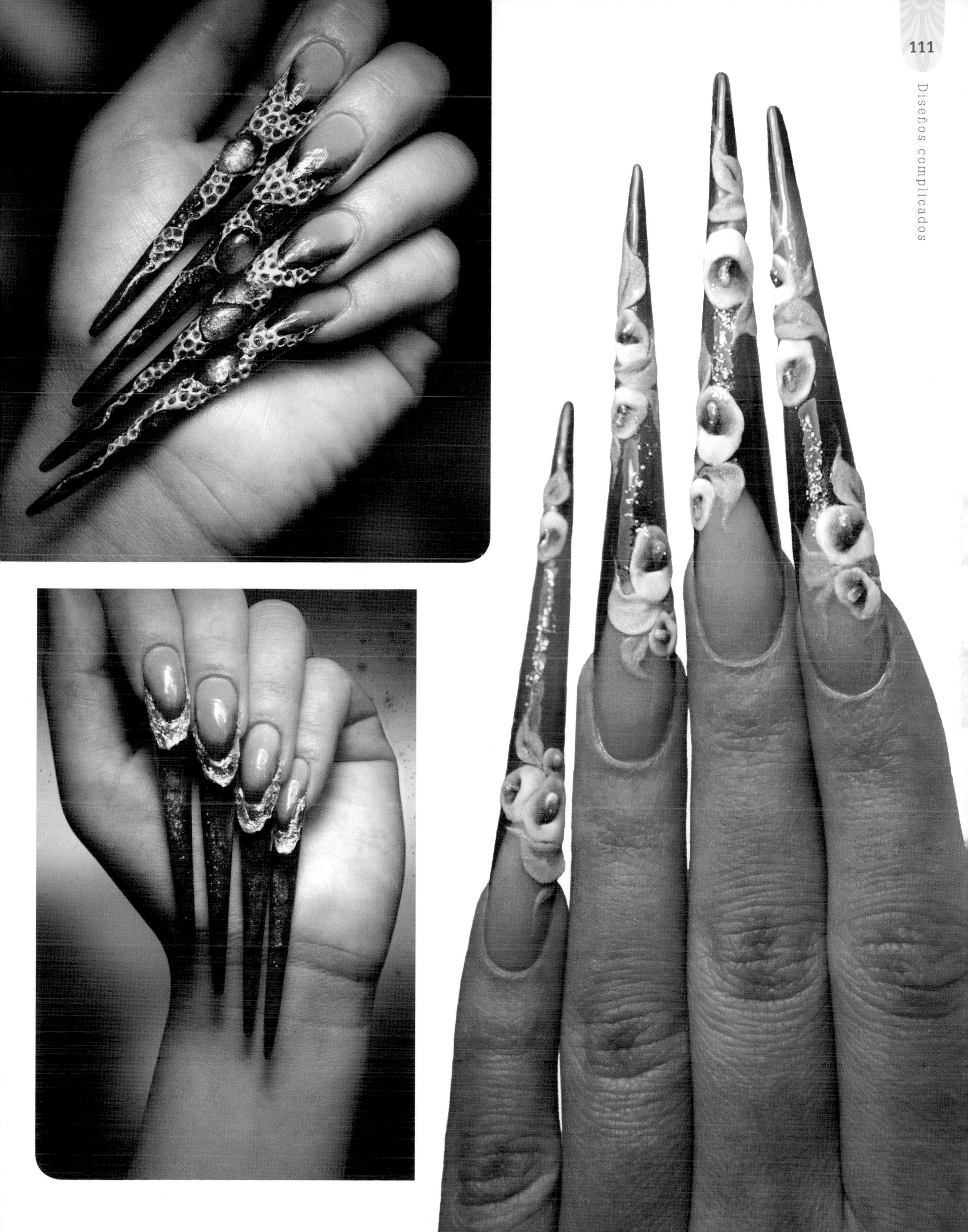

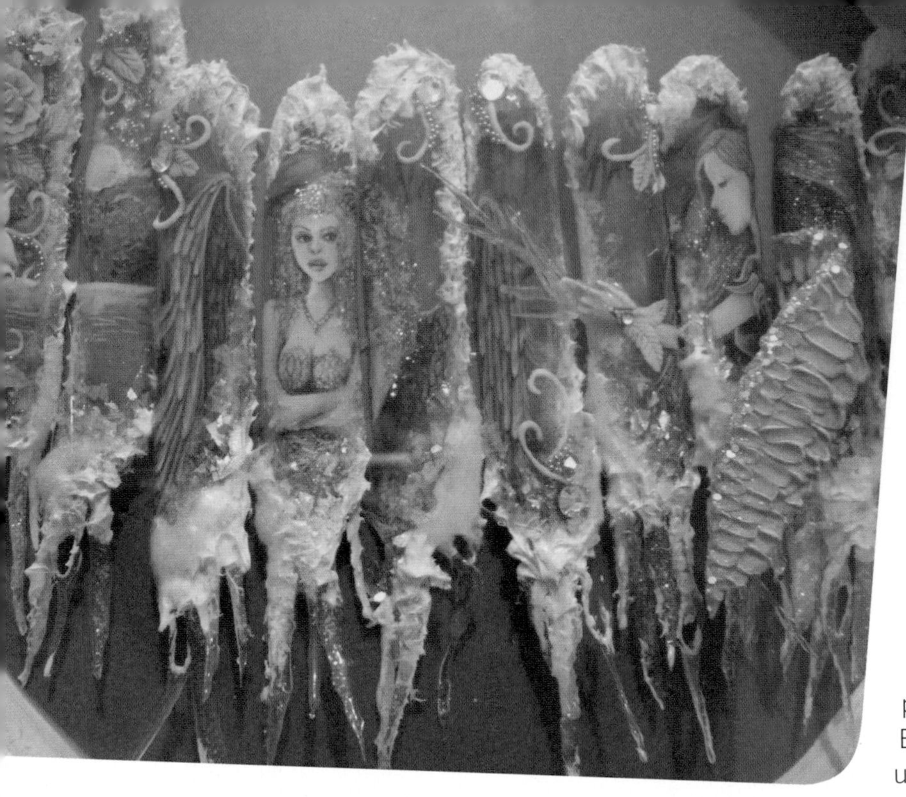

Mezclando media con habilidades

Para demostrar el grado de destreza de un especialista en productos y materiales, se celebran competiciones en todo el mundo. Los concursantes ponen sus habilidades al máximo para crear un diseño único, compuesto de una mezcla de diseños pintados a mano, *nail art* en 3D y uñas esculpidas. Se debe seguir el mismo tema en todas las uñas para demostrar hasta dónde puede llegar la imaginación. Existen competiciones de uñas pintadas a mano que siguen un mismo tema diseñadas para evaluar la atención al detalle y el talento artístico de los estilistas en un tiempo determinado.

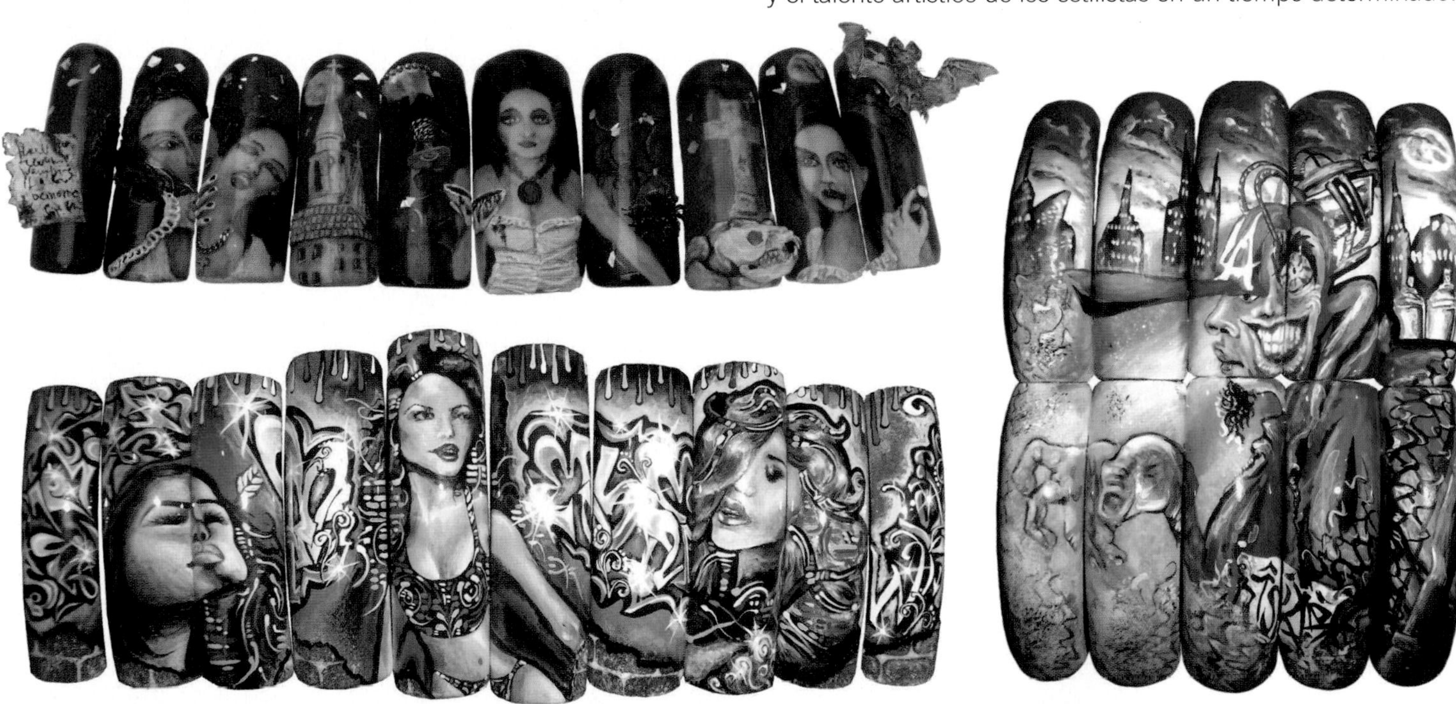

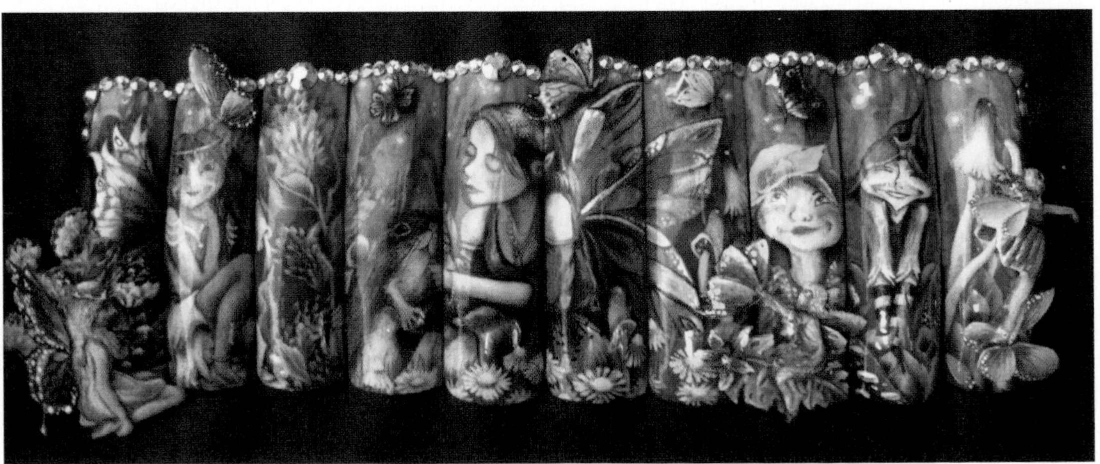

Desde arriba a la izquierda. *Diseño invernal en las uñas utilizando varios materiales de Kirsty Evita Meakin.*

Escena de vampiros en diez uñas empleando diversos materiales, por Iryna Giblett.

Escena de estilo graffiti pintada a mano por Kirsty Evita Meakin.

Izquierda. *Diseño de hada del bosque de Kirsty Evita Meakin.*

Arriba. *Diseño urbano pintado a mano por Kirsty Evita Meakin.*

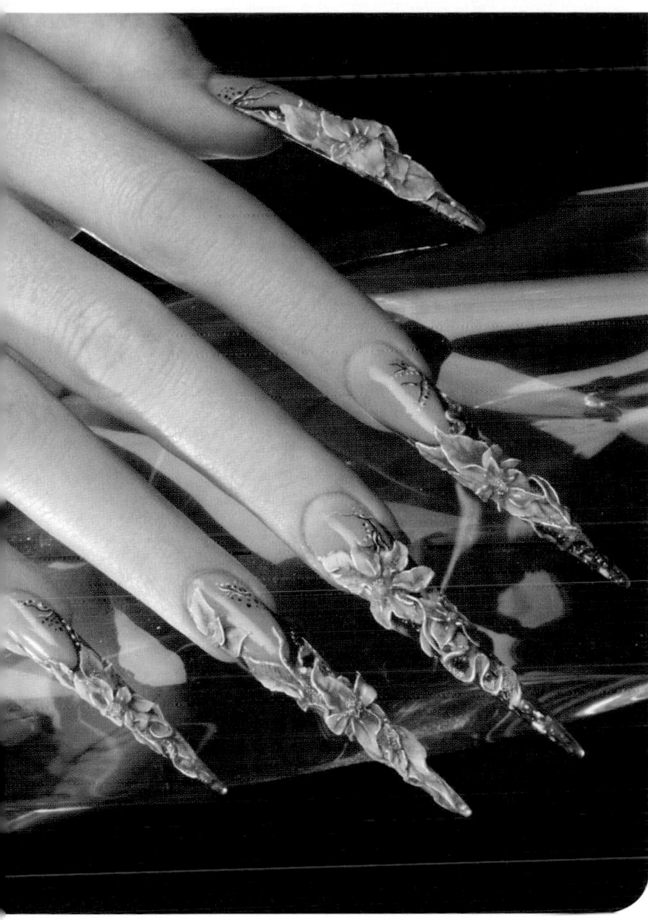

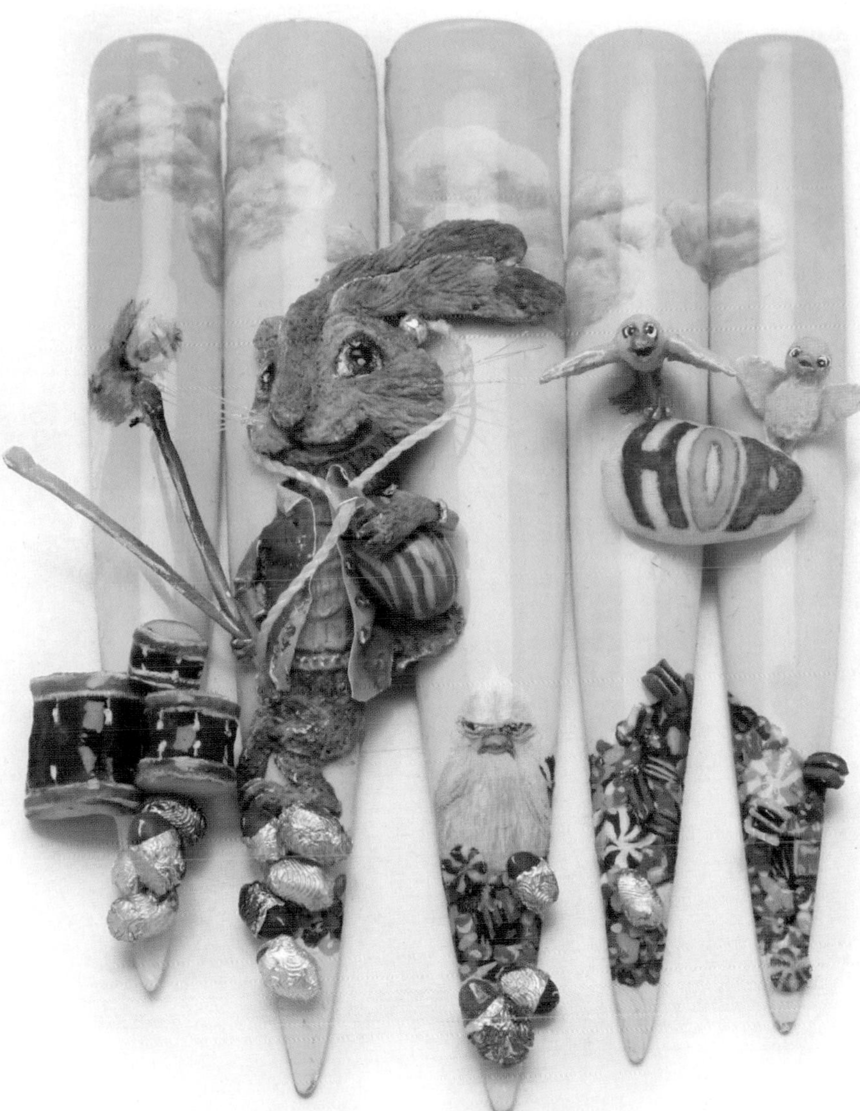

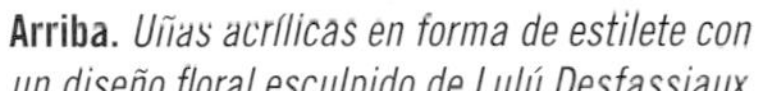

Arriba. *Uñas acrílicas en forma de estilete con un diseño floral esculpido de Lulú Desfassiaux.*

Arriba a la derecha. *Uñas pintadas a mano por Lulú Desfassiaux con detalles acrílicos esculpidos en honor a la película de animación* Hop.

Abajo. *Uñas inspiradas en criaturas marinas, con diseños y adornos pintados a mano y esculpidos en 3, por Lulú Desfassiaux.*

Derecha. *Diseño de criaturas míticas en las diez uñas con detalles acrílicos, adornos y efectos pintados a mano por Lulú Desfassiaux.*

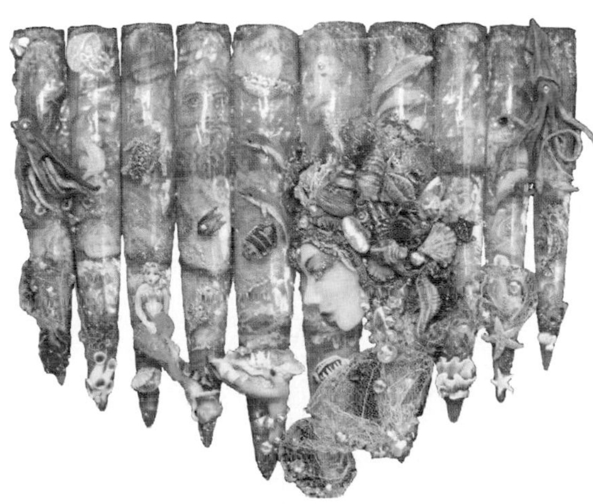

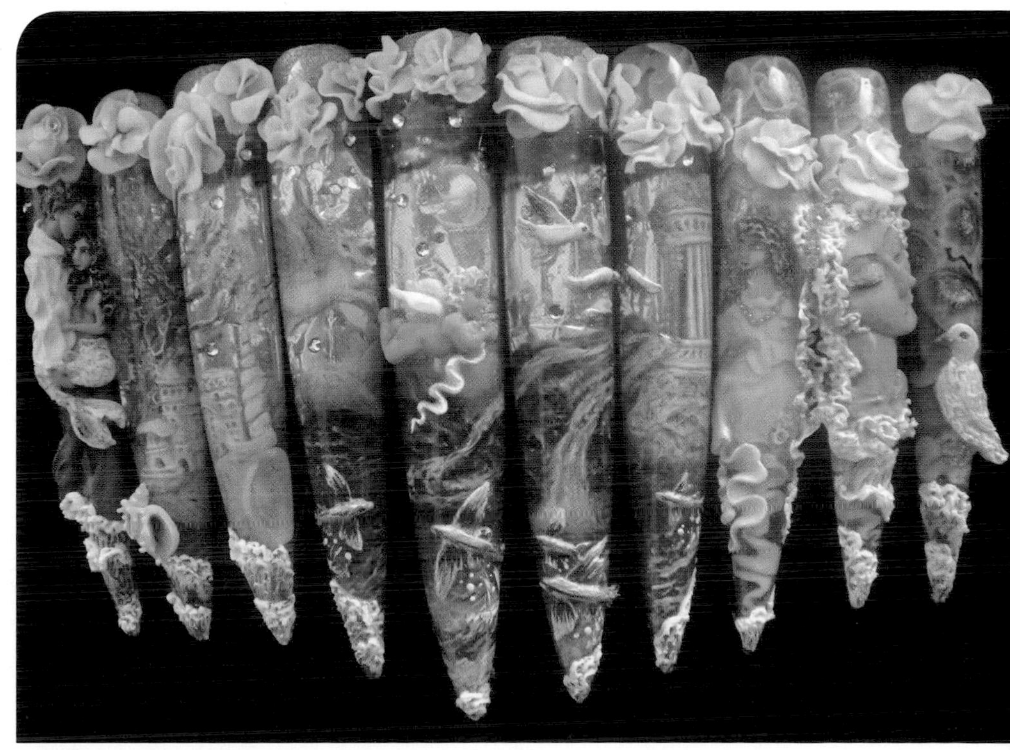

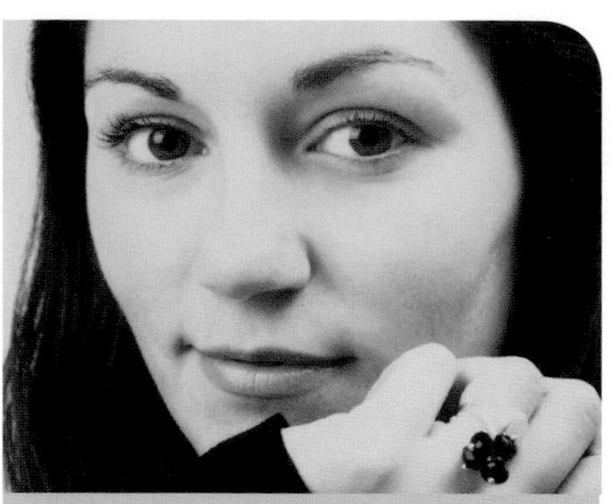

PERFIL DEL PROFESIONAL
Virginia Arleo, Argentina

Virginia Arleo comenzó su carrera en el salón de su madre en Argentina. En un viaje a Estados Unidos, vio el trabajo de dos de sus ídolos, Tom Holcomb y Danny Haile, lo que alimentó su pasión por el oficio. Especializada en diseños intrincados y artísticos, Virginia participa con frecuencia en concursos de uñas y ha ganado múltiples títulos en todo el mundo. Está considerada como una de las 25 mejores competidoras de uñas del mundo. También es educadora y representante de uno de los de los mayores fabricantes mundiales de productos de belleza.

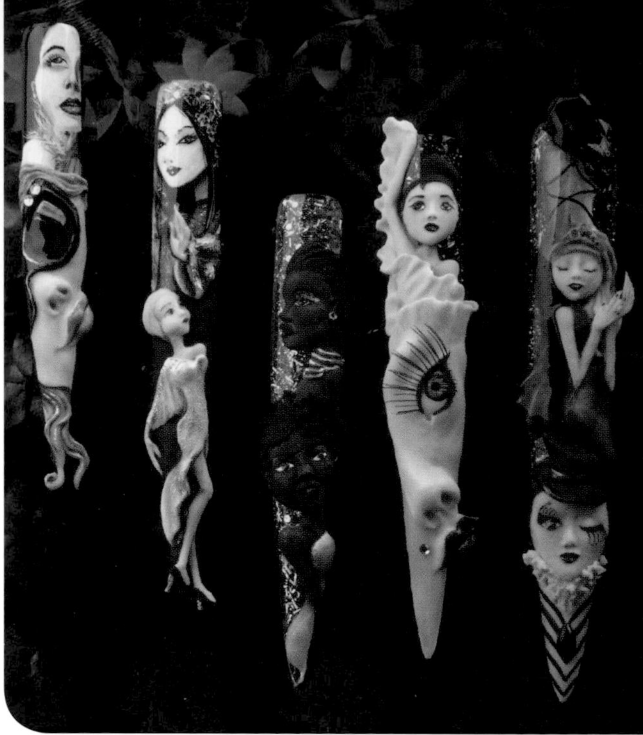

Izquierda. *Aquí se esculpen diseños teatrales en 3D utilizando acrílico sobre las puntas de las uñas.*

Abajo. *Diseño mítico y de inspiración asiática con adornos esculpidos en 3D y abalorios.*

Abajo a la izquierda. *Personajes femeninos esculpidos en las uñas con acrílico y con detalles pintados a mano.*

Abajo a la derecha. *Uñas rosas y negras esculpidas en estilete.*

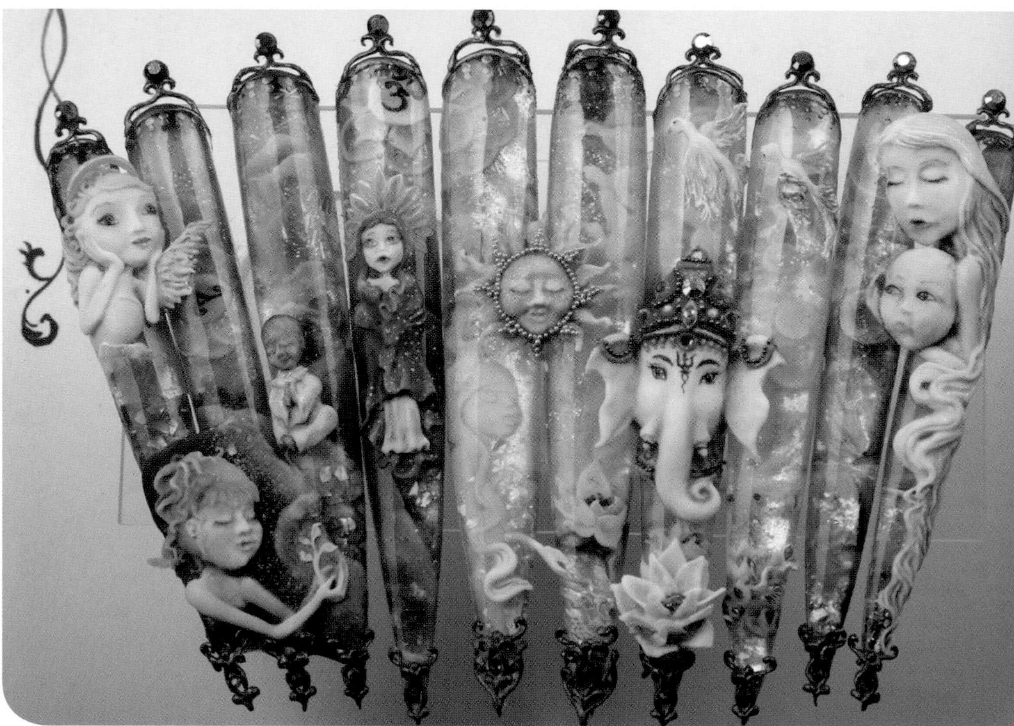

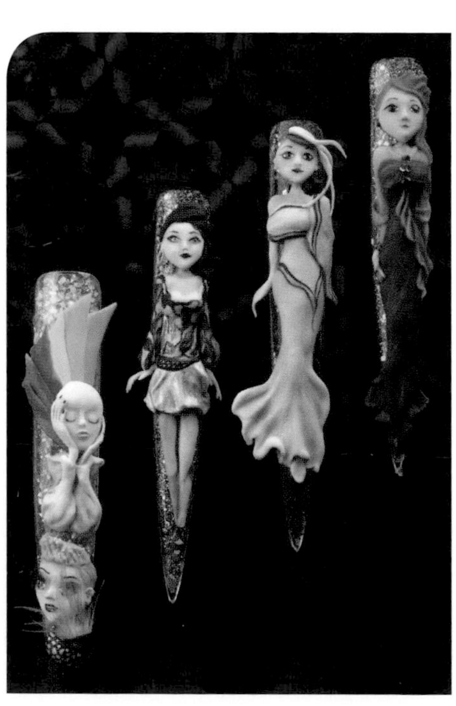

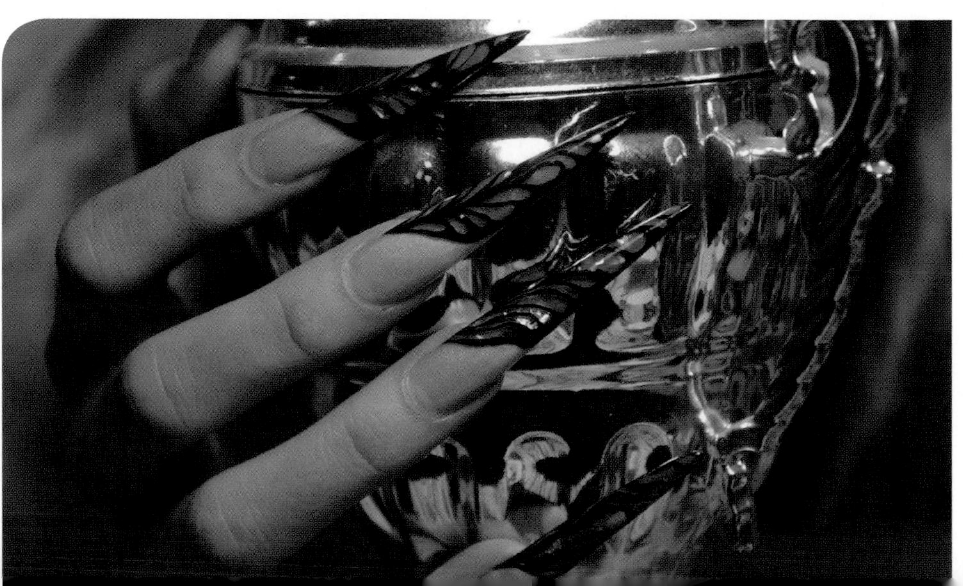

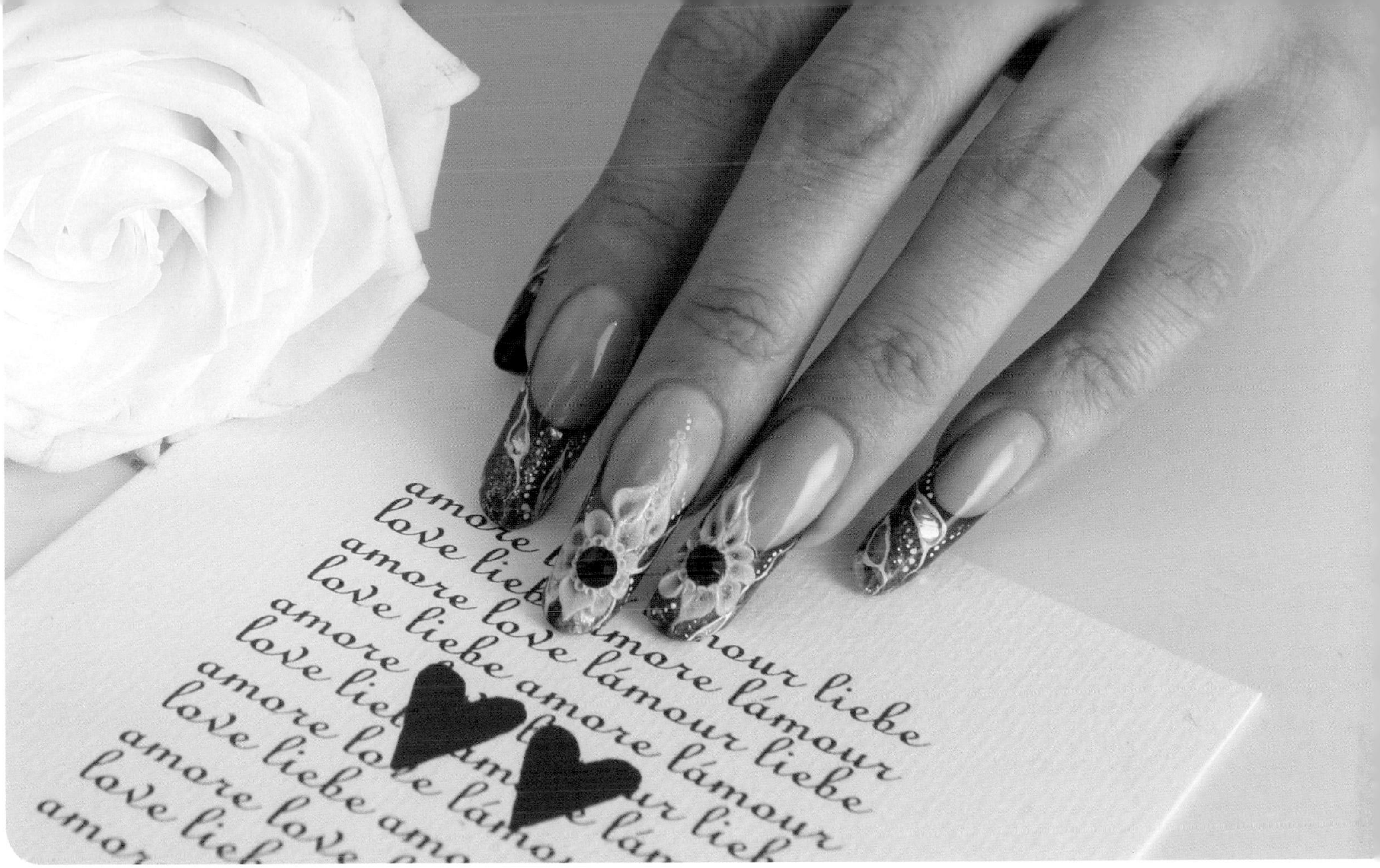

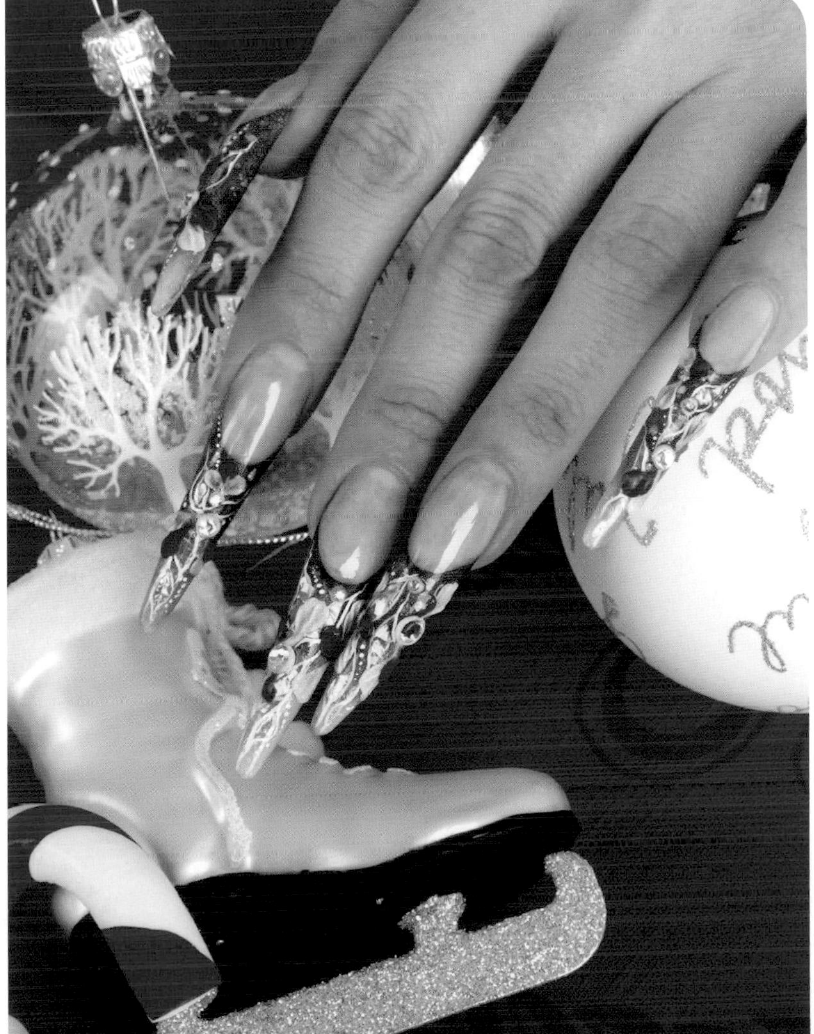

Arriba. *Uñas acrílicas cuadrado-ovaladas con diseños acrílicos en 3D y decoraciones.*

Izquierda. *Uñas con una temática festiva, y con decoraciones acrílicas y detalles pintados a mano.*

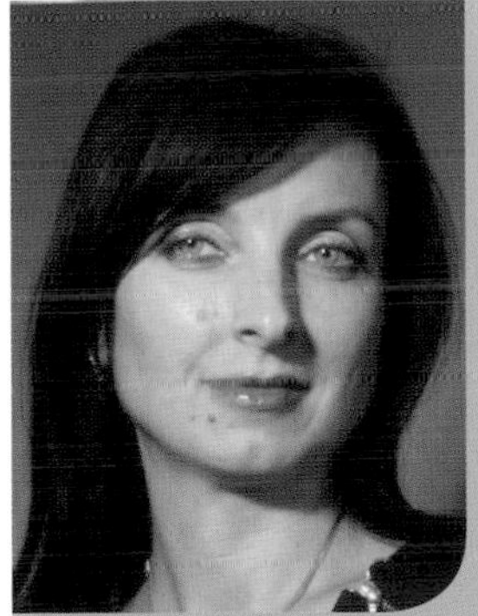

PERFIL DEL PROFESIONAL
Iryna Giblett, Ucrania

Al comienzo era microbióloga, pero Iryna descubrió su pasión por el *nail art* en 1998. Obtuvo el título de estilista de uñas ese mismo año. Desde que se mudó a Suecia en 2006, ha desarrollado una reputación internacional como artista de uñas, editora de revistas, competidora, educadora y juez de concursos. Su trabajo se ha publicado en revistas profesionales de uñas de todo el mundo y ha creado la primera escuela de Escandinavia especializada en formación avanzada en el *nail art*. Además de sus fantásticas creaciones, Iryna tiene su propia gama de productos profesionales para uñas y disfruta educando e inspirando a otros estilistas.

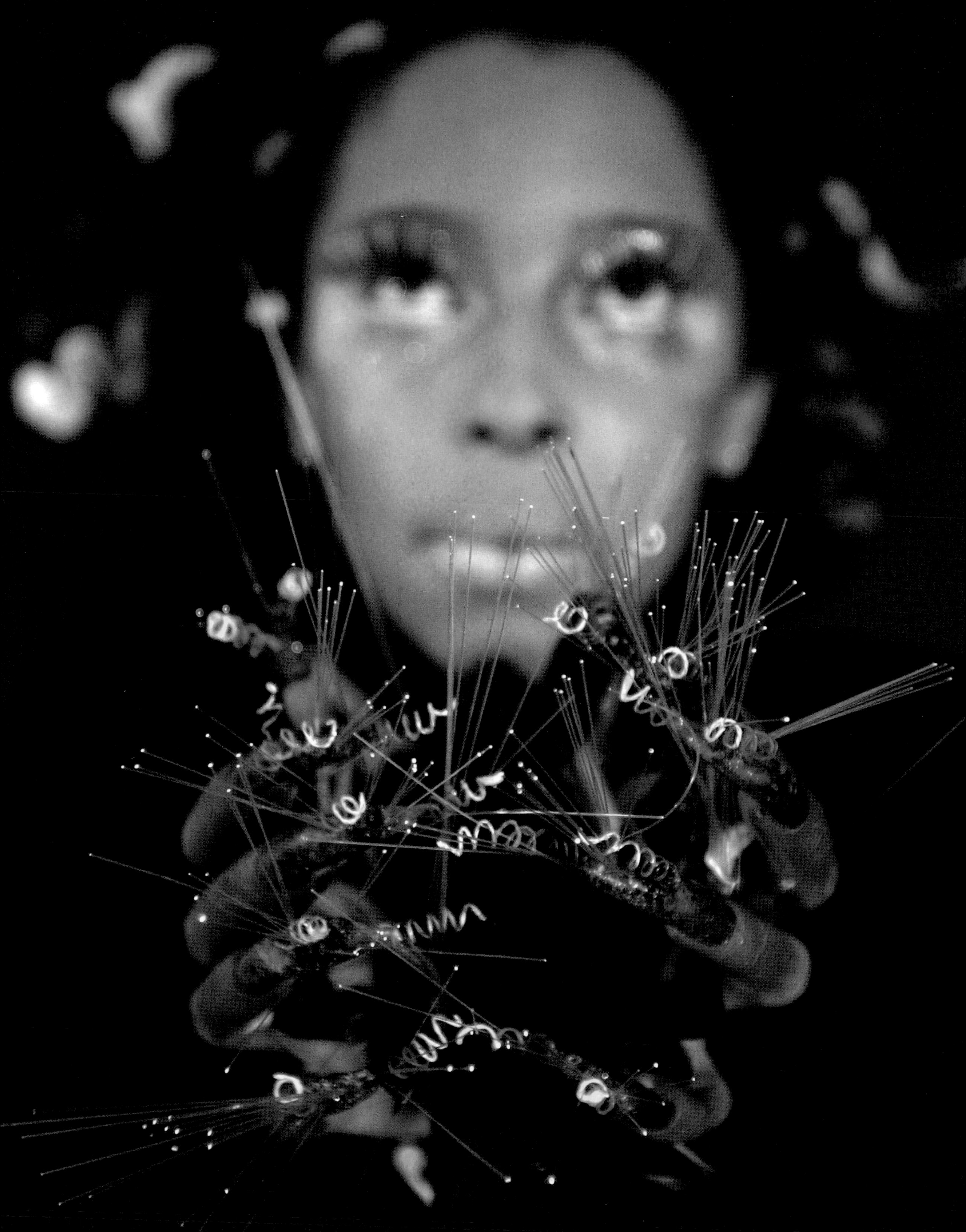

CAPÍTULO OCHO:

UÑAS DE FANTASÍA

Poco práctico y estrafalario, pero asombrosamente técnico, el *nail art* de fantasía suele ser creado sólo por estilistas pacientes y altamente cualificados con fines competitivos. Este elaborado arte en 3D suele basarse en un tema y emplea productos profesionales para crear y esculpir intrincadas figuras que luego se aplican a la uña y se realzan con la ropa de una modelo.

El *nail art* de fantasía, que a menudo requiere meses de duro trabajo y que lleva el producto y la habilidad del estilista al límite, también puede incluir partes interactivas y móviles, así como abundancia de color y complementos como luces pequeñas y ruedas giratorias. Aunque este tipo de *nail art* no está pensado para llevar a diario, los temas pueden reproducirse de forma muy básica para adaptarse a un estilo más práctico y llevable, utilizando apliques ya hechos para hacer que una uña destaque de verdad.

Izquierda. *Uñas con temática de fuegos artificiales hechas por Sam Biddle.*

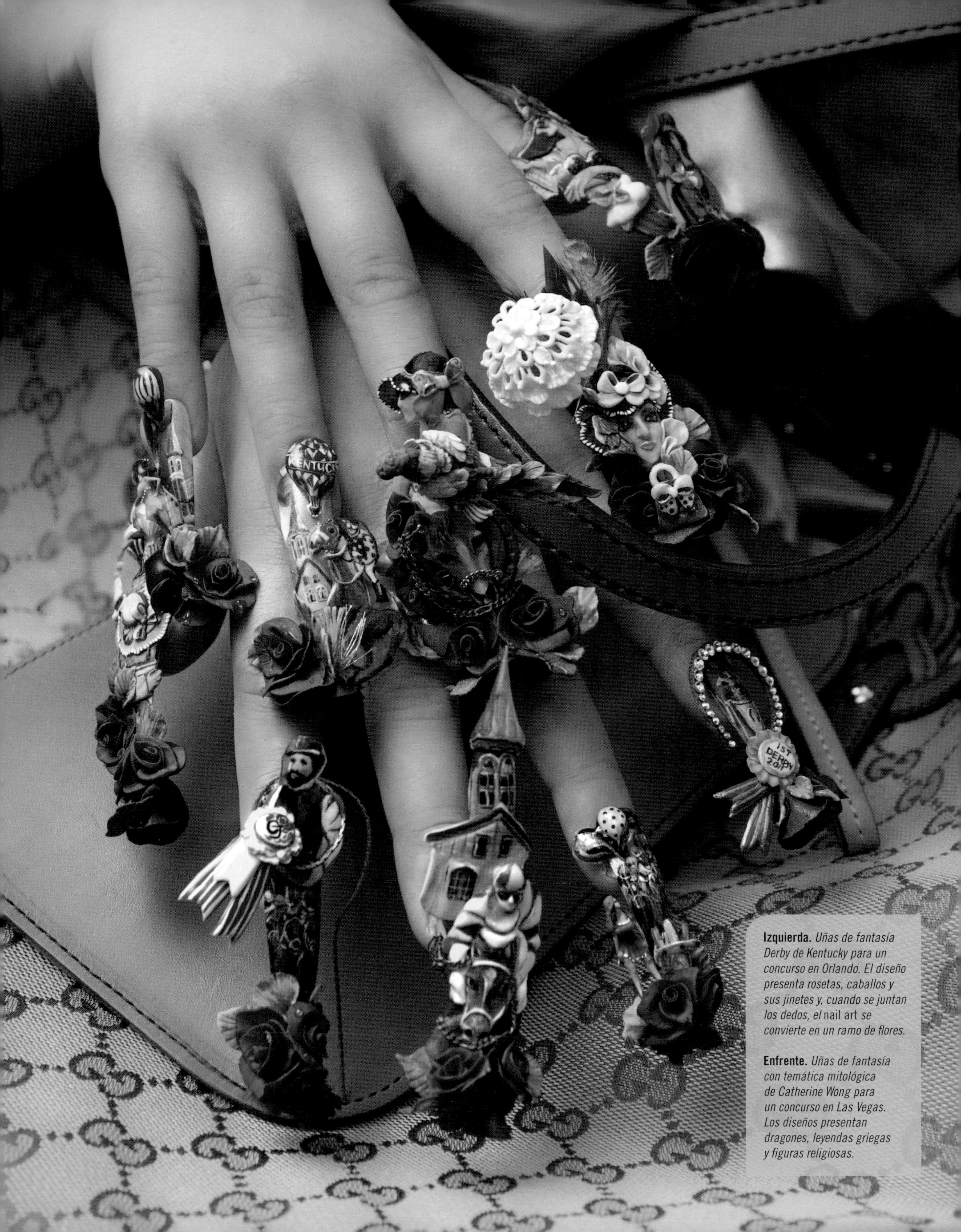

Izquierda. *Uñas de fantasía Derby de Kentucky para un concurso en Orlando. El diseño presenta rosetas, caballos y sus jinetes y, cuando se juntan los dedos, el* nail art *se convierte en un ramo de flores.*

Enfrente. *Uñas de fantasía con temática mitológica de Catherine Wong para un concurso en Las Vegas. Los diseños presentan dragones, leyendas griegas y figuras religiosas.*

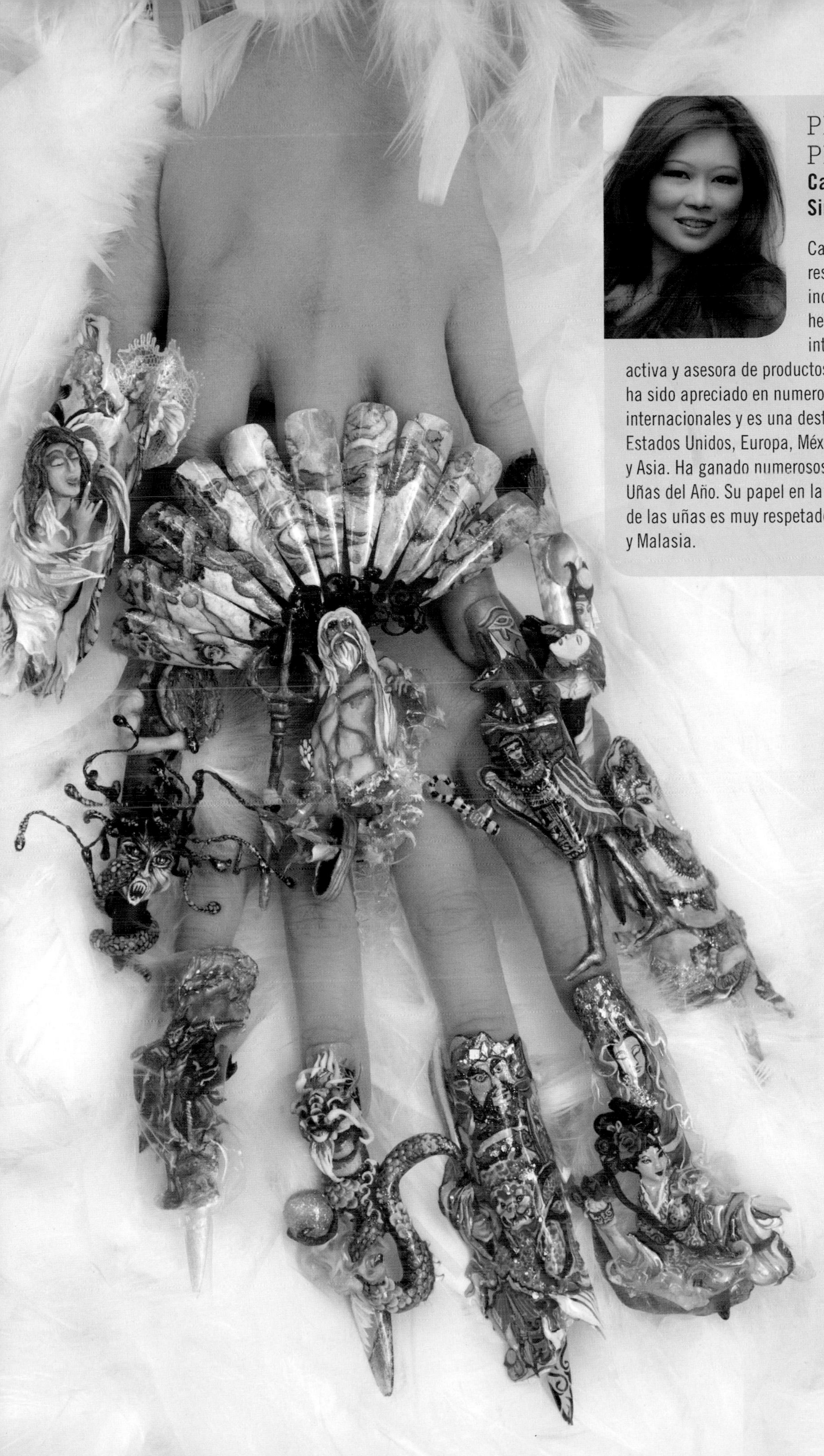

PERFIL DEL PROFESIONAL
Catherine Wong, Singapur

Catherine Wong es una respetada contribuidora a la industria de las uñas. Lo ha hecho como educadora internacional, juez, competidora activa y asesora de productos para fabricantes. Su trabajo ha sido apreciado en numerosas publicaciones internacionales y es una destacada artista invitada en Estados Unidos, Europa, México, Australia, Corea, Japón y Asia. Ha ganado numerosos premios de la Artista de Uñas del Año. Su papel en la educación de la industria de las uñas es muy respetado, especialmente en Singapur y Malasia.

Cinco consejos de Catherine Wong para recrear un *nail art* de fantasía

1 Piensa fuera de lo común; cuanto más inusual sea el diseño, más efectivo será.

2 Reserva una buena cantidad de tiempo para crear las uñas.

3 Sé imaginativo y dedícate a la causa. Anota una lluvia de ideas en un papel antes de crearlo en 3D.

4 Piensa detalladamente qué historia quieres contar en las uñas y experimenta con estilos y colores para reflejarlo.

5 Aplica los materiales y crea a un ritmo lento y constante, concentrándote en una uña cada vez.

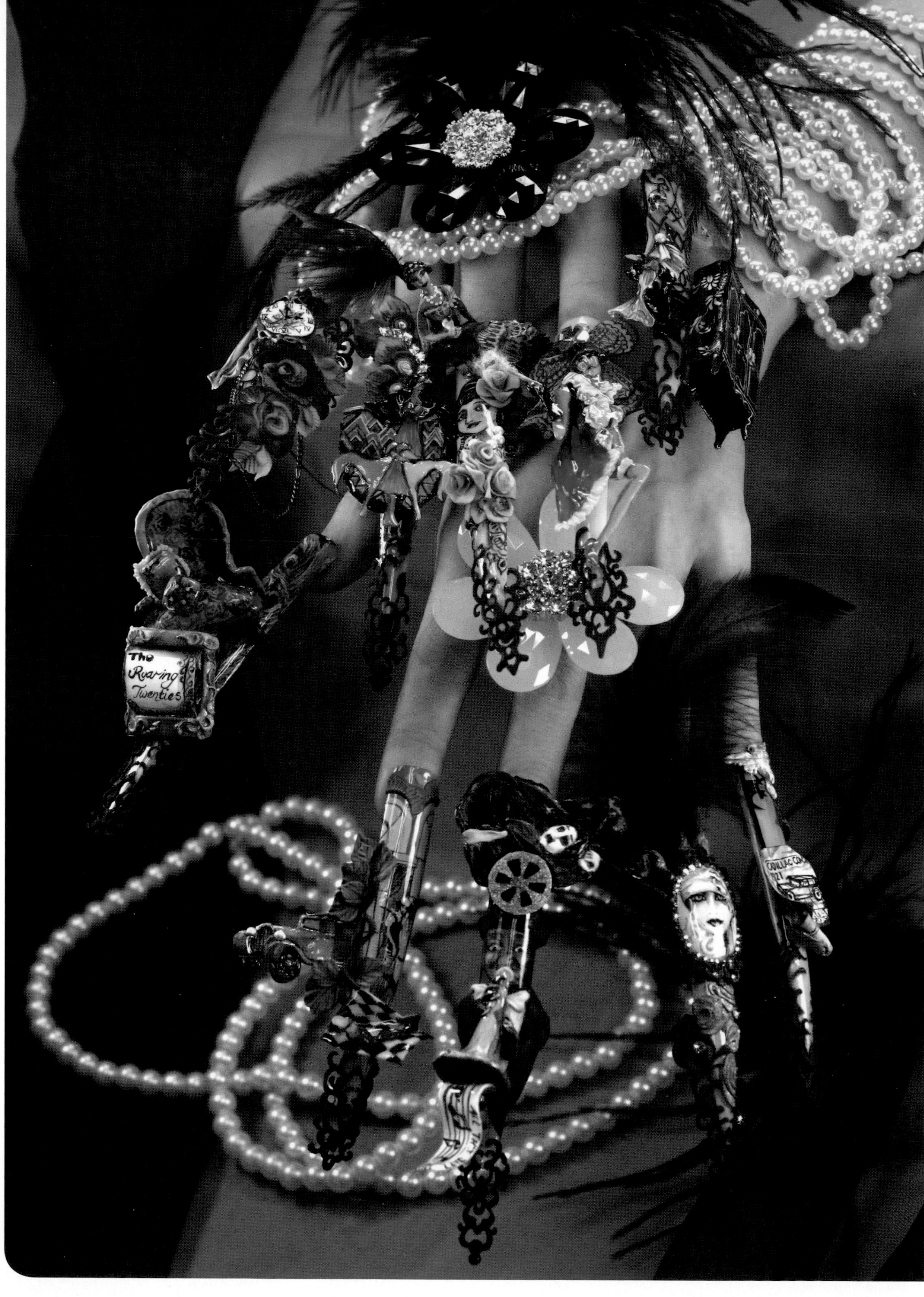
The Roaring Twenties

Página opuesta. *Uñas de inspiración* art déco *con el tema «los locos años veinte». Catherine obtuvo el primer premio por su diseño en un concurso celebrado en Orlando.*

Izquierda. *Uñas con un tema psicodélico de los años sesenta. Las uñas presentan estampados y colores icónicos de la época, así como signos de la paz y ropa retro.*

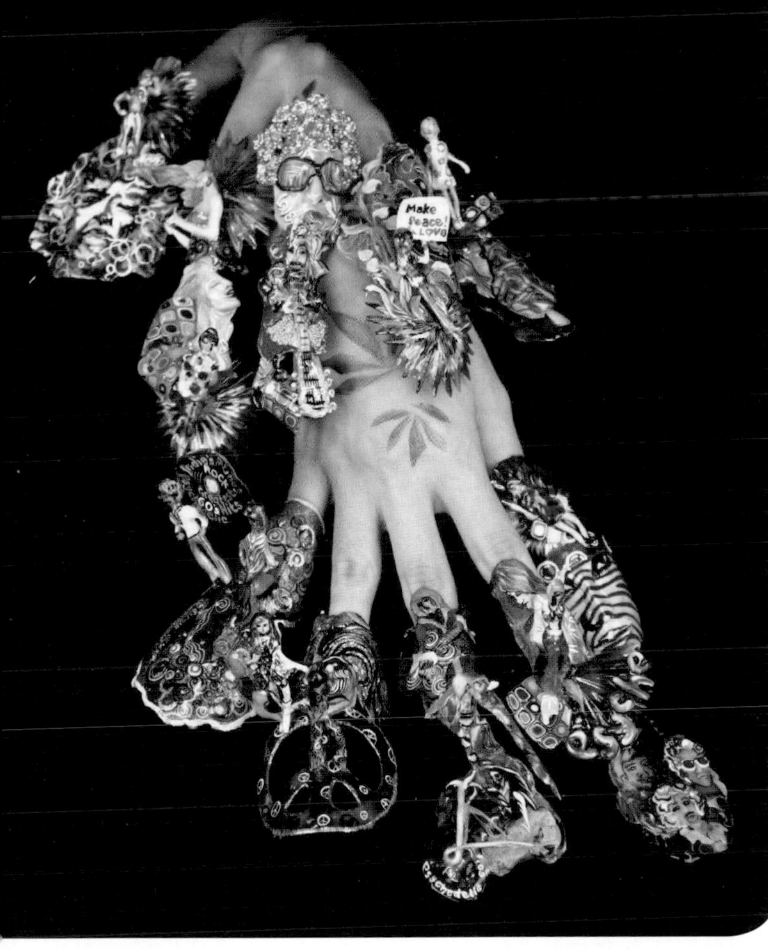

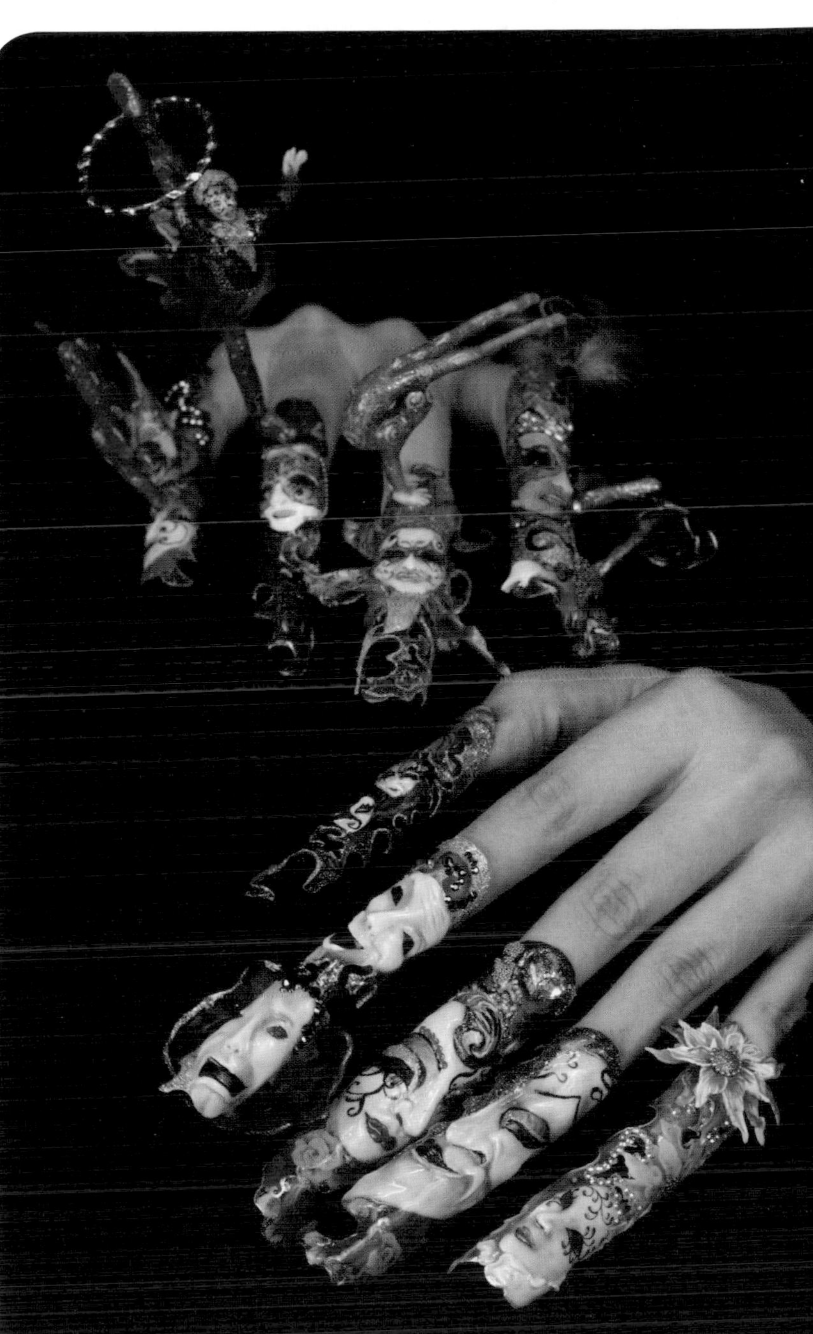

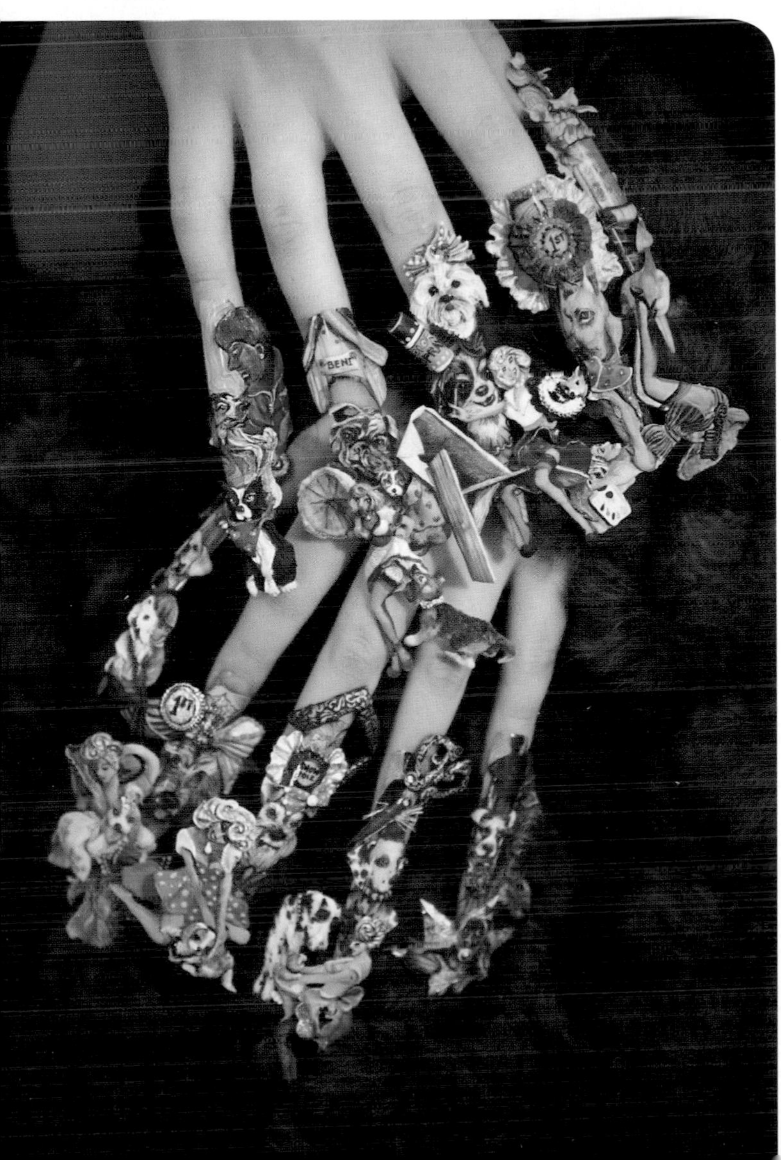

Izquierda. *Uñas con tema de concurso canino para un concurso de uñas de fantasía en Orlando. Las uñas fueron galardonadas con el primer premio y presentan modelos* pin-up *de estilo* vintage*, con una variedad de razas de perros para ayudar a contar una historia.*

Arriba. *Uñas de fantasía inspiradas en el Cirque Du Soleil, con máscaras y figuras de acróbatas.*

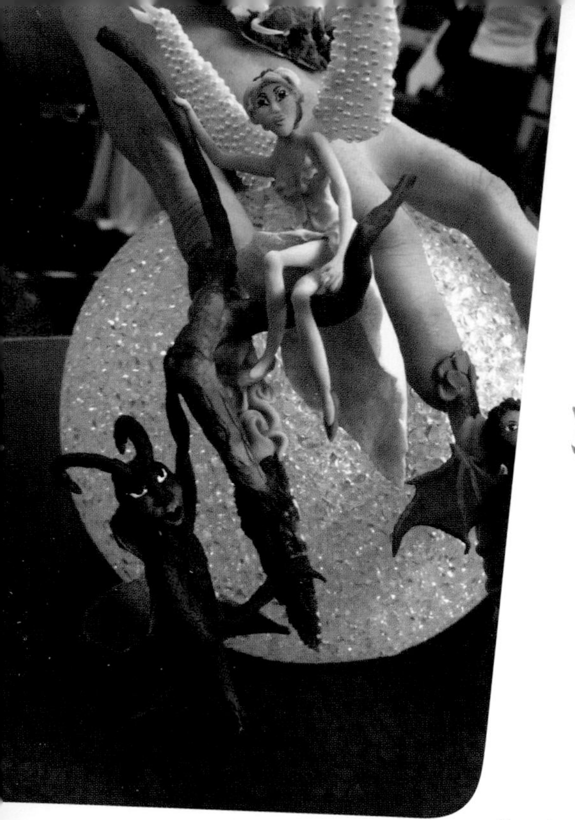

Imágenes de fantasía

Arriba. *Ángel y diablillo esculpidos en unas uñas con la temática fantástica de ángeles y demonios, hechas por Cristóbal Cervera Barques.*

Abajo. Nail art *fantástico con la temática de los siete pecados capitales, hecho por Cristóbal Cervera Barques.*

Derecha. *Diseños marítimos esculpidos en uñas, con sirenas, peces y piratas, hechos por Iryna Giblett.*

Abajo a la derecha. *Criaturas mitológicas hechas por Cristóbal Cervera Barques.*

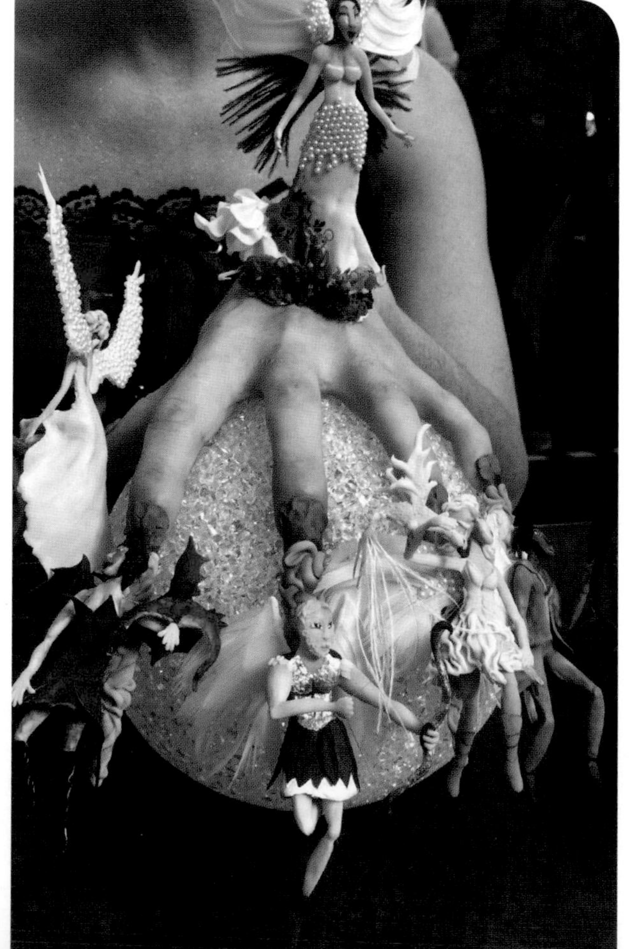

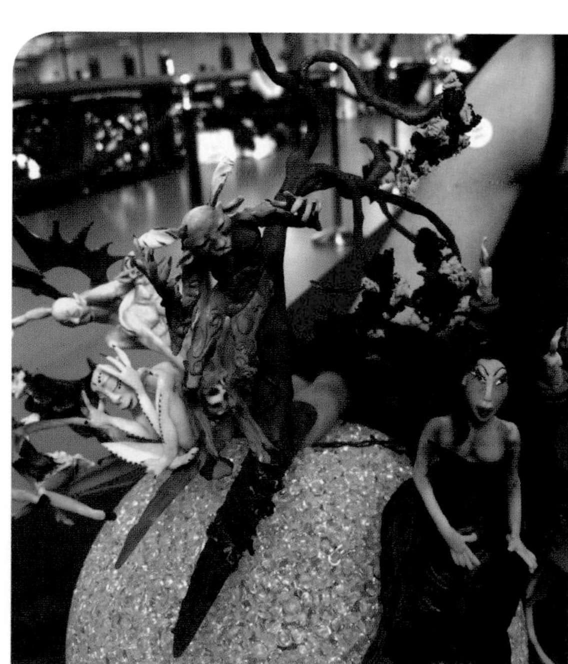

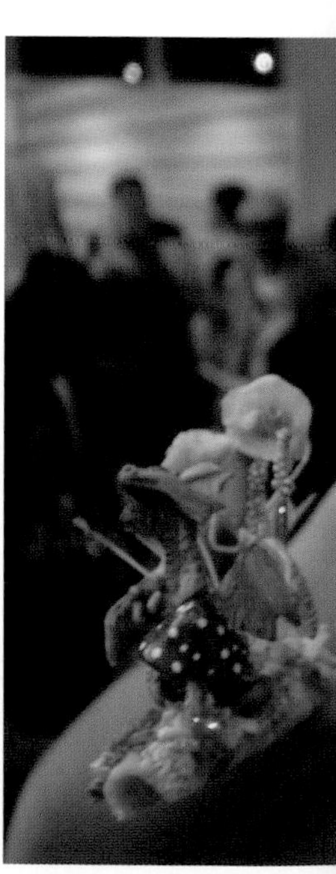

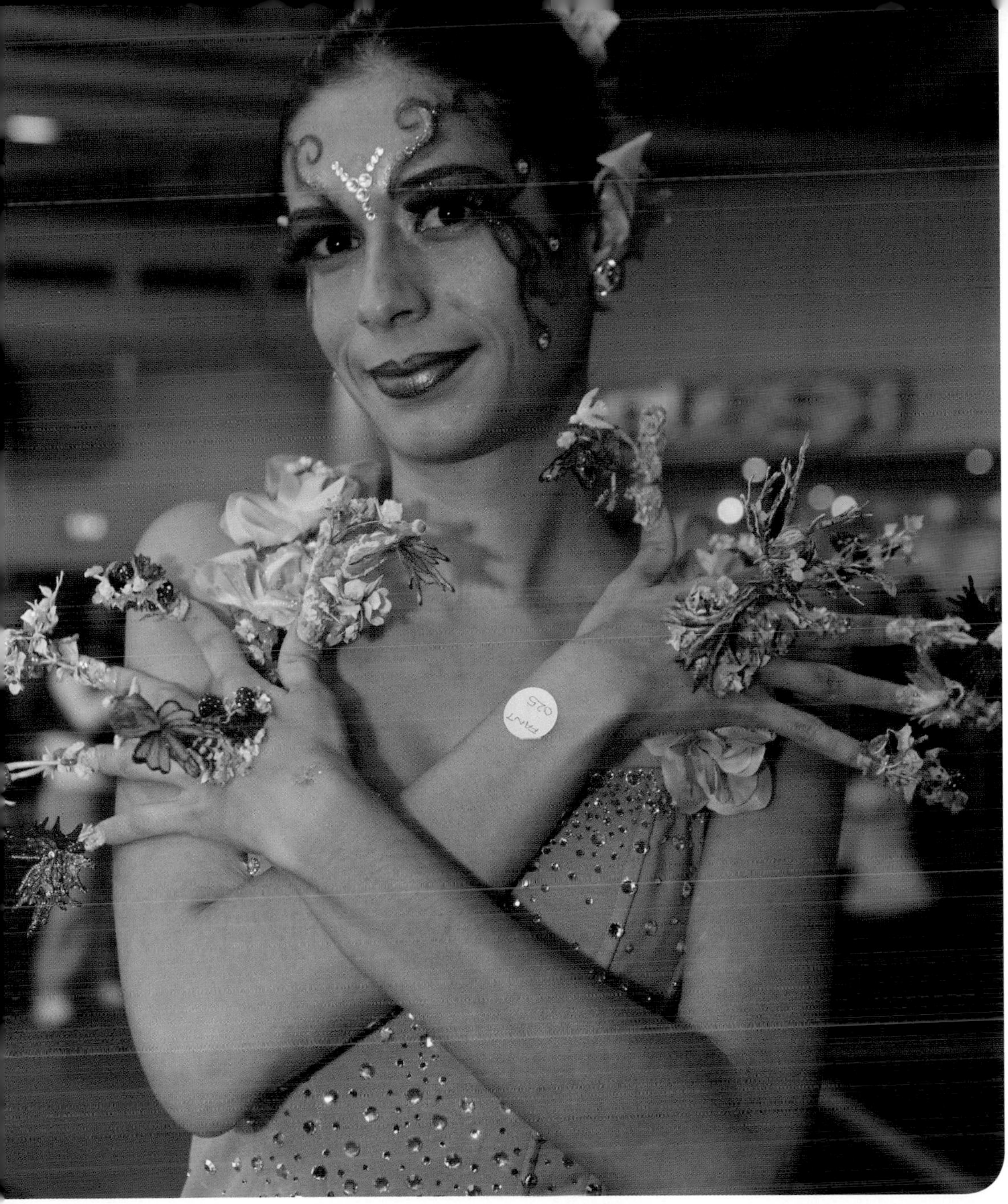

Izquierda. *Criaturas del bosque y míticas esculpidas por Lulú Desfassiaux para un concurso de fantasía en Londres.*

Abajo. *Duende esculpido con acrílico para un diseño de uñas de fantasía de Lulú Desfassiaux.*

Abajo a la izquierda. *Hadas, duendes y hongos en unas uñas de fantasía de Lulú Desfassiaux.*

Abajo a la derecha. *Criaturas míticas esculpidas, como dragones y hadas, componen algunas de las uñas de fantasía de Lulú Desfassiaux.*

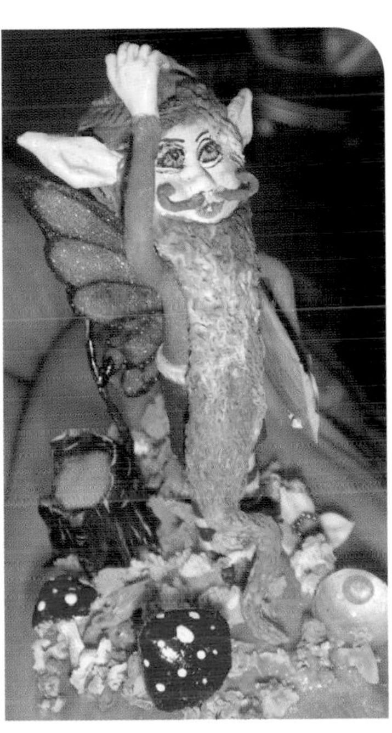

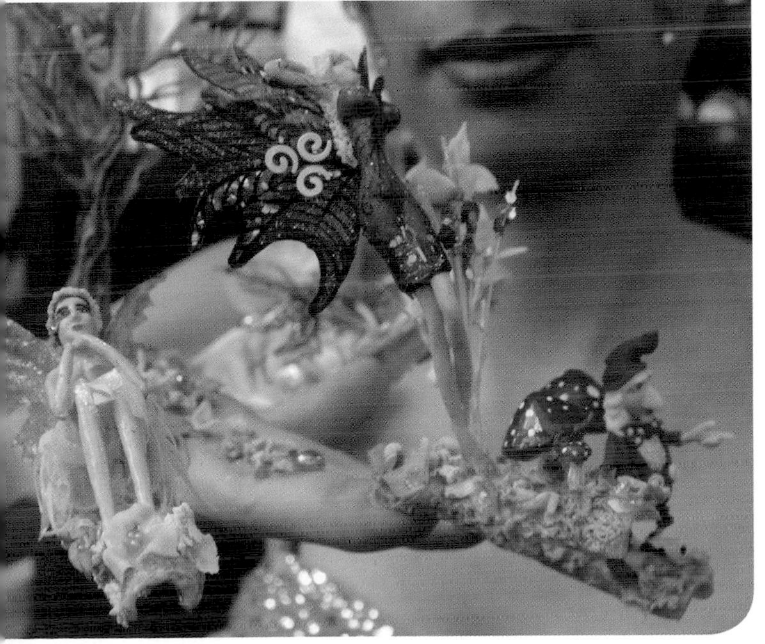

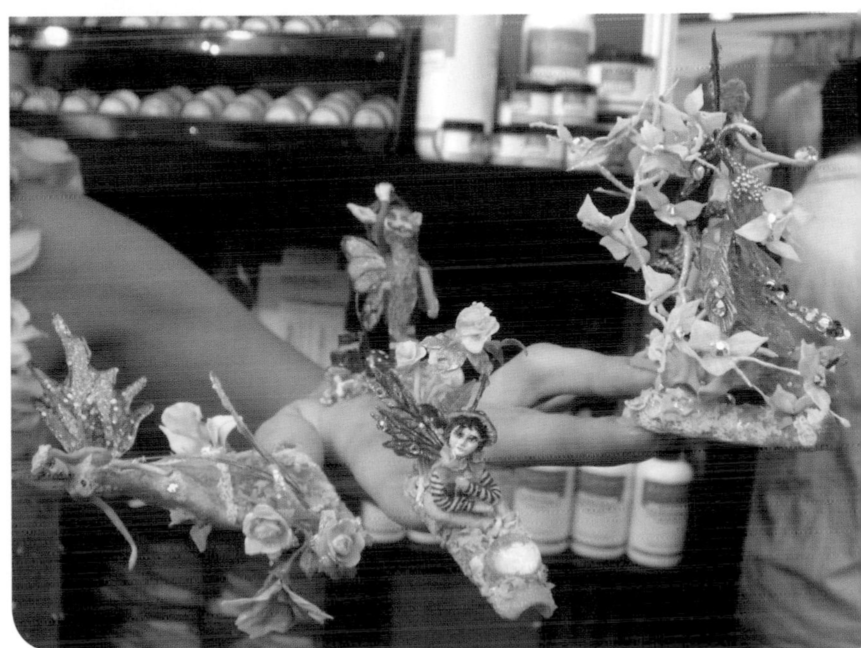

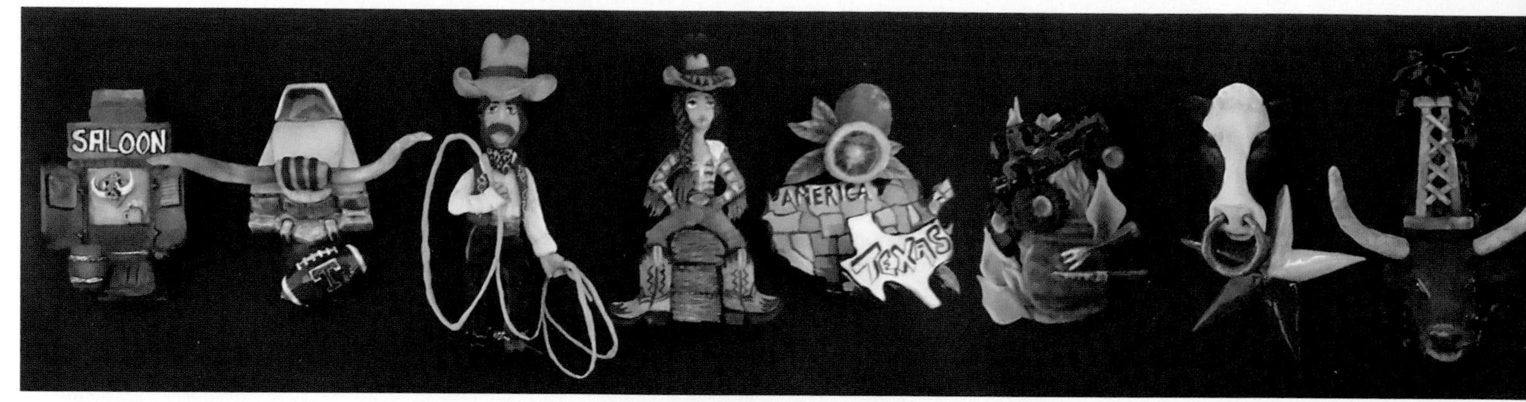

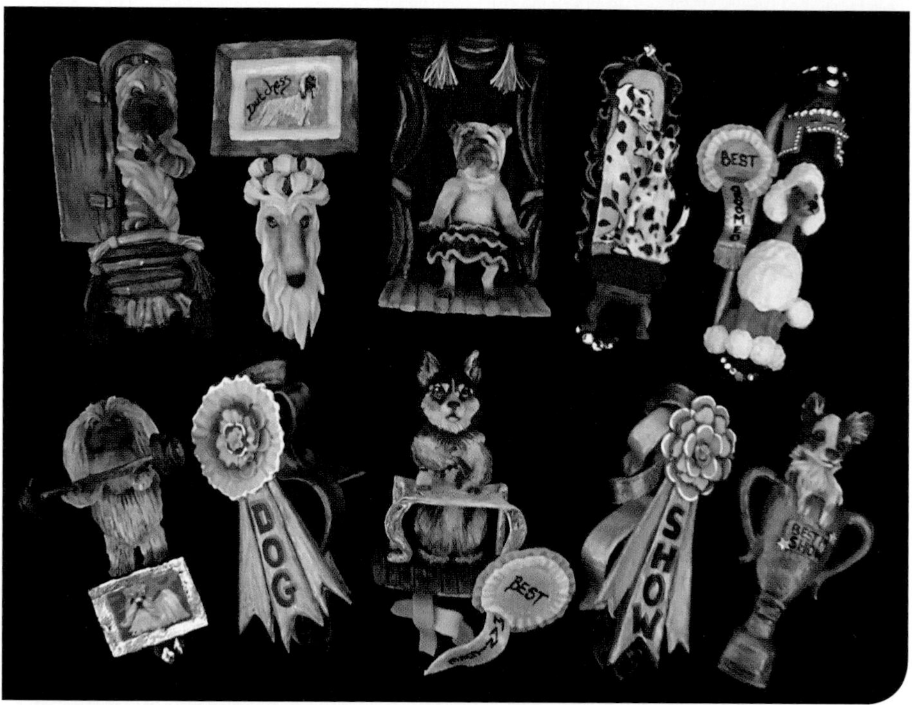

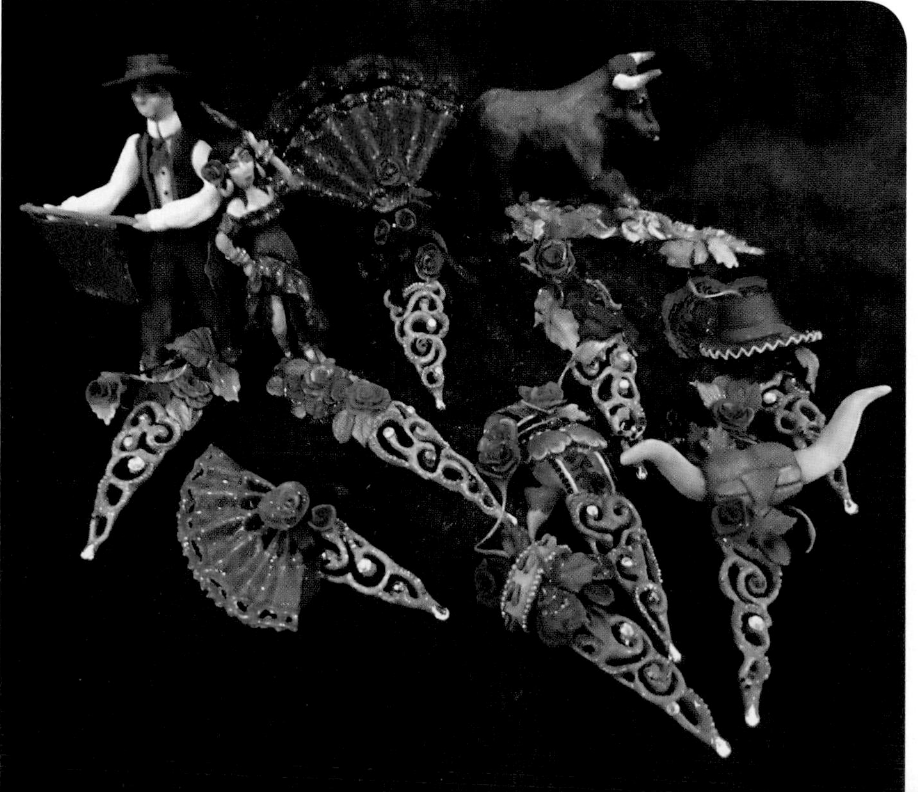

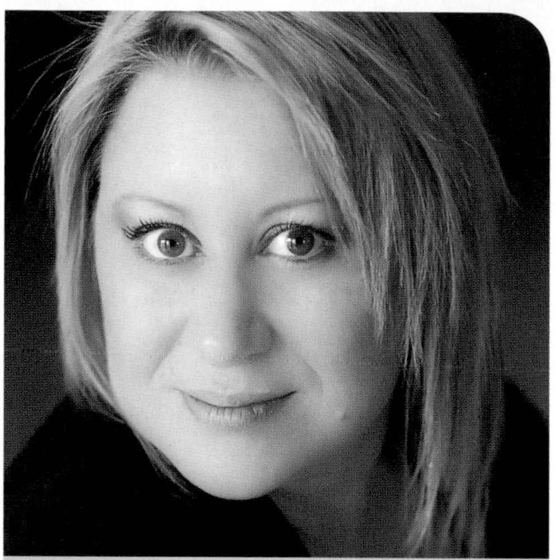

PERFIL DEL PROFESIONAL
Viv Simmonds, Australia

Con más de 20 años de experiencia, Viv Simmonds ha obtenido el reconocimiento internacional gracias a sus logros, entre los que se incluyen numerosas competiciones de uñas y el título de Campeona Australiana durante cuatro años consecutivos. Viv ha sido jurado de competiciones internacionales de uñas y ha creado portadas para varias de las principales revistas de uñas. Además, también ha aparecido en televisión y en revistas de consumo. Mentora de artistas de uñas premiadas, Viv viaja por todo el mundo para impartir cursos de formación de tecnología y diseño avanzados de uñas.

Arriba a la izquierda. *Diseños caninos para un concurso con la temática «competición de perros».*

Izquierda. *Uñas con una temática española, decoradas con corridas de toros y flamenco.*

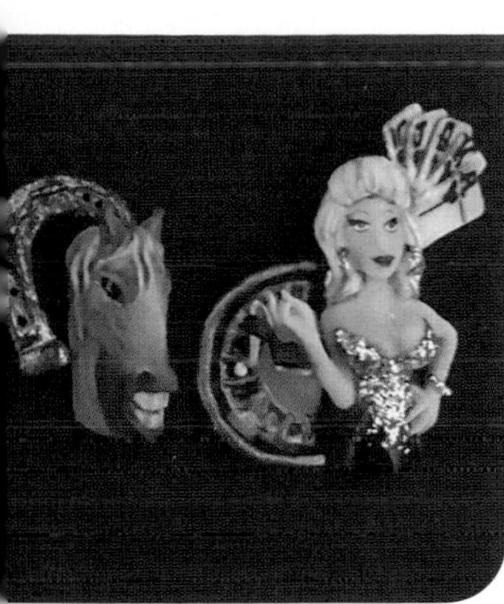

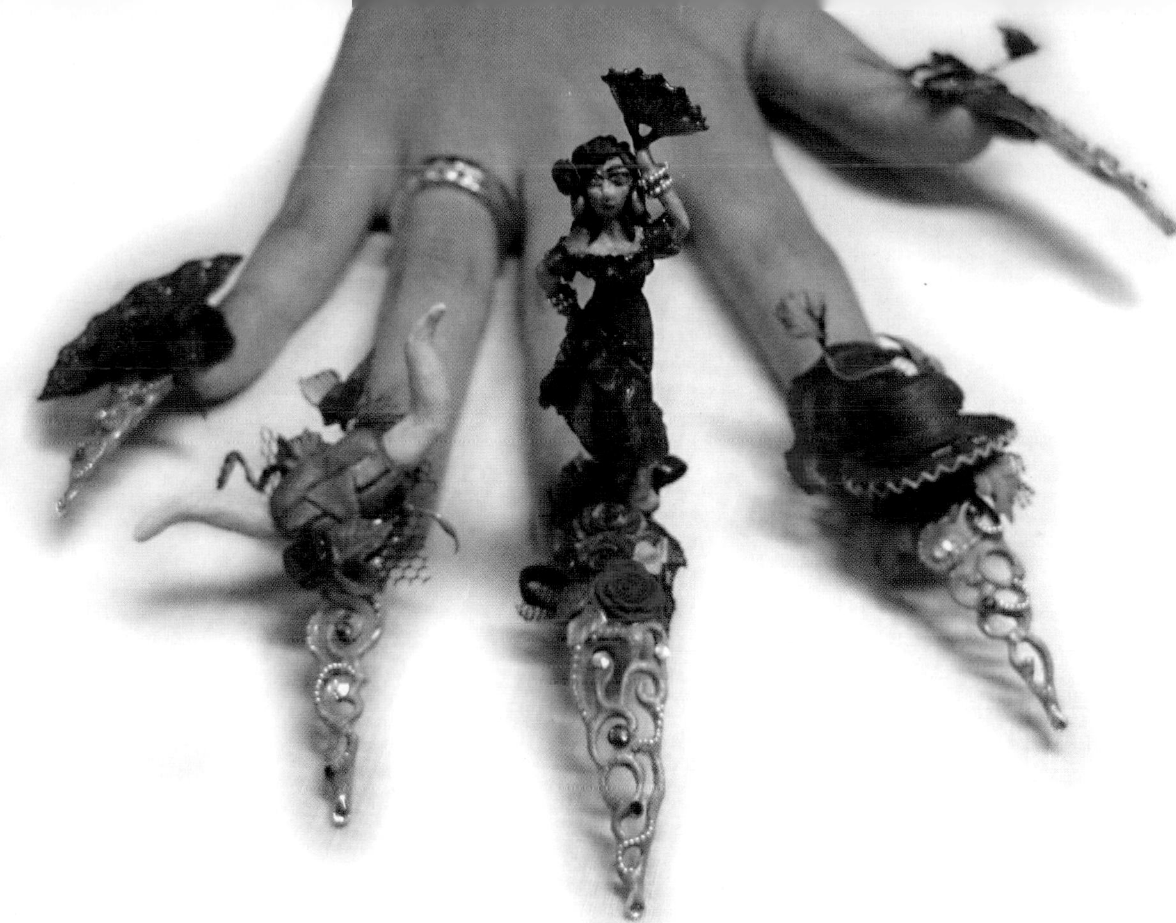

Arriba. Nail art *en 3D para una competición con la temática «Todo es grande en Texas».*

Derecha. *Bailadora de flamenco con abanico en las uñas que Viv Simmonds creó para una competición en Singapur.*

Abajo. *Estas uñas de fantasía fueron creadas para una competición con la temática «Todo es griego para mí».*

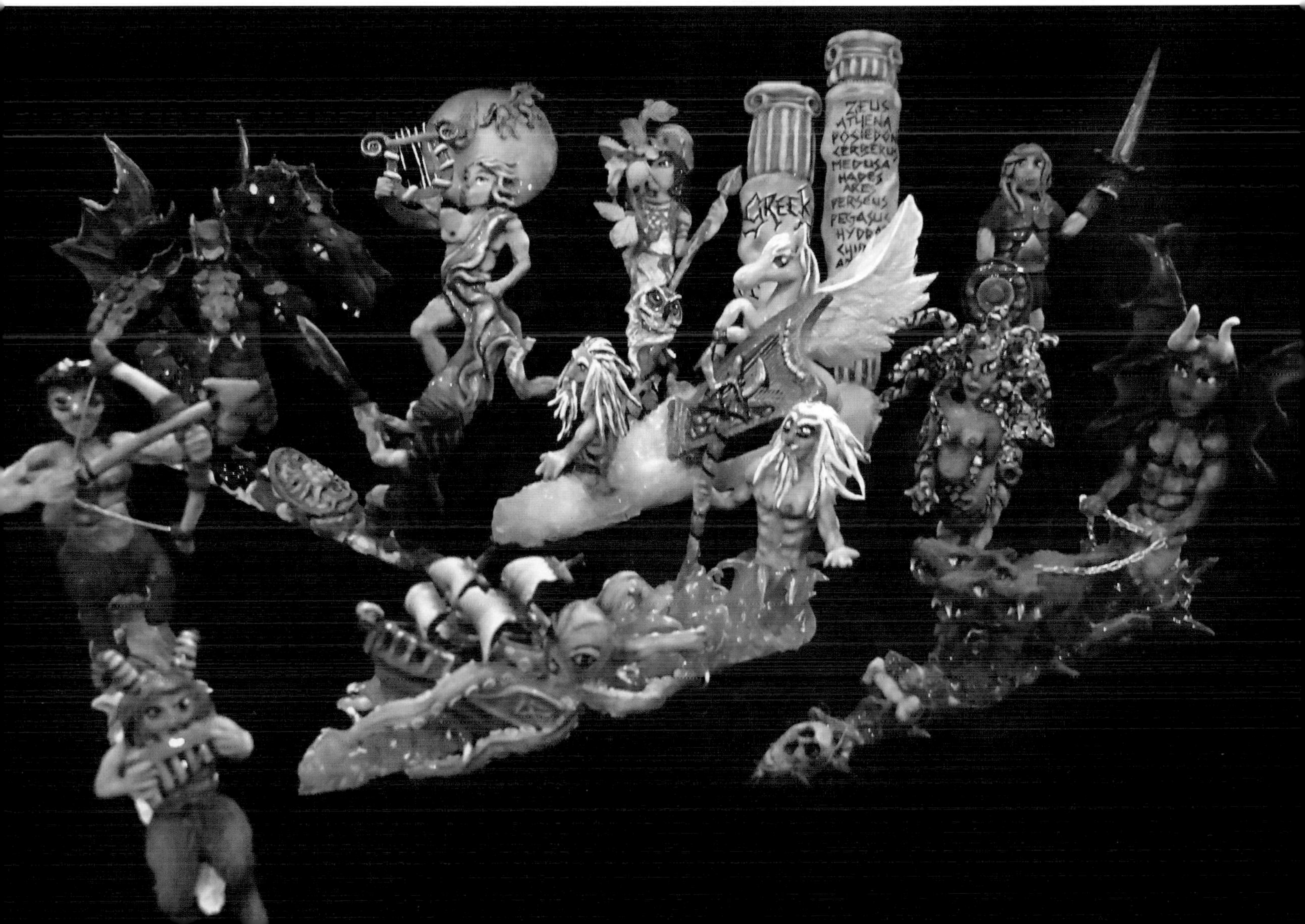

Créditos de las fotografías y agradecimientos

Cubierta © Kirsty Meakin
Portada © Christina Rinaldi
Media portada © Lulú Desfassiaux
4L © Lulú Desfassiaux, **4C** © Ami Vega; **6** © John Springer Collection/CORBIS; **7** © Leah Light

Capítulo 1
8–9 © Lena White Ltd/OPI UK; **10** © Condé Nast Archive/CORBIS; **15L** © Kimmie Kyees; **15C** © Christina Rinaldi; **15R** © Ami Vega; **17** © Gerrard International/ Jessica UK; **18, 19BL, 19BR** © Bio Sculpture Gel UK; **19T** © Megumi Mizuno; **20–21** © Leighton Denny Expert Nails

Capítulo 2
22 © Nazila Love Glamour; **26** © Supa Nails; **28, 29TL, 29B, 30–31, 32B, 33, 34, 35** © Leah Light; **29TR** © NSI UK; **32T** © Megumi Mizuno; **36–37** © Lena White Ltd/OPI UK

Capítulo 3
38, 50–51, 54 © Ami Vega; **41–45, 48TL, 49TR, 49BR, 49L** © Sophie Harris-Greenslade/The Illustrated Nail; **43TL, 46–47** © Helena Biggs; **48L, 48B, 49TL, 55-59** © Christina Rinaldi; **52–53** © Emil Baez

Capítulo 4
60, 62, 63 © Rock Cosmetics/Nail Rock; **64TL, 64BC, 64BR, 65T, 65B, 70BL, 70TR, 71** © Kimmie Kyees; **64BL, 70BR** © Adam Orchon; **65R** © Meeno; **65CR, 67TL, 67BL** © Naja Rickette; **66** © Tiffany Kyees; **67TR** © Brandon Showers; **67BR** © www.vitaljuice.com; **68TL** © Joseph Richards; **68TR** © Kate Ermilio; **68CL** © Becky Yee; **68BL** © Lisa Logan; **69** © Leah Light; **70TL** © Tiffany Kyees

Capítulo 5
72, 75, 82–83 © Max Salani Fotografo (www.maxsalani.it); **74, 76, 78–81** © Becky Maynes; **77** © CND (Creative Nail Design Inc.); **84T, 84BR, 85** © Vital Agibalow for Teen Vogue; **84BL** © Marc Baptiste for Cosmopolitan magazine USA, 2010

Capítulo 6
86, 94R © Ciaté; **90L, 90BR** © Stuart Dibbon; **90BL, 91** © Paul de Villeneuve; **92–93, 95** © Sam Biddle; **94TL** © Leah Light; **94BL** © Tomohiro Muramatsu; **94BR** © Erin Adeyemo; **96–97** © Denise Wright

Capítulo 7
98, 100BL, 101 © Cameo Modern; **100TR, 100BR, 112T, 112B, 112R** © Kirsty Evita Meakin; **102T, 103T, 108–111** © Marta Lupka; **102B, 112CTR, 115** © Bob Giblett, Iryna Giblett Nail Academy; **103BL, 103BR, 104–107, 113** © Lulú Desfassiaux; **114** © Virginia Arleo

Capítulo 8

116 © Ben Phillips; **118–121** © Christina Wong; **120R** © Bob Giblett, Iryna Giblett Nail Academy; **120T, 120B, 120BR** © Cristobal Cervera Barques; **121** © Lulú Desfassiaux; **122–123** © Viv Simmonds

Agradecimientos

Alex Fox, Marian Newman, Scott Derbyshire, Samantha Sweet, Janice Miller, The London College of Beauty Therapy, Kayleigh Baker, Monica Biggs, Brian Biggs, Leighton Denny, Nina Taylor, Leah Light, Sophie Harris-Greenslade, Ami Vega, Gabe Vega, Nicola Byrne, Faye Taylor, Lizzie Benton, Jodie Levy, Christina Rinaldi, Rachel Scaife, Zoe Pocock, Kimmie Kyees, Naja Rickette, Lisa Logan, Susanne Paschke, Max Salani, Antonio Sacripante, Becky Maynes, Sam Biddle, Lucy Dartford, Nazila Malik, Denise Wright, Megumi Mizuno, Erin Adeyemo, Myrdith Leon-McCormack, Simone Klein, Iryna Giblett, Bob Giblett, Lulú Desfassiaux, Kirsty Meakin, Cristóbal Cervera Barques, Marta Lupka, Virginia Arleo, Catherine Wong, Viv Simmonds, Christina Wong.

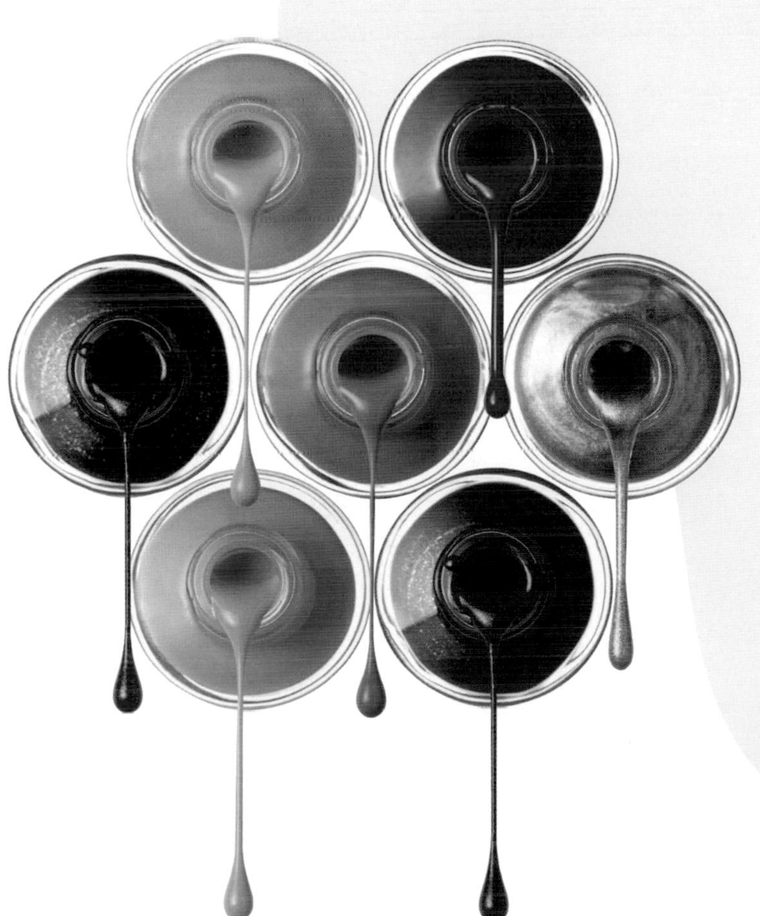

Puntos de venta de productos

OPI **www.opi.com / www.lenawhite.co.uk**

China Glaze **www.chinaglaze.com / www.thebeautypartnership.co.uk**

CND **www.cnd.com / www.sweetsquared.com**

Seche **www.seche.com**

Orly **www.orlybeauty.com / www.orlybeauty.co.uk**

Leighton Denny Expert Nails **www.leightondennyexpertnails.com**

Ciaté **www.ciate.co.uk**

Essie **www.essie.com / www.louellabelle.co.uk**

Jessica **www.jessicacosmetics.co.uk**

Elegant Touch **www.eleganttouch.co.uk**

NSI **www.nsinails.com**

Nubar **www.bynubar.com / www.palmsextra.com**

Cult Nails **www.cultnails.com**

Lumos/Famous Names **www.famousnamesproducts.com**

Art Club/Color Club **www.cosmeticgroup.com**

Nailtopia **www.nailtopia.co.uk**

Nazila Love Glamour **www.nazilaloveglamour.com**

Supa Nails **www.supanails.com/shop**

Chronicle Stones **www.chroniclestones.com**

Models Own **www.modelsownit.com**

Zoya **www.zoya.com / www.supernail.co.uk**

Barry M **www.barrym.com**

Brucci **www.brucci.co.za**

Q-Art **www.qnail.com**

Nail Rock **www.nailrock.com**

Minx **www.minxnails.com / www.minxisfashion.com**

The Edge **www.edgenails.co.uk**

Be Creative **www.sambiddle.co.uk**

Original Sugar **www.originalsugar.com**

Toma **www.madbeauty.com**

SpaRitual **www.sparitual.com / www.sparitual.co.uk**

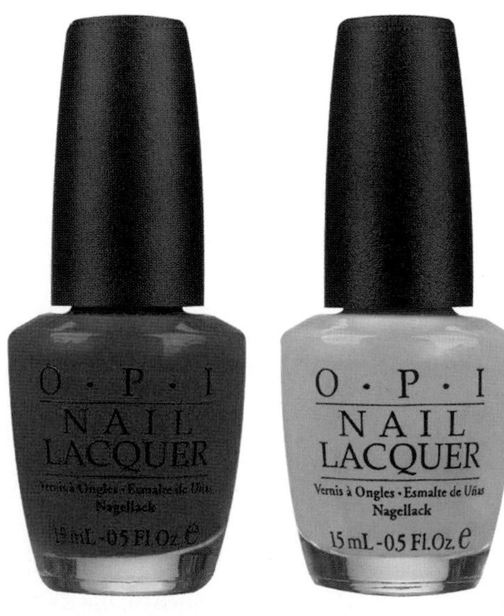